U0641716

含西药成分中成药的合理使用

HAN XI YAO CHENG FEN ZHONG CHENG YAO DE HE LI SHI YONG

主　编　曹俊岭　李国辉
副主编　李学林　华国栋　唐洪梅　孙洪胜
编　委　（以拼音为序）
范秀荣　付　鹏　鲁劲松　毛柳英
梅　娜　王艳梅　韦　杰　夏　坤
徐　萍　梁　艳　薛春苗　张莎莎

中国中医药出版社
·北　京·

图书在版编目（CIP）数据

含西药成分中成药的合理使用/曹俊岭，李国辉主编．—北京：中国中医药出版社，2014.3（2014.11 重印）

ISBN 978－7－5132－1772－9

Ⅰ.①含… Ⅱ.①曹… ②李… Ⅲ.①中成药－用药法 Ⅳ.①R286

中国版本图书馆 CIP 数据核字（2013）第 292568 号

中国中医药出版社出版
北京市朝阳区北三环东路 28 号易亨大厦 16 层
邮政编码 100013
传真 010 64405750
北京市松源印刷有限公司印刷
各地新华书店经销
*
开本 880×1230 1/32 印张 13.125 字数 338 千字
2014 年 3 月第 1 版 2014 年 11 月第 2 次印刷
书号 ISBN 978－7－5132－1772－9
*
定价 35.00 元
网址 www.cptcm.com

如有印装质量问题请与本社出版部调换

社长热线 010 64405720
购书热线 010 64065415 010 64065413
书店网址 csln.net/qksd/
官方微博 http://e.weibo.com/cptcm

前言

药物的不合理应用是目前导致不良事件发生的重要因素之一。含西药成分中成药广泛使用于临床上已有多年的历史，对防治疾病发挥了重要的作用。由于其本身的特点，既不同于一般的中成药，又有别于一般的西药，因此在使用过程中存在一定的特殊性。近年来，药物本身的不良反应，加上在临床上的不合理使用，含西药成分中成药发生的安全性事件也逐渐增多。鉴于目前多个事件的发生主要是由于该类药在临床上不合理使用造成的，而且尚无一本含西药成分中成药临床使用的专用书籍，因此编写此书，为该类药物在临床上的规范使用提供较好的参考依据。使其发挥治疗作用的同时，保证其安全性。

针对目前的不良反应及药害事件的发生情况，编写组根据《中华人民共和国药典》《国家中成药基本标准》等书籍，筛选出含西药成分中成药205个品种，其中包括2012年版《国家基本药物目录》收载的6个品种，2010版药典收载的28个品种。亦有一些品种在临床上已经使用较少，但也进行了收录。每一品种，根据本身的说明书，以及所含西药成分的说明书，结合文献报道，进行整理、归纳、总结、分析，希望能为该类药物在临床上的使用提供更好的参考。由于在使用的过程中，考虑到含西药成分中成药中的西药成分很容易被忽略，因此在每一种药品项下都将药物中所含的西药成分单独列出，同时列出了【功能主治】【不良反应】【注意事项】【相互作用】【病/证禁忌】等条目，以方便使用者查阅。

在本书的编写过程中，得到了相关专家与单位的大力支持，在此表示感谢。同时对本文所引用的参考文献的作者也表示感谢，正是因为您的辛勤劳动，才使此书的内容更加丰富。本书可作为医师、药师在临床工作中的重要参考书。

由于编者水平有限，时间比较仓促，其中错误在所难免，请各位不吝指正。

曹俊岭　李国辉

2013 年 8 月 1 日

内容提要

针对目前的不良反应及药害事件的发生情况，编写组根据《中华人民共和国药典》《国家中成药基本标准》等书籍，筛选出含西药成分中成药205个品种，其中包括2012年版《国家基本药物目录》收载的6个品种，2010版药典收载的28个品种。亦有一些品种在临床上已经使用较少，但也进行了收录。每一品种，根据本身的说明书，以及所含西药成分的说明书，结合文献报道，进行整理、归纳、总结、分析，希望能为该类药物在临床上的使用提供更好的参考。由于在使用的过程中，考虑到含西药成分中成药中的西药成分很容易被忽略，因此在每一种药品项下都将药物中所含的西药成分单独列出，同时列出了【功能主治】【不良反应】【注意事项】【相互作用】【病/证禁忌】等条目，以方便使用者查阅。

目录

第一章 绪 论

一、含西药成分中成药概述

近年来，随着中西医结合的不断深入，本着优势互补，取长补短的原则，将部分西药与中药联合制成一定剂型的复方制剂，由于其在注册过程中是以中药为主，西药为辅，因此称为含西药成分中成药。该类制剂既不同于一般的中药制剂，也不同于一般的西药制剂，其使用过程中既离不开传统中医药理论的指导，也离不开现代医学理论的指导。如在使用消渴丸时，既要考虑到其应用于气阴两虚型消渴证，又要考虑其血糖指标的高低。

含西药成分中成药是除中成药、西药、生物制品外的另一类药品，对防治疾病起着重要作用。西药作为结构明确的人工或化学合成药物，药效快、作用机制相对明确，但存在一定的毒副作用，且作用层次、环节、途径单向，易使机体产生耐受性；传统中药通过配伍能发挥多靶点、多层次、多环节的立体化调节效应而达到对机体的整体调节作用。临床实践证明，随着医学事业的发展，含西药成分中成药将西药起效迅速和中药对机体全面调理的优点有效结合起来，取得优于单独使用中药或西药的综合疗效，目前在临床中广泛应用，已经成为临床治疗过程中不可或缺的一类药物。

二、含西药成分中成药的起源与发展

1. 起源

19 世纪中期，西医、西药大规模地传入我国。其后，由于理论体系与思维方式的不一致等原因，国内出现了中、西医药学派别大论争。但与此同时，中西医汇通派的代表人物、近代中医临床名家张锡纯大胆应用西药与中药配伍，取得了良好疗效。在其临证心得《医学衷中参西录》中论述，用石膏和阿司匹林制成石膏阿司匹林汤，治疗温病周身壮热者，以及甘露清毒饮等，为国内中西药合用开创了先河。

2. 发展现状

新中国成立以后，我国中医、西医、中西医结合都得到了相应的发展。中西药物合用，除了临床随机处方外，更突出的表现为中、西药配伍形成的中西药复方制剂。如用大黄与苏打配伍组成大黄苏打片，用于调理肠胃，治疗食欲不振、消化不良等证；用麻黄素、黄芩素、甘草酸铵、白果叶、异丙嗪等制成的麻杏黄甘片，有镇咳祛痰、平喘之效；用金银花、板蓝根、扑热息痛、扑尔敏等组成的复方感冒灵，有清热解毒之功效；由银杏黄酮、萜类和双嘧达莫组成的银杏达莫注射液，用于预防和治疗冠心病、血栓栓塞性疾病；由葛根、地黄、黄芪、天花粉、玉米须、五味子和格列本脲组成的消渴丸，用于多饮，多尿，多食，消瘦，体倦无力，尿糖及血糖升高之气阴两虚型消渴；由野菊花、盐酸可乐定、氢氯噻嗪、芦丁、珍珠层粉等成分组成的珍菊降压片，是降血压的常用药；由金银花、连翘、荆芥、淡豆豉、牛蒡子、桔梗、薄荷油、芦根、淡竹叶、甘草、维生素C、马来酸氯苯那敏（又称扑尔敏）、对乙酰氨基酚（又称扑热息痛）组成的维C银翘片，用于外感风热所致的流行性感冒，症见发热、头痛、咳嗽、口干、咽喉疼痛等。

据统计，《国家中成药标准汇编》（2002年原国家药品监督管理局编）所收载的1518种中成药中，含有化学药成分的中成药有87种，占5.73%。所含的化学药种类有抗组胺药、解热镇痛药、平喘药、祛痰药、消化系统药、抗微生物药、维生素类药等14类，排在前几位的化学药成分是马来酸氯苯那敏、对乙酰氨基酚、氯化铵、盐酸麻黄碱、盐酸苯海拉明、盐酸小檗碱。

87种含西药成分中成药中，用于内科肺部疾病的有30种，用于内科脾胃疾病的有13种，用于经络肢体、脑部疾病的有6种，用于儿科、口腔、肿瘤科疾病的有5种，用于耳鼻喉科、眼科、皮肤科部疾病的有4种，用于骨伤科疾病的有3种，用于内科心系疾病的有2种，用于内科气血津液疾病的有1种，用于内科肝胆部疾病的有1种。《中国药典》（2005年版）第一部和部颁标准、局颁标准中有36种含西药成分的止咳平喘化痰药共加入14种化学药成分。在2010版《中国药典》中共收载含西药成分中成药28种。

3. 国际发展

在日本，JPS制药株式会社、田村药品株式会社、全药工业株式会社等都生产中、西药配伍的产品。如以桂枝、地龙加阿司匹林、咖啡因组成的解热镇痛冲剂；由甘草浸膏和扑热息痛组成的解热镇痛口服液等。德国中央药厂用小茴香、欧鼠李、甘草和碳酸铋、碳酸氢钠生产的“胃必治片”，临床用于胃、十二指肠溃疡、胃酸过多、神经性消化不良、胃炎、胃痉挛等，疗效亦甚满意。该药在我国临床上也被广泛地应用。

4. 兽医方面的发展

我国兽医界于20世纪50年代开始应用大黄、龙胆、番木鳖、人工盐等组成健胃散，用以治疗牛、羊的前胃弛缓等病症。自80年代始，我国两广地区研制了不少含西药成分兽药中成药，如喹乙醇与穿心莲、板蓝根、苦参等中药配伍的复方禽菌灵散、片；磺胺嘧啶加三黄等中药组成的百灵丹散、片；痢菌净加十大功劳、穿心莲等中药组成的治痢宝散；呋喃唑酮与大黄、石菖蒲等中药配伍制成的鱼虾用抗菌药物等等，均取得较好的效果。

三、含西药成分中成药的特点

1. 含西药成分中成药的组方特点

含西药成分中成药的组方既不是单纯的中成药，也不是单纯的西药，其组方中的中药部分多是在临床上得到确认的对某一方面疾病有较好的治疗作用，或对一些兼病或兼证有较好的治疗作用，同时加用一些疗效比较明确，作用机制清楚的西药成分联合制成复方制剂，共同发挥疗效。如在抗感冒药中加入对乙酰氨基酚、安乃近、扑尔敏等；在补益药里面加入维生素类；在化痰止咳平喘药里面加入盐酸麻黄碱、溴乙新、氯化铵等；在降血压药里面加上氢氯噻嗪、可乐定等共同发挥增效减毒的作用。

2. 含西药成分中成药的优点

（1）疗效增强：将西药加入中药制剂中制成新的复方制剂，按照中医君臣佐使的思想进行配伍使用，达到标本兼治、增强疗效的作用。如消渴丸是在古方玉泉散的基础上由黄芪、生地、五味子等中药加西药格列本脲制成的中西药复方制剂，其中中药成分能滋肾养阴、益肾生津而改善消渴“三多一少”症状，西药格列本脲能够降低血糖，中西结合，标本兼治，起到较好的降低血糖和整体调节、减缓患者并发症的理想作用。

（2）降低毒性：中药的毒性或副作用相对较低，而部分西药的毒性或副作用相对较高，往往因为西药的一些副作用而无法完成治疗，通过联合制成的中西药复方制剂，可以消除或减轻某些副作用的发生而达到预期的治疗效果。如，链霉素可对第 8 对脑神经造成损害，引起耳鸣或眩晕。甘草酸与链霉素碱结合形成甘草酸链霉素后，可大大减轻上述毒副作用，且不影响链霉素在体内的抗菌效力。甘草煎剂或甘草酸与链霉素制成的甘草链霉素注射液能使 80% 因链霉素副作用而不能继续使用的患者可以续用，且不影响链霉素的活性。甘草中所含甘草次酸有止酸解痉、促进胃黏膜上皮细胞再生和延长上皮细胞存活时间的作用，有利于黏膜再生和溃疡愈合。链霉素口服后不被胃酸所破坏，在胃肠道发挥消炎作用；碳酸钙能制酸收敛。三药制成的复方甘链片治疗胃窦炎可明显提高疗效。

（3）治疗范围扩大，成本降低：含西药成分中成药一方面由于可以降低毒性，从而扩大了治疗范围，一些特殊人群也可以使用，如老年人，肝肾功能不全的患者；另一方面，由于提高了疗效，缩短了疗程，使用量减少，从而降低患者用药成本，如氯丙嗪对肝功能异常的患者禁用，但是通过与中药珍珠联合制成的珍氯片用于肝功能异常的患者，不仅无害反而有一定的改善作用，扩大了治疗范围，另如珍菊降压片，在治疗高血压时以常用量每次 1 片，1 日 3 次计算，盐酸可乐定比单用剂量减少 60%，可节约一定的成本。

（4）用药依从性增强：目前药物的联合使用较为普遍，尤其是一些慢性病或病情较为复杂的患者，需要长期服用多种药物，因此少服、漏服的现象时有发生，直接影响临床疗效，而含西药成分中成药服用更加方便，增强了用药的依从性，以确保临床疗效。

3. 含西药成分中成药存在的问题

（1）“安全无毒”的错误引导：近年来，由于经销商广告等因素的影响，出现了所谓的纯天然制剂，安全无毒等宣传，误导了一些患者。其实，中国古代医家早已发现中药有毒副作用，将中药的毒性分为小毒、有毒、大毒、极毒，更有“是药三分毒”之说。只不过与西药相比，中药相对安全、毒性较低，但这决不意味着服用中药毫无毒副作用。笼统地说中药安全无毒是不科学的。由于含西药成分中成药在注册时均以中成药名义注册，宣传时也是按中成药宣传的，容易给医务工作者与患者造成错觉，认为只要是中药，就会无毒或毒性很低。受此思想的影响，造成不合理使用的比例大大增加，对其安全性埋下了隐患。

（2）含西药成分中成药的研发与监管缺乏：含西药成分中成药的研究与开发方面，亦存在如基础研究工作薄弱，科学依据不足等问题。甚者，有些单位的自制制剂，不经过研究，仅靠几个患者的现身说法，将一些复方制剂应用于临床，再加上监管缺少或不到位，给患者的健康带来了较大的危害。

（3）说明书不规范：说明书是临床用药的主要依据，但是当前许多含西药成分中成药的说明书存在一定的问题，如化学药成分及剂量标示不明确或没有标示；不良反应书写不详实；未注明与其他药物的相互作用；用药注意事项不全面；用药禁忌不规范；对特殊人群的使用未注明注意事项等。由于这些问题的存在，导致在临床上使用药物时出现不良反应或发生药害事件，如含盐酸麻黄碱的中成药就不应与优降宁等单胺氧化酶抑制剂合用，也不应与磺胺嘧啶、呋喃妥因、洋地黄类药物同用等。

四、含西药成分中成药的安全性

原国家食品药品监督管理局在 2012 年国家基本药物不良反应/事件报告中，中成药报告数排名前 20 位的品种中，口服制剂有 3 个，分别是鼻炎康片、咳特灵片（胶囊、颗粒）、维 C 银翘片（胶囊等），均为含化学药成分的中成药品种。对于此类药品，不少医师和患者不了解其中所含何种化学药成分，将其当做“纯中药制剂”使用，成为该类药物在临床使用过程中较为突出的潜在风险因素。因此，除了含西药成分中成药本身的不良反应之外，在临床上的不合理使用也是造成不良事件的重要因素之一。

1. 含西药成分中成药的不良反应

不良反应是药物本身固有的属性，它是指合格药品在正常用法用量的情况下发生与治疗目的无关的作用，它是由于药物作用的选择性差造成的。含西药成分中成药也不例外。单纯以中药原料制成的中成药，其资源多来自天然植物、动物和矿物等，其作用缓和，毒性也相对较弱，发生不良反应的几率相对较低。而化学药物，由于其物质基础清楚，大多数不良反应较为明确。二者通过配伍，制成复方制剂，其不良反应的发生既有原中药存在的不良反应，又加上所含西药成分所造成的不良反应，可能增加新的不良反应。如复方珍菊降压片用于治疗高血压，因其含有西药氢氯噻嗪，可直接抑制胰岛素β细胞的功能，导致血中胰岛素水平下降，血糖升高。临床应用珍菊降压片治疗高血压同时伴有糖尿病的患者时，会加重糖尿病患者的病情。另外，有数据表明，含西药成分中成药的不良反应涉及人体多个系统，尤其以皮肤和附件的比例最高，其次是过敏性休克等。如消渴丸、维C银翘片等。

2. 不合理使用

（1）重复用药：由于含西药成分中成药中的西药成分存在一定的隐匿性，当医师或患者在选择用药时误认为是纯中药制剂，在给药的同时给以与中成药所含西药成分相同或作用机制相同的西药，就造成重复用药，从而导致剂量在体内叠加，达到中毒剂量，对机体造成伤害，如在治疗高血压时选择珍菊降压片的同时又服用氢氯噻嗪类或可乐定类制剂，可导致氢氯噻嗪或可乐定在体内的浓度大大增加，引起电解质紊乱、低血压等不良事件的发生。

（2）超疗程、超剂量用药：由于受纯中药制剂安全无毒思想的影响，认为含西药成分中成药也是安全无毒的，超剂量、超疗程服用不会对机体造成伤害，就没有按照说明书的要求，而是随意加大剂量，超疗程使用，导致不良事件的发生。如使用含盐酸麻黄碱的中成药时，既要考虑到它有扩张支气管，加强心肌收缩力，增强心输出量的作用，又要考虑到它有较强的兴奋中枢神经作用，能收缩局部血管，对于前列腺肥大者可引起排尿困难，大剂量或长期应用可引起震颤、焦虑、失眠、头痛、心悸、心动过速等不良反应；长期使用含对乙酰氨基酚的中成药，可能造成肾绞痛、肾功能衰竭、少尿等不良反应。

（3）不合理联合使用：合理配伍可以增强药物的疗效，保证其安全性，但是在使用含西药成分中成药时，一方面要注意与其他中成药联合使用时有无“十八反”，“十九畏”现象的存在，同时又要关注所含西药成分与其他药物有无配伍禁忌。如在使用含氯化铵的中成药制剂小儿止咳糖浆时，要注意到与西药磺胺嘧啶、金霉素、新霉素、呋喃妥因、华法林等联合使用，易导致不良反应的发生。

五、含西药成分中成药的合理使用

影响中成药安全性的相关因素有很多，在研制、生产、流通、使用等各个环节均可能存在药品安全性隐患，因此，除了加强药品研制、生产、经营等环节的质量风险管理意识之外，要保证含西药成分中成药得到合理使用，在发挥有效性的同时，确保其安全性。

1. 辨证论治与辨病施治相结合的指导原则

中药是在中医理论指导下使用的药品，而辨证论治是中医理论的精髓，中成药的使用应首先体现辨证论治，同时结合现代医学研究成果，如消渴丸，既要考虑患者是否属于气阴两虚型消渴证，又要考虑其血糖值的高低。

2. 保证含西药成分中成药的规范使用

全面准确了解含西药成分中成药的药物组成及其功能主治是合理使用的前提。药品说明书及国家药品标准标示的相关内容是了解药物作用和使用药物的法定依据。要掌握正确的给药方式、给药时间、给药途径和剂量等。严禁超剂量、超疗程用药，同时应严格遵守说明书中病/证禁忌和注意事项，对有药物过敏史的患者应密切观察其服药后的反应，如有过敏反应，应及时处理，以防止发生严重后果；尤其是对特殊人群，如婴幼儿、老年人、孕妇以及原有脏器损害或功能不全的患者，更应注意根据患者情况及时调整用药方案。

3. 确保联合用药的合理

由于疾病的发生和发展往往错综复杂，为了发挥更好的药效，临床常需在使用含西药成分中成药时与其他中成药或西药进行联合使用。在联合用药过程中，要遵循以最少种类药物获得最佳疗效的用药原则，同时要充分了解中成药的配伍应用及相关文献报道，避免不良反应的发生。如“十八反”、“十九畏”

即属于用药禁忌范畴；在与化学药品联用时，尽量避免与可能产生反应的化学药物联用。

4. 扩大宣传，加强培训，提高用药水平

加强临床医师、药师和公众合理用药知识的宣传和培训，提高用药水平的同时从根源上减少和避免含西药成分中成药的不合理使用问题。消除“纯天然制剂，安全无毒”思想的影响。同时，针对目前公众存在避免忽视和片面夸大中成药不良反应的两种倾向，应积极开展合理使用中成药科普教育，告知患者使用含西药成分中成药时，应严格按照医嘱服用，严禁擅自改变用药途径、超剂量用药；在用药过程中，如出现不适，及时停药，必要时应到医院就诊，需长期服药的患者要加强安全性指标的监测。此外，患者如自行购买非处方药，则应仔细阅读药品说明书或在药师指导下用药。

5. 加强监管与监测

相关部门应加强对该类药物的审批和监管，通过加强含西药成分中成药整个生命周期全过程监管，包括药品研制阶段的安全性监测、实现中药生产过程的质量控制、强化流通环节的日常监管等方式提高中成药质量。同时，加强用药安全性监测，完善可疑中药不良反应报告制度，及时发现含西药成分中成药潜在的、未知的风险，加强信息沟通与交流，并开展与安全性相关的基础和临床研究，建立科学规范的中药安全性评价体系，积极开展中药上市后安全性评价及风险管理研究，也是规避该类中成药安全性问题的重要方式之一。

总之，含西药成分中成药的风险控制是一项复杂的系统工程，它涉及中成药研制、生产、经营和使用等各个环节，因此，在分析、识别各种风险因素的基础上，必须从多方面入手，制定有效的风险管理措施，充分发挥该类中成药在医疗保健体系中的作用，同时最大限度控制其风险，确保临床用药安全、有效。

参考文献

1 吕献康，李水福．中西药联用的配伍亟待重视．中医药学刊. 2004，7（10）：16～18.

2 周亚丽，韩峰．中西药复方制剂存在的问题及不良反应分析．内蒙古中医药．2011，1：6～8.

3 范振远，中西药复方制剂的优势、存在的问题和建议．中国执业药师．2011，08（11）：48～50.

4 周龙标，王义方，陆峥．珍氯片与氯丙嗪治疗精神分裂症的比较．中国新药与临床杂志．2000，19（1）：4～6.

5 吴嘉瑞，董玲，张冰．中西药复方制剂不良反应信息数据挖掘研究．中国执业药师．2011，12（8）：12～14.

6 朱立平，马秉智．常明．含有明确化学成分中成药的统计与分析．中国药学杂志 2007，42（12）：959～960.

第二章 内科系统用药

第一节 呼吸系统用药

急性上呼吸道感染

复方感冒灵胶囊（颗粒、片）

【西药成分】

对乙酰氨基酚、马来酸氯苯那敏、咖啡因。

【主要成分】

金银花、五指柑、野菊花、三叉苦、南板蓝根、岗梅、对乙酰氨基酚、马来酸氯苯那敏、咖啡因。

【功能主治】

疏风解表，清热解毒。用于风热感冒之发热，微恶风寒，头身痛，口干而渴，鼻塞涕浊，咽喉红肿疼痛，咳嗽，痰黄黏稠。

【用法用量】

胶囊：口服，一次 2 粒，一日 3 次；颗粒：口服，一次 1 袋，一日 3 次；片：口服，一次 4 片，一日 3 次。

【注意事项】

1. 不宜在服药期间同时服用滋补性中药。
2. 服药期间不得饮酒或含有酒精的饮料。
3. 有心脏病、糖尿病等慢性病严重者应在医师指导下服用。
4. 驾驶员、高空作业人员、机械操作者及参赛前的运动员不宜服用该药。

5. 老人对常用剂量的反应较敏感，应注意减量。

6. 肝肾功能不全者慎用，严重者禁用。

7. 服药3天症状无缓解，应去医院就诊。

8. 本品含有马来酸氯苯那敏成分，故可能有交叉过敏：对其他抗组织胺药或下列药过敏者，也可能对本药过敏。如麻黄碱、肾上腺素、异丙肾上腺素、间羟异丙肾上腺素、去甲肾上腺素等拟交感神经药。对碘过敏者对本品也可能有过敏。

9. 孕妇及哺乳期妇女慎用。

10. 与食物、水或奶同服，可减少对胃的刺激。

【相互作用】

1. 因本品含有马来酸氨苯那敏成分，故可能与下列药物发生作用：

（1）与中枢神经系统抑制药并用，可加强本品的中枢抑制作用。

（2）可增强金刚烷胺、氟哌啶醇、抗胆碱药、三环类抗抑郁药、吩噻嗪类以及拟交感神经药的药效。

（3）与奎尼丁合用，可增强本品抗胆碱作用。

（4）本品可抑制代谢苯妥英的肝微粒体酶，合用时可引起苯妥英蓄积中毒，应注意监测苯妥英的浓度。

（5）本品不宜与哌替啶、阿托品等药合用。

（6）本品与普萘洛尔有拮抗作用。

（7）与其他解热镇痛药物同用，有增加肾毒性的危险。

（8）与三环类抗抑郁药同用时，可致后者增效。

（9）本药不应与抗胆碱药同服。

2. 因本品含有对乙酰氨基酚成分，故可能与下列药物发生作用。

（1）长期饮酒或正在应用其他肝酶诱导剂时，尤其是巴比妥类或其他抗痉挛药的患者，连续使用本品，有发生肝脏毒性的危险。

(2) 与抗凝血药合用，可增加抗凝血作用，故应调整抗凝血药的用量。

(3) 长期大量与阿司匹林、其他水杨酸盐制剂或其他非甾体抗炎药合用时，可明显增加肾毒性的危险。

(4) 与抗病毒药齐多夫定合用时，会增加毒性，应避免同时使用。

(5) 本品与氯霉素同服，可增强后者的毒性。

【不良反应】

1. 偶见皮疹、荨麻疹、药热、血小板减少症及白细胞减少症。长期大量用药会导致肝肾功能异常。

2. 可见困倦、嗜睡、口渴虚弱感以及恶心、呕吐、出汗、腹痛及面色苍白等。

3. 因本品含有咖啡因成分，故可能发生以下反应：

(1) 在长期摄取的情况下，会有上瘾和一系列的身体与心理的不良反应，比如神经过敏，易怒，焦虑，震颤，肌肉抽搐(反射亢进)，失眠和心悸。咖啡因焦虑症，一般表现为：焦虑失调，恐慌发作，强迫症甚至恐惧症。

(2) 由于咖啡因能使胃酸分泌增多，持续的高剂量摄入会导致消化性溃疡，糜烂性食道炎和胃食管反流病。

(3) 长期、过度摄取咖啡因引起的精神紊乱。包括咖啡因过度兴奋、咖啡因焦虑症、咖啡因睡眠失调及其他咖啡因相关紊乱。

(4) 急剧、过量咖啡因，能够导致中枢神经系统过度兴奋。包括：烦躁、神经过敏、兴奋、失眠、脸红、尿液增加、胃肠紊乱、肌肉抽搐、思维涣散、心跳不规则或过快以及躁动。摄取极大剂量的咖啡因会导致死亡。

4. 本品含有马来酸氯苯那敏，中毒时表现为：瞳孔散大，面色潮红，幻觉，兴奋，共济失调，惊厥，最后出现昏迷、心脏及呼吸衰竭而死亡。解救时应采取对症治疗和支持疗法。出现惊厥时，可酌情给予硫喷妥钠予以控制。切不可将组织胺作为解毒剂。

【病/证禁忌】

1. 镰状细胞贫血患者（可引起缺氧或/和酸中毒），接受单胺氧化酶抑制剂治疗者，均应禁用。

2. 溃疡病、代谢性酸血症患者忌用。

3. 动脉硬化、心绞痛、甲状腺功能亢进等患者禁用。

4. 本品因含有马来酸氯苯那敏成分，下列情况应慎用：膀胱颈部梗阻、幽门十二指肠梗阻、消化性溃疡所致幽门狭窄、心血管疾病、青光眼、高血压及其危象、前列腺肥大。

5. 风寒感冒，症见恶寒重、头痛、流清涕、喉痒咳嗽者不适用。

复方忍冬野菊感冒片

【西药成分】

阿司匹林、马来酸氯苯那敏、维生素 C。

【主要成分】

阿司匹林、马来酸氯苯那敏、忍冬藤、山豆根、野菊花、维生素 C。

【功能主治】

清热解毒，疏风利咽。用于风热感冒，咽喉肿痛，发热。

【用法用量】

口服。一次 4 ~5 片，一日 3 次；或遵医嘱。

【注意事项】

1. 因本品含有马来酸氯苯那敏成分，故应注意以下方面：

（1）老人对常用剂量的反应较敏感，应酌情减量。

（2）驾驶员、高空作业人员、机械操作者及参赛前的运动员不宜服用该药。

（3）肝功能不良者不宜长期使用本药。

（4）可能有交叉过敏：对其他抗组织胺药或下列药过敏者，也可能对本药过敏。如麻黄碱、肾上腺素、异丙肾上腺素、间羟异丙肾上腺素（羟喘）、去甲肾上腺素等拟交感神经药。对碘过敏者对本品也可能有过敏。

（5）本品中马来酸氯苯那敏可由乳汁排出，本品的抗 M-胆碱受体作用可使泌乳受到抑制，哺乳期妇女不宜服用；新生儿、早产儿不宜用本品；另外，孕期妇女可经脐血影响胎儿，故孕期妇女不宜服用。

（6）如服用本品过量或出现严重不良反应时应立即就医。抢救中毒病人切忌用组织胺注射解毒。

（7）与食物、水或奶同服，可减少对胃的刺激。

2. 因本品含有阿司匹林成分，故应注意以下方面：

（1）手术前一周应停用，避免凝血功能障碍，造成出血不止。

（2）饮酒后不宜服用，因为能加剧胃黏膜屏障损伤，从而导致胃出血。

（3）潮解后不宜服用，阿司匹林遇潮分解成水杨酸与醋酸，服后可造成不良反应。

（4）凝血功能障碍者避免使用，如严重肝损害、低凝血酶原血症、维生素 K 缺乏者。

（5）溃疡病人不宜使用。患有胃及十二指肠溃疡的病人服用阿司匹林可导致出血或穿孔。

（6）哮喘病人应避免使用，有部分哮喘患者可在服用阿司匹林后出现过敏反应，如荨麻疹、喉头水肿、哮喘大发作。

（7）孕后三个月内服用可引起胎儿异常；长期服用，可致分娩延期，并有较大出血危险，在分娩前 2～3 周应禁用。

（8）不宜长期大量服用，否则可引起中毒，出现头痛、眩晕、恶心、呕吐、耳鸣、听力和视力减退，严重者酸碱平衡失调、精神错乱、昏迷，甚至危及生命。

（9）病毒性感染伴有发热的儿童不宜使用，有报道，16 岁以下的儿童、少年患流感、水痘或其他病毒性感染，再服用阿司匹林，出现严重的肝功能不全合并脑病症状，虽少见，却可致死。

3. 因本品含有维生素C成分，故应注意以下方面：

（1）有报告指出，成人维生素C的摄入量超过2g，可引起渗透性腹泻，此时维生素加速小肠蠕动，导致出现腹痛、腹泻等症状。

（2）有研究发现，过量使用维生素C，极易形成泌尿结石。

（3）有研究表明：长期过量服用维生素C，可减少肠道对维生素B_{12}的吸收，导致巨幼红细胞性贫血的病情加剧恶化。若病人先天性缺乏6－磷酸葡萄糖脱氢酶，每日服用维生素C超过5g会促使红细胞破裂，发生溶血现象，从而导致贫血。

（4）过量的维生素C还可引起子宫颈黏液中糖蛋白二硫键改变，阻止精子的穿透，造成不孕。故育龄妇女长期过量服用维生素C（日剂量大于2g），会使生育能力和免疫力减低。

（5）妊娠期服用过量的维生素C，可能影响胚胎的发育，导致胎儿出生后对维生素C产生依赖作用，若不继续给新生胎儿使用维生素C，可能出现坏血病。

（6）停药反应：长期过量使用维生素C，若骤然停止，导致维生素C缺乏。

（7）大量服用将影响以下诊断性试验的结果：

①大便隐血可致假阳性。

②能干扰血清乳酸脱氢酶和血清转氨酶浓度的自动分析结果。

③尿糖（硫酸铜法）、葡萄糖（氧化酶法）均可致假阳性。

④尿中草酸盐、尿酸盐和半胱氨酸等浓度增高。

⑤血清胆红素浓度上升。

⑥尿pH值下降。

（8）过量服用的表现：

①短期内服用维生素C补充品过量，会产生多尿、下痢、皮肤发疹等副作用。

②长期服用过量维生素C补充品，可能导致草酸及尿酸

结石。

③小儿生长时期过量服用，容易产生骨骼疾病。

④一次性摄入维生素 C 2500 ~ 5000mg 以上时，可能会导致红细胞大量破裂，出现溶血等危重现象。

⑤奥地利科学家认为，滥用维生素 C 会削弱人体免疫力。

⑥美国研究人员发现，滥用维生素 C 可能会加快动脉硬化。

（9）小儿过量服用，容易产生骨骼疾病。

【相互作用】

1. 因本品含有阿司匹林，故可能与下列药物发生作用：

（1）口服降糖药：降糖灵、优降糖及氯磺丙脲等药物不宜与阿司匹林合用，因为阿司匹林有降血糖作用，可缓解降血糖药的代谢和排泄，使降血糖作用增强，二者合用会引起低血糖昏迷。

（2）催眠药：苯巴比妥（鲁米那）和健脑片可促使药酶活性增强，加速阿司匹林代谢，降低其治疗效果。

（3）降血脂药：消胆胺不宜与阿司匹林合用，否则会形成复合物妨碍药物吸收。

（4）利尿药：利尿药与阿司匹林合用会使药物蓄积体内，加重毒性反应；乙酰唑胺与阿司匹林联用，可使血药浓度增高，引起毒性反应。

（5）消炎镇痛药：消炎痛、炎痛静与阿司匹林合用易导致胃出血；非甾体镇痛药布洛芬和阿司匹林同用可能引起胃肠道出血。

（6）抗痛风药：丙磺舒、保泰松和苯磺唑酮的治疗作用，可能被阿司匹林拮抗，导致痛风病发作，不宜联用。

（7）维生素：维生素 B_1 能促进阿司匹林分解，加重对胃黏膜的刺激。

（8）激素：长期使用强的松、地塞米松、强的松龙会引起胃、十二指肠，甚至食管和大肠消化道溃疡，阿斯匹林可加重这种不良反应，因此不宜同服。

2. 因本品含有马来酸氯苯那敏成分，故可能与下列药物发生作用：

（1）与中枢神经系统抑制药并用，可加强中枢抑制作用。

（2）可增强金刚烷胺、氟哌啶醇、抗胆碱药、三环类抗抑郁药、吩噻嗪类以及拟交感神经药的药效。

（3）与奎尼丁合用，可增强本品抗胆碱作用。

（4）与三环抗抑郁药同用，可使后者增效。

（5）与解热镇痛药合用，增加肾毒性的危险。

（6）本品可抑制代谢苯妥英的肝微粒体酶，合用时可引起苯妥英蓄积中毒，应注意监测苯妥英的浓度。

（7）本品与普萘洛尔有拮抗作用。

3. 因本品含有维生素C成分，故可能与以下药物发生作用：

（1）口服大剂量维生素C可干扰抗凝药的抗凝效果。

（2）与巴比妥或扑米酮等合用，可促使维生素C的排泄增加。

（3）纤维素磷酸钠可促使维生素C代谢为草酸盐。

（4）长期或大量应用维生素C时，能干扰双硫仑对乙醇的作用。

（5）水杨酸类能增加维生素C的排泄。

（6）与左旋多巴合用，可降低左旋多巴的药效。

（7）与肝素或华法林并用，可引起凝血酶原时间缩短。

（8）不宜和磺胺类药物同时使用，可以促使磺胺药在肾脏形成结石。

【不良反应】

1. 因本品含有马来酸氯苯那敏成分，故可能发生以下不良反应：

（1）消化系统：服药后可出现食欲减退、恶心、上腹不适感或胃痛等不良反应。

（2）泌尿系统：多尿。过量服用时可出现排尿困难、尿痛等症状。

（3）精神症状：过量时可出现先中枢抑制，表现为嗜睡、疲劳、虚弱感，后中枢兴奋症状，表现为烦躁，甚至可导致抽搐、惊厥等表现。儿童易发生焦虑、入睡困难和神经过敏。

（4）还可出现胸闷、口鼻黏膜干燥、痰黏稠、咽喉痛、心悸或皮肤瘀斑、出血倾向。

（5）本品中毒时表现为：瞳孔散大，面色潮红，幻觉，兴奋，共济失调，惊厥，最后出现昏迷、心脏及呼吸衰竭而死亡。解救时应采取对症治疗和支持疗法。出现惊厥时，可酌情给予硫喷妥钠予以控制。切不可将组织胺作为解毒剂。

2. 因本品含有阿司匹林，故可能发生下列不良反应：

（1）胃肠道症状：恶心、呕吐、上腹部不适或疼痛等。

（2）过敏反应：皮疹、血管神经性水肿及哮喘等过敏反应，多见于中年人或鼻炎、鼻息肉患者。系阿司匹林抑制前列腺素的生成所致，也与其影响免疫系统有关。哮喘大多严重而持久，用平喘药多无效，只有激素效果较好。还可出现典型的阿司匹林三联症（阿司匹林不耐受、哮喘与鼻息肉）。

（3）中枢神经系统：水杨酸反应（症状为头痛、眩晕、耳鸣、视听力减退），用药量过大时，可出现精神错乱、惊厥甚至昏迷等，停药后 2 ~3 天症状可完全恢复。大剂量时还可引起中枢性的恶心和呕吐。

（4）肝损害：阿司匹林引起肝损伤通常发生于大剂量应用时。引起肝损害后，临床处理方法是停药，给予氨基酸补液、维生素 C 及肌苷等药物，口服强的松，症状一般在 1 周后消失。

（5）肾损害：长期使用阿司匹林可发生间质性肾炎、肾乳头坏死、肾功能减退。

（6）对血液的影响：长期应用阿司匹林可导致缺铁性贫血。

（7）心脏毒性：大剂量可直接作用于血管平滑肌，而导致外周血管扩张。

（8）瑞氏综合征。

3. 因本品含有维生素 C 成分，故可能发生以下不良反应：

（1）长期服用（每日2~3g）可引起停药后坏血病。

（2）长期应用大量维生素C偶可引起尿酸盐、半胱氨酸盐或草酸盐结石。

（3）大量应用（每日用量1g以上）可引起腹泻、皮肤红而亮、头痛、尿频（每日用量600mg以上时）、恶心呕吐、胃痉挛。

【病/证禁忌】

1. 因含有阿司匹林成分，故以下情况应禁用：

（1）有出血症状的溃疡病或其他活动性出血时。

（2）血友病或血小板减少症。

（3）溃疡病或腐蚀性胃炎。

（4）葡萄糖-6-磷酸脱氢酶缺陷者（该品偶见引起溶血性贫血）。

（5）痛风（该品可影响其他排尿酸药的作用，小剂量时可能引起尿酸滞留）。

（6）肝功能减退时可加重肝脏毒性反应，加重出血倾向、肝功能不全和肝硬变患者易出现肾脏不良反应。

（7）心功能不全或高血压患者慎用，大量用药时可能引起心力衰竭或肺水肿。

（8）肾功能衰竭时可有加重肾脏毒性的危险，故禁用。

2. 因本品含有维生素C成分，故下列情况应慎用：

（1）半胱氨酸尿症。

（2）痛风。

（3）高草酸盐尿症。

（4）草酸盐沉积症。

（5）尿酸盐性肾结石。

（6）糖尿病（因维生素C可能干扰血糖定量）。

（7）血色病。

（8）铁粒幼细胞性贫血或地中海贫血（可致铁吸收增加）。

（9）镰形红细胞贫血（可致溶血危象）。

3. 因本品含有马来酸氯苯那敏成分，故下列情况慎用：

膀胱颈部梗阻、幽门及十二指肠梗阻、消化性溃疡所致幽门狭窄、心血管疾病、青光眼、高血压及其危象、甲状腺功能亢进、前列腺肥大症状明显时慎用。

癫痫患者，接受单胺氧化酶抑制剂治疗者禁用。

感冒安片

【西药成分】

对乙酰氨基酚、马来酸氯苯那敏、咖啡因。

【主要成分】

倒扣草、水杨梅、地胆草、千里光、野菊花、佛手、对乙酰氨基酚、马来酸氯苯那敏、咖啡因。

【功能主治】

解热镇痛。用于感冒引起的头痛发热，鼻塞，咳嗽，咽喉痛。

【用法用量】

口服，一次 4 片，一日 3 次。

【注意事项】

1. 不宜在服药期间同时服用滋补性中药。

2. 服药期间不得饮酒或含有酒精的饮料。

3. 有心脏病、糖尿病等慢性病严重者应在医师指导下服用。

4. 驾驶员、高空作业人员、机械操作者及参赛前的运动员不宜服用该药。

5. 肝肾功能不全者慎用，严重者禁用。

6. 不应同时服用与本品成分相似的其他感冒药。

7. 服药 3 天症状无缓解，或症状加重，或出现新的严重症状如胸闷、心悸等应立即停药，并去医院就诊。

8. 本品含有马来酸氯苯那敏，故可能有交叉过敏：对其他抗组织胺药或下列药过敏者，也可能对本药过敏。如麻黄碱、肾上腺素、异丙肾上腺素、间羟异丙肾上腺素、去甲肾上腺素等拟交感神经药；对碘过敏者对本品也可能有过敏。

9. 孕妇、哺乳期妇女慎用。

10. 如服用本品过量或出现严重不良反应请立即就医。抢救中毒病人切忌用组织胺注射解毒。

11. 与食物、水或奶同服，可以减少对胃的刺激。

【相互作用】

1. 因本品含有对乙酰氨基酚成分，故本药可能与以下药物发生作用：

（1）长期饮酒或正在应用其他肝酶诱导剂时，尤其是巴比妥类或其他抗痉挛药的患者，连续使用本品，有发生肝脏毒性的危险。

（2）与抗凝血药合用，可增加抗凝血作用，故应调整抗凝血药的用量。

（3）长期大量与阿司匹林、其他水杨酸盐制剂或其他非甾体抗炎药合用时，可明显增加肾毒性的危险。

（4）与抗病毒药齐多夫定合用时，会增加毒性，应避免同时使用。

（5）本品与氯霉素同服，可增强后者的毒性。

2. 因本品含有马来酸氯苯那敏成分，故可能与下列药物发生作用：

（1）与中枢神经系统抑制药并用，可加强本品的中枢抑制作用。

（2）可增强金刚烷胺、氟哌啶醇、抗胆碱药、三环类抗抑郁药、吩噻嗪类以及拟交感神经药的药效。

（3）与奎尼丁合用，可增强本品抗胆碱作用。

（4）本品可抑制代谢苯妥英的肝微粒体酶，合用时可引起苯妥英蓄积中毒，应注意监测苯妥英的浓度。

（5）本品与普萘洛尔有拮抗作用。

3. 该品与优降宁等单胺氧化酶抑制剂、磺胺嘧啶、碱、金霉素、新霉素、华法林、呋喃妥因等有配伍禁忌。

【不良反应】

1. 偶见皮疹、荨麻疹、药热、血小板减少症及白细胞减少症（如粒细胞减少）。长期大量用药会导致肝肾功能异常。

2. 可见困倦、嗜睡、口渴、虚弱感，恶心、呕吐、出汗、腹痛及面色苍白等。

3. 剂量过大可引起肝脏损害，严重者可致昏迷甚至死亡。如有可能可测定本品血药浓度，以了解肝损程度。

4. 因本品含有咖啡因成分，故可能发生以下反应：

（1）在长期摄取的情况下，会有上瘾和一系列的身体与心理的不良反应，比如神经过敏，易怒，焦虑，震颤，肌肉抽搐（反射亢进），失眠和心悸。咖啡因焦虑症，一般表现为：焦虑失调，恐慌发作，强迫症甚至是恐惧症。

（2）由于咖啡因能使胃酸增多，持续的高剂量摄入会导致消化性溃疡，糜烂性食道炎和胃食管反流病。会刺激胃黏膜，增加胃酸分泌。

（3）长期过度摄取咖啡因引起的精神紊乱。包括咖啡因过度兴奋、咖啡因焦虑症、咖啡因睡眠失调及其他咖啡因相关紊乱。

（4）急剧的过量咖啡因，能够导致中枢神经系统过度兴奋。包括：烦躁、神经过敏、兴奋、失眠、脸红、尿液增加、胃肠紊乱、肌肉抽搐、思维涣散、心跳不规则或过快以及躁动。摄取极大剂量的咖啡因会导致死亡。

（5）本品含有马来酸氯苯那敏，中毒时表现为：瞳孔散大，面色潮红，幻觉，兴奋，共济失调，惊厥，最后出现昏迷、心脏及呼吸衰竭而死亡。解救时应采取对症治疗和支持疗法。出现惊厥时，可酌情给予硫喷妥钠予以控制。切不可将组织胺作为解毒剂。

【病/证禁忌】

1. 镰状细胞贫血患者，可引起缺氧或（和）酸中毒。

2. 溃疡病、代谢性酸血症患者忌用。

3. 膀胱颈部梗阻、幽门及十二指肠梗阻、消化性溃疡所致幽门狭窄、心血管疾病、青光眼（或有青光眼倾向者）、高血压及其危象、甲状腺功能亢进、前列腺肥大症状明显者慎用。

4. 癫痫患者、接受单胺氧化酶抑制剂治疗者禁用。

5. 脾胃虚寒，症见腹痛、喜暖、泄泻者慎用。

感冒灵胶囊

【西药成分】

马来酸氯苯那敏、咖啡因、对乙酰氨基酚。

【主要成分】

三叉苦、岗梅、金盏银盘、薄荷油、野菊花、马来酸氯苯那敏、咖啡因、对乙酰氨基酚。

【功能主治】

解热镇痛。用于感冒引起的头痛，发热，鼻塞，流涕，咽痛。

【用法用量】

口服，一次 2 粒，一日 3 次。

【注意事项】

1. 不宜在服药期间同时服用滋补性中药。

2. 服药期间不得饮酒或含有酒精的饮料。

3. 孕妇及哺乳期妇女慎用。新生儿、早产儿不宜用。

4. 有心脏病、糖尿病等慢性病严重者应在医师指导下服用。

5. 驾驶员、高空作业人员、机械操作者及参赛前的运动员不宜服用该药。

6. 不应同时服用与本品成分相似的其他抗感冒药。

7. 肝肾功能不良者慎用。严重者禁用。

8. 服药 3 天症状无缓解，应去医院就诊。

9. 本品含有马来酸氯苯那敏，故可能有交叉过敏：对其他抗组织胺药或对下列药过敏者，也可能对本药过敏。如麻黄碱、肾上腺素、异丙肾上腺素、间羟异丙肾上腺素、去甲肾上腺素等拟交感神经药；对碘过敏者对本品也可能有过敏。

10. 与食物、水或奶同服，可以减少对胃的刺激。

【相互作用】

1. 因本品含有对乙酰氨基酚成分，故本药可能与以下药物发生作用：

（1）长期饮酒或正在应用其他肝酶诱导剂时，尤其是巴比妥类或其他抗痉挛药的患者，连续使用本品，有发生肝脏毒性的危险。

（2）与抗凝血药合用，可增加抗凝血作用，故应调整抗凝血药的用量。

（3）长期大量与阿司匹林、其他水杨酸盐制剂或其他非甾体抗炎药合用时，可明显增加肾毒性的危险。

（4）与抗病毒药齐多夫定合用时，会增加毒性，应避免同时使用。

（5）本品与氯霉素同服，可增强后者的毒性。

2. 因本品含有马来酸氯苯那敏成分，故可能与下列成分发生作用：

（1）与其他解热镇痛药物同用，可增强其解热镇痛的作用。

（2）与中枢镇静药、催眠药或乙醇同用，可增加对中枢神经的抑制作用。

（3）与奎尼丁同用，可增强其抗胆碱的作用。

（4）本品不应与含抗组胺药（如马来酸氯苯那敏、苯海拉明等）的复方抗感冒药同服。

（5）本品不应与含抗胆碱药（如颠茄制剂、阿托品等）、哌替啶等药品同服。

（6）可增强金刚烷胺、氟哌啶醇、抗胆碱药、三环类抗抑郁药、吩噻嗪类以及拟交感神经药的药效。

（7）本品可抑制代谢苯妥英的肝微粒体酶的活性，合用时可引起苯妥英蓄积中毒，应注意监测苯妥英的浓度。

（8）本品与普萘洛尔有拮抗作用。

3. 本品与优降宁等单胺氧化酶抑制剂、碱、金霉素、新霉素、磺胺嘧啶、呋喃妥因、华法林等有配伍禁忌。

【不良反应】

1. 偶见皮疹、荨麻疹、药热、血小板减少症及白细胞减少症（如粒细胞减少）。

2. 可引起困倦、嗜睡、口渴、虚弱感、恶心、呕吐、出汗、腹痛及面色苍白等。

3. 长期大量用药会导致肝肾功能异常。如有可能可测定本品血药浓度，以了解肝损程度。

4. 因本品含有咖啡因成分，故可能发生以下反应：

（1）在长期摄取的情况下，会有上瘾和一系列的身体与心理的不良反应，比如神经过敏，易怒，焦虑，震颤，肌肉抽搐（反射亢进），失眠和心悸。咖啡因焦虑症，一般表现为：焦虑失调，恐慌发作，强迫症甚至是恐惧症。

（2）由于咖啡因能使胃酸增多，持续的高剂量摄入会导致消化性溃疡，糜烂性食道炎和胃食管反流病。会刺激胃黏膜，增加胃酸分泌。

（3）长期的过度摄取咖啡因引起的精神紊乱。包括咖啡因过度兴奋、咖啡因焦虑症、咖啡因睡眠失调及其他咖啡因相关紊乱。

（4）急剧的过量咖啡因，能够导致中枢神经系统过度兴奋。包括：烦躁、神经过敏、兴奋、失眠、脸红、尿液增加、胃肠紊乱、肌肉抽搐、思维涣散、心跳不规则或过快以及躁动。摄取极大剂量的咖啡因会导致死亡。

5. 本品含有马来酸氯苯那敏，中毒时表现为：瞳孔散大，面色潮红，幻觉，兴奋，共济失调，惊厥，最后出现昏迷、心脏及呼吸衰竭而死亡。解救时应采取对症治疗和支持疗法。出现惊厥时，可酌情给予硫喷妥钠予以控制。切不可将组织氨作为解毒剂。

【病/证禁忌】

1. 镰状细胞贫血患者，可引起缺氧或（和）酸中毒。

2. 溃疡病、代谢性酸血症患者忌用。

3. 膀胱颈部梗阻、幽门及十二指肠梗阻、消化性溃疡所致幽门狭窄、心血管疾病、青光眼（或有青光眼倾向者）、高血压及其危象、甲状腺功能亢进、前列腺肥大症状明显者慎用。

4. 癫痫患者、接受单胺氧化酶抑制剂治疗者禁用。

5. 脾胃虚寒，症见腹痛、喜暖、泄泻者慎用。

感冒清片（胶囊）

【西药成分】

对乙酰氨基酚、马来酸氯苯那敏、盐酸吗啉胍。

【主要成分】

南板蓝根、大青叶、金盏银盘、岗梅、山芝麻、对乙酰氨基酚、穿心莲叶、盐酸吗啉胍、马来酸氯苯那敏。

【功能主治】

疏风解表，清热解毒。用于风热感冒，发烧，头痛，鼻塞流涕，喷嚏，咽喉肿痛，全身酸痛等症。

【用法用量】

片：口服，一次 3 ~4 片，一日 3 次；胶囊：口服，一次 1 ~2粒，一日 3 次。

【注意事项】

1. 不宜在服药期间同时服用滋补性中药。

2. 服药期间不得饮酒或含有酒精的饮料。

3. 孕妇及哺乳期妇女慎用。新生儿、早产儿不宜服用。

4. 有心脏病、糖尿病等慢性病严重者应在医师指导下服用。

5. 驾驶员、高空作业人员、机械操作者及参赛前的运动员不宜服用该药。

6. 老人对常用剂量的反应较敏感，应注意减量。

7. 肝肾功能不全者慎用。严重者禁用。

8. 服药3天症状无缓解，应去医院就诊。

9. 本品含有马来酸氯苯那敏，故可能有交叉过敏：对其他抗组织胺药或下列药过敏者，也可能对本药过敏。如麻黄碱、肾上腺素、异丙肾上腺素、间羟异丙肾上腺素、去甲肾上腺素等拟交感神经药；对碘过敏者对本品也可能有过敏。

10. 与食物、水或奶同服，可以减少对胃的刺激。

【相互作用】

1. 因本品含有对乙酰氨基酚成分，故本药可能与以下药物发生作用：

（1）长期饮酒或正在应用其他肝酶诱导剂时，尤其是巴比妥类或其他抗痉挛药的患者，连续使用本品，有发生肝脏毒性的危险。

（2）与抗凝血药合用，可增加抗凝血作用，故应调整抗凝血药的用量。

（3）长期大量与阿司匹林、其他水杨酸盐制剂或其他非甾体抗炎药合用时，可明显增加肾毒性的危险。

（4）与抗病毒药齐多夫定合用时，会增加毒性，应避免同时使用。

（5）本品与氯霉素同服，可增强后者的毒性。

2. 因本品含有马来酸氯苯那敏成分，故可能与下列成分发生作用：

（1）与其他解热镇痛药物同用，可增强其解热镇痛的作用。

（2）与中枢镇静药、催眠药或乙醇同用，可增加对中枢神经的抑制作用。

（3）与奎尼丁同用，可增强其抗胆碱的作用。

（4）本品不应与含抗组胺药（如马来酸氯苯那敏、苯海拉明等）的复方抗感冒药同服。

（5）本品不应与含抗胆碱药（如颠茄制剂、阿托品等）、哌替啶等药品同服。

（6）可增强金刚烷胺、氟哌啶醇、抗胆碱药、三环类抗抑郁药、吩噻嗪类以及拟交感神经药的药效。

(7) 本品可抑制代谢苯妥英的肝微粒体酶的活性，合用时可引起苯妥英蓄积中毒，应注意监测苯妥英的浓度。

(8) 本品与普萘洛尔有拮抗作用。

3. 本品与优降宁等单胺氧化酶抑制剂、碱、金霉素、新霉素、磺胺嘧啶、呋喃妥因、华法林等有配伍禁忌。

【不良反应】

1. 偶见皮疹、荨麻疹、药热、血小板减少症及白细胞减少症（如粒细胞减少）。长期大量用药会导致肝肾功能异常。

2. 可引起恶心、呕吐、出汗、腹痛及面色苍白等。

3. 剂量过大可引起肝脏损害，严重者可致昏迷甚至死亡。

4. 因含有盐酸吗啉胍，可能引起出汗、食欲不振及低血糖等反应。

5. 本品含有马来酸氯苯那敏，中毒时可表现为：瞳孔散大，面色潮红，幻觉，兴奋，共济失调，惊厥，最后出现昏迷、心脏及呼吸衰竭而死亡。解救时应采取对症治疗和支持疗法。出现惊厥时，可酌情给予硫喷妥钠予以控制。切不可将组织胺作为解毒剂。

【病/证禁忌】

1. 镰状细胞贫血患者，可引起缺氧或（和）酸中毒。

2. 溃疡病、代谢性酸血症患者忌用。

3. 膀胱颈部梗阻、幽门及十二指肠梗阻、消化性溃疡所致幽门狭窄、心血管疾病、青光眼（或有青光眼倾向者）、高血压及其危象、甲状腺功能亢进、前列腺肥大症状明显者慎用。

4. 癫痫患者、接受单胺氧化酶抑制剂治疗者禁用。

感特灵胶囊（片）

【西药成分】

对乙酰氨基酚、马来酸氯苯那敏、咖啡因。

【主要成分】

黄芩、柴胡、贝母、细辛、大青叶、板蓝根、牛黄、对乙酰氨基酚、马来酸氯苯那敏、咖啡因。

【功能主治】

清热解毒，清肺止咳。用于感冒初期引起的咽喉肿痛，咳嗽，流清涕，头痛目眩等。

【用法用量】

胶囊：口服，一次2~4粒，一日3次；片：口服，一次2片，一日3次。小儿酌减。

【注意事项】

1. 服药期间不得饮酒或含有酒精的饮料。

2. 孕妇及哺乳期妇女慎用。新生儿、早产儿不宜用。

3. 有心脏病、糖尿病等慢性病严重者应在医师指导下服用。

4. 驾驶员、高空作业人员、机械操作者及参赛前的运动员不宜服用该药。

5. 肝肾功能不全者慎用，严重者禁用。

6. 服药3天症状无缓解，应去医院就诊。

7. 本品含有马来酸氯苯那敏成分，故可能有交叉过敏：对其他抗组织胺药或对下列药过敏者，也可能对本药过敏。如麻黄碱、肾上腺素、异丙肾上腺素、间羟异丙肾上腺素、去甲肾上腺素等拟交感神经药；对碘过敏者对本品也可能有过敏。

8. 如服用本品过量或出现严重不良反应请立即就医。抢救中毒病人切忌用组织胺注射解毒。

9. 与食物、水或奶同服，可以减少对胃的刺激。

【相互作用】

1. 因本品含有对乙酰氨基酚成分，故本药可能与以下药物发生作用：

（1）长期饮酒或正在应用其他肝酶诱导剂时，尤其是巴比妥类或其他抗痉挛药的患者，连续使用本品，有发生肝脏毒性的危险。

（2）与抗凝血药合用，可增加抗凝血作用，故应调整抗凝血药的用量。

（3）长期大量与阿司匹林、其他水杨酸盐制剂或其他非甾体抗炎药合用时，可明显增加肾毒性的危险。

（4）与抗病毒药齐多夫定合用时，会增加毒性，应避免同时使用。

（5）本品与氯霉素同服，可增强后者的毒性。

2. 因本品含有马来酸氯苯那敏成分，故可能与下列成分发生作用：

（1）与其他解热镇痛药物同用，可增强其解热镇痛的作用。

（2）与中枢镇静药、催眠药或乙醇同用，可增加对中枢神经的抑制作用。

（3）与奎尼丁同用，可增强其抗胆碱的作用。

（4）本品不应与含抗组胺药（如马来酸氯苯那敏、苯海拉明等）的复方抗感冒药同服。

（5）本品不应与含抗胆碱药（如颠茄制剂、阿托品等）、哌替啶等药品同服。

（6）可增强金刚烷胺、氟哌啶醇、抗胆碱药、三环类抗抑郁药、吩噻嗪类以及拟交感神经药的药效。

（7）本品可抑制代谢苯妥英的肝微粒体酶的活性，合用时可引起苯妥英蓄积中毒，应注意监测苯妥英的浓度。

（8）本品与普萘洛尔有拮抗作用。

3. 本品与优降宁等单胺氧化酶抑制剂、碱、金霉素、新霉素、磺胺嘧啶、呋喃妥因、华法林等有配伍禁忌。

4. 不宜同时服用滋补性中药。

5. 不宜同时服用与本品成分相似的其他抗感冒药。

【不良反应】

1. 偶见皮疹、荨麻疹、药热、血小板减少症及白细胞减少症（如粒细胞减少）。长期大量用药会导致肝肾功能异常。

2. 可见困倦、嗜睡、口渴、虚弱感以及恶心、呕吐、出汗、腹痛及面色苍白等。

3. 剂量过大可引起肝脏损害，严重者可致昏迷甚至死亡。如有可能可测定本品血药浓度，以了解肝损程度。

4. 因本品含有咖啡因成分，故可能发生以下反应：

（1）在长期摄取的情况下，会有上瘾和一系列的身体与心理的不良反应，比如神经过敏，易怒，焦虑，震颤，肌肉抽搐（反射亢进），失眠和心悸。咖啡因焦虑症，一般表现为：焦虑失调，恐慌发作，强迫症甚至是恐惧症。

（2）由于咖啡因能使胃酸增多，持续的高剂量摄入会导致消化性溃疡，糜烂性食道炎和胃食管反流病。会刺激胃黏膜，增加胃酸分泌。

（3）长期的过度摄取咖啡因引起的精神紊乱。包括咖啡因过度兴奋、咖啡因焦虑症、咖啡因睡眠失调及其他咖啡因相关紊乱。

（4）急剧的过量咖啡因，能够导致中枢神经系统过度兴奋。包括：烦躁、神经过敏、兴奋、失眠、脸红、尿液增加、胃肠紊乱、肌肉抽搐、思维涣散、心跳不规则或过快以及躁动。摄取极大剂量的咖啡因会导致死亡。

5. 本品含有马来酸氯苯那敏，中毒时可表现为：瞳孔散大，面色潮红，幻觉，兴奋，共济失调，惊厥，最后出现昏迷、心脏及呼吸衰竭而死亡。解救时应采取对症治疗和支持疗法。出现惊厥时，可酌情给予硫喷妥钠予以控制。

【病/证禁忌】

1. 镰状细胞贫血患者，可引起缺氧或（和）酸中毒。

2. 溃疡病、代谢性酸血症患者忌用。

3. 膀胱颈部梗阻、幽门及十二指肠梗阻、消化性溃疡所致幽门狭窄、心血管疾病、青光眼（或有青光眼倾向者）、高血压及其危象、甲状腺功能亢进、前列腺肥大症状明显慎用。

4. 癫痫患者、接受单胺氧化酶抑制剂治疗者禁用。

5. 脾胃虚寒，症见腹痛、喜暖、泄泻者慎用。

感愈胶囊

【西药成分】

对乙酰氨基酚、盐酸金刚烷胺。

【主要成分】

板蓝根、金银花、人工牛黄、对乙酰氨基酚、盐酸金刚烷胺。

【功能主治】

清热解毒，疏风解表。用于风热感冒所致的发热，有汗，鼻塞，咽喉痛，咳嗽。

【用法用量】

口服，一次1粒，一日2次。

【注意事项】

1. 不宜在服药期间同时服用滋补性中药。

2. 服药期间不得饮酒或含有酒精的饮料。

3. 孕妇忌服，哺乳期妇女慎用。新生儿、早产儿不宜服用。

4. 老人对常用剂量的反应较敏感，应酌情减量。

5. 风寒感冒者不适用，其表现为恶寒重，发热轻，无汗，头痛，鼻塞，流清涕，喉痒咳嗽。

6. 驾驶员、高空作业人员、机械操作者及参赛前的运动员不宜服用该药。

7. 本品含对乙酰氨基酚、盐酸金刚烷胺。不能同时服用与该药品成分相似的其他抗感冒药。

8. 心脏病、糖尿病等慢性病严重者应在医师指导下服用。

9. 服药3天症状无缓解，应去医院就诊。

10. 肝功能不良者不宜长期使用。剂量过大可引起肝脏损害，严重者可致昏迷甚至死亡。

【相互作用】

因本品含有对乙酰氨基酚成分，故本药可能与以下药物发生作用：

含西药成分中成药的合理使用

1. 长期饮酒或正在应用其他肝酶诱导剂时，尤其是巴比妥类或其他抗痉挛药的患者，连续使用本品，有发生肝脏毒性的危险。

2. 与抗凝血药合用，可增加抗凝血作用，故应调整抗凝血药的用量。

3. 长期大量与阿司匹林、其他水杨酸盐制剂或其他非甾体抗炎药合用时，可明显增加肾毒性的危险。

4. 与抗病毒药齐多夫定合用时，会增加毒性，应避免同时使用。

5. 本品与氯霉素同服，可增强后者的毒性。

【不良反应】

因含有对乙酰氨基酚成分，故可能发生：

1. 偶见皮疹、荨麻疹、药热、血小板减少症及白细胞减少症（如粒细胞减少）。

2. 可引起恶心、厌食、呕吐、出汗、腹痛及面色苍白等不良反应。

3. 孕妇服用过量可能会提高胎儿患哮喘的几率。

4. 过量服用导致体内生成毒性代谢产物，当积存达到一定量时，会造成肝脏谷胱甘肽耗竭，使肝脏解毒能力下降，毒性代谢产物破坏肝细胞，产生细胞变性和坏死。

5. 过量服用所生成的毒性代谢产物同样可损害肾脏，造成肾细胞坏死。肾细胞坏死部位以肾乳头为主，其次为近曲小管的急性变性、肾小管充血、水肿和上皮退化。

6. 长期过量应用，所生成的毒性代谢产物可直接破坏骨髓造血系统，有可能诱发血小板减少性紫癜或白血病。

7. 小儿过量服用可引起中枢神经系统的中毒，主要表现为大脑损害、神经功能减退、患儿陷入昏迷。

【病/证禁忌】

脑血管病史、精神病史或癫痫病史患者慎用。

蒿蓝感冒颗粒

【西药成分】

盐酸伪麻黄碱、对乙酰氨基酚。

【主要成分】

一枝蒿、板蓝根、盐酸伪麻黄碱、对乙酰氨基酚。

【功能主治】

疏风解表，清热解毒。用于外感发热，咳嗽，咽痛。

【用法用量】

开水冲服一次 15g，一日 3 次。

【注意事项】

1. 服药期间不宜饮酒或含有酒精的饮料。

2. 孕妇及哺乳期妇女慎用。新生儿、早产儿不宜服用。

3. 老人对常用剂量的反应较敏感，应酌情减量。

4. 驾驶员、高空作业人员、机械操作者及参赛前的运动员不宜服用该药。

5. 肝肾功能不全者慎用，严重者禁用。

6. 服药期间不应同时服用其他含有解热镇痛成分的药品。

【相互作用】

1. 因本品含有盐酸伪麻黄碱成分，故当服用其他的拟交感神经药、减轻鼻黏膜充血剂时，应慎用。

2. 因本品含有对乙酰氨基酚成分，故本药可能与以下药物发生作用:

(1) 长期饮酒或正在应用其他肝酶诱导剂时，尤其是巴比妥类或其他抗痉挛药的患者，连续使用本品，有发生肝脏毒性的危险。

(2) 与抗凝血药合用，可增加抗凝血作用，故应调整抗凝血药的用量。

(3) 长期大量与阿司匹林、其他水杨酸盐制剂或其他非甾体抗炎药合用时，可明显增加肾毒性的危险。

(4) 与抗病毒药齐多夫定合用时，会增加毒性，应避免同时使用。

(5) 本品与氯霉素同服，可增强后者的毒性。

3. 服药期间不应同时服用其他含有解热镇痛成分的药品。

【不良反应】

1. 偶见皮疹、荨麻疹、药热、血小板减少症及白细胞减少症（如粒细胞减少）。

2. 可引起恶心、厌食、呕吐、出汗、腹痛及面色苍白等不良反应。

3. 孕妇服用过量可能会提高胎儿患哮喘的几率。

4. 过量服用导致体内生成毒性代谢产物，当积存达到一定量时，会造成肝脏谷胱甘肽耗竭，使肝脏解毒能力下降，毒性代谢产物破坏肝细胞，产生细胞变性和坏死。

5. 过量服用所生成的毒性代谢产物同样可损害肾脏，造成肾细胞坏死。肾细胞坏死部位以肾乳头为主，其次为近曲小管的急性变性、肾小管充血、水肿和上皮退化。

6. 长期过量应用，所生成的毒性代谢产物可直接破坏骨髓造血系统，有可能诱发血小板减少性紫癜或白血病。

7. 小儿过量服用可引起中枢神经系统的中毒，主要表现为大脑损害、神经功能减退、患儿陷入昏迷。

【病/证禁忌】

高血压、冠心病、脑血管病、服用单胺氧化酶抑制剂者禁用。

金羚感冒片

【西药成分】

阿司匹林、马来酸氯苯那敏、维生素C。

【主要成分】

羚羊角、水牛角浓缩粉、忍冬藤、野菊花、北豆根、阿司匹林、马来酸氯苯那敏、维生素C。辅料为淀粉。

【功能主治】

辛凉解表，清热解毒。用于伤风感冒及上呼吸道感染。

【用法用量】

口服，一次4~5片，一日3次。

【注意事项】

1. 服药期间不宜饮酒或含有酒精的饮料。

2. 服药3天后或服药期间症状无改善，或症状加重，或出现新的严重症状，如胸闷、心悸等应立即停药，并去医院就诊。

3. 心脏病、糖尿病等慢性病严重者应在医师指导下服用。

4. 因本品含有马来酸氯苯那敏成分，故应注意以下方面：

（1）老人对常用剂量的反应较敏感，应注意减量。

（2）驾驶员、高空作业人员、机械操作者及参赛前的运动员不宜服用该药。

（3）肝功能不良者不宜长期使用本药。

（4）可能有交叉过敏：对其他抗组织胺药或下列药过敏者，也可能对本药过敏。如麻黄碱、肾上腺素、异丙肾上腺素、间羟异丙肾上腺素、去甲肾上腺素等拟交感神经药。对碘过敏者对本品也可能有过敏。

（5）孕妇、哺乳期妇女禁用。

（6）如服用本品过量或出现严重不良反应请立即就医。抢救中毒病人切忌用组织胺注射解毒。

（7）与食物、水或奶同服，可以减少对胃的刺激。

5. 因本品含有阿司匹林成分，故应注意以下方面：

（1）手术前一周应停用，避免凝血功能障碍，造成出血不止。

（2）饮酒后不宜服用，因为能加剧胃黏膜屏障损伤，从而导致胃出血。

（3）潮解后不宜服用，阿司匹林遇潮分解成水杨酸与醋酸，服后可造成不良反应。

（4）不宜长期大量服用，否则可引起中毒，出现头痛、眩晕、恶心、呕吐、耳鸣、听力和视力减退，严重者酸碱平衡失调、精神错乱、昏迷，甚至危及生命。

6. 因本品含有维生素C成分，故应注意以下方面：

（1）有报告指出，成人维生素C的摄入量超过2g，可引起渗透性腹泻，此时维生素加速小肠蠕动，导致出现腹痛、腹泻等症状。

（2）有研究发现，过量使用维生素C，极易形成泌尿结石。

（3）有研究表明：长期过量服用维生素C，可减少肠道对维生素B_{12}的吸收，导致巨幼红细胞性贫血的病情加剧恶化。若病人先天性缺乏6－磷酸葡萄糖脱氢酶，每日服用维生素超过5g会促使红细胞破裂，发生溶血现象，从而导致贫血。

（4）过量的维生素C还可引起子宫颈黏液中糖蛋白二硫键改变，阻止精子的穿透，造成不孕。故育龄妇女长期过量服用维生素C（日剂量大于2g），会使生育能力和免疫力减低。

（5）妊娠期服用过量的维生素C，可能影响胚胎的发育，导致胎儿出生后对维生素C产生依赖作用，若不继续给新生胎儿使用维生素C，可能出现坏血病。

（6）停药反应：长期过量使用维生素C，若骤然停止，导致维生素C缺乏。

（7）过量服用的表现：

①短期内服用维生素C补充品过量，会产生多尿、下痢、皮肤发疹等副作用。

②长期服用过量维生素C补充品，可能导致草酸及尿酸结石。

③一次性摄入维生素C2500～5000mg以上时，可能会导致红细胞大量破裂，出现溶血等危重现象。

④奥地利科学家说，滥用维生素C会削弱人体免疫力。

⑤美国研究人员发现，滥用维生素C可能会加快动脉硬化。

⑥小儿长期过量服用容易患骨骼疾病。

【相互作用】

1. 因本品含有阿司匹林，故可能与下列药物发生作用：

（1）口服降糖药：降糖灵、优降糖及氯磺丙脲等药物不宜与阿司匹林合用，因为阿司匹林可缓解降血糖药的代谢和排泄，使降血糖作用增强，二者合用会引起低血糖昏迷。

（2）催眠药：苯巴比妥（鲁米那）和健脑片可促使药酶活性增强，加速阿司匹林代谢，降低其治疗效果。

（3）降血脂药：消胆胺不宜与阿司匹林合用，否则会形成复合物妨碍药物吸收。

（4）利尿药：利尿药与阿司匹林合用会使药物蓄积体内，加重毒性反应；乙酰唑胺与阿司匹林联用，可使血药浓度增高，引起毒性反应。

（5）消炎镇痛药：消炎痛、炎痛静与阿司匹林合用易导致胃出血，如非甾体镇痛药布洛芬和阿司匹林同用可能引起胃肠道出血。

（6）抗痛风药：丙磺舒、保泰松和苯磺唑酮的治疗作用，可能被阿司匹林拮抗，导致痛风病发作，不宜联用。

（7）维生素：维生素 B_1 能促进阿司匹林分解，加重对胃黏膜的刺激。

（8）激素：长期使用强的松、地塞米松、强的松龙会引起胃、十二指肠，甚至食管和大肠消化道溃疡，阿斯匹林可加重这种不良反应，因此不宜同服。

2. 因本品含有马来酸氯苯那敏成分，故可能与下列成分发生作用：

（1）与中枢神经系统抑制药并用，可加强本品的中枢抑制作用。

（2）可增强金刚烷胺、氟哌啶醇、抗胆碱药、三环类抗抑郁药、吩噻嗪类以及拟交感神经药的药效。

（3）与奎尼丁合用，可增强本品抗胆碱作用。

（4）本品可抑制代谢苯妥英的肝微粒体酶，合用时可引起苯妥英蓄积中毒，应注意监测苯妥英的浓度。

（5）本品与普萘洛尔有拮抗作用。

（6）与三环类抗抑制药同用，可增强后者药效。

（7）与奎尼丁同用，可增强抗胆碱作用。

3. 因本品含有维生素C成分，故可能与以下药物发生作用：

（1）口服大剂量（一日量大于10g）维生素C可干扰抗凝药的抗凝效果。

（2）与巴比妥或扑米酮等合用，可促使维生素C的排泄增加。

（3）纤维素磷酸钠可促使维生素C代谢为草酸盐。

（4）长期或大量应用维生素C时，能干扰双硫仑对乙醇的作用。

（5）水杨酸类能增加维生素C的排泄。

（6）与左旋多巴合用，可降低左旋多巴的药效。

（7）与肝素或华法林并用，可引起凝血酶原时间缩短。

（8）不宜和磺胺类药物同时使用，可以促使磺胺药在肾脏形成结石。

4. 不应同时与本成分相似的其他抗感冒药同服。

【不良反应】

1. 因本品含有马来酸氯苯那敏成分，故可能发生以下不良反应：

（1）消化系统：服药后可出现食欲减退、恶心、口渴、上腹不适感或胃痛等不良反应。

（2）泌尿系统：多尿。过量服用时可出现排尿困难、尿痛等症状。

（3）精神症状：过量时可出现先中枢抑制，表现为嗜睡，后中枢兴奋症状，表现为烦躁，甚至可导致抽搐、惊厥等表现。儿童易发生焦虑、入睡困难和神经过敏。

（4）有些人服药后还可出现胸闷、口鼻黏膜干燥、痰黏稠、咽喉痛、疲劳、虚弱感、心悸或皮肤瘀斑、出血倾向。

2. 因本品含有阿司匹林成分，故可能发生下列不良反应：

（1）胃肠道症状：恶心、呕吐、上腹部不适或疼痛等。

（2）过敏反应：皮疹、血管神经性水肿及哮喘等过敏反应，多见于中年人或鼻炎、鼻息肉患者。系阿司匹林抑制前列腺素的生成所致，也与其影响免疫系统有关。哮喘大多严重而持久，用平喘药多无效，只有激素效果较好。还可出现典型的阿司匹林三联症（阿司匹林不耐受、哮喘与鼻息肉）。

（3）中枢神经系统：水杨酸反应（症状为头痛、眩晕、耳鸣、视听力减退），用药量过大时，可出现精神错乱、惊厥甚至昏迷等，停药后2~3天症状可完全恢复。大剂量时还可引起中枢性的恶心和呕吐。

（4）肝损害：阿司匹林引起肝损伤通常发生于大剂量应用时。引起肝损害后，临床处理方法是停药，给予氨基酸补液、维生素C及肌苷等药物，口服强的松，症状一般在1周后消失。

（5）肾损害：长期使用阿司匹林可发生间质性肾炎、肾乳头坏死、肾功能减退。

（6）对血液的影响：长期应用阿司匹林可导致缺铁性贫血。

（7）心脏毒性：大剂量可直接作用于血管平滑肌，而导致外周血管扩张。中毒剂量可使中枢性血管运动麻痹而抑制循环功能。

（8）瑞氏综合征。

3. 因本品含有维生素C成分，故可能发生以下不良反应：

（1）长期服用（每日2~3g）可引起停药后坏血病。

（2）长期应用大量维生素C偶可引起尿酸盐、半胱氨酸盐或草酸盐结石。

（3）大量应用（每日用量1g以上）可引起腹泻、皮肤红而亮、头痛、尿频（每日用量600mg以上时）、恶心呕吐、胃痉挛。

【病/证禁忌】

1. 因含有阿司匹林成分，故以下情况应禁用：

（1）有出血症状的溃疡病或其他活动性出血时。

（2）血友病或血小板减少症。

（3）溃疡病或腐蚀性胃炎。

（4）葡萄糖-6-磷酸脱氢酶缺陷者（该品偶见引起溶血性贫血）。

（5）痛风（该品可影响其他排尿酸药的作用，小剂量时可能引起尿酸滞留）。

（6）肝功能减退时可加重肝脏毒性反应，加重出血倾向，肝功能不全和肝硬变患者易出现肾脏不良反应。

（7）心功能不全或高血压，大量用药时可能引起心力衰竭或肺水肿。

（8）肾功能衰竭时可有加重肾脏毒性的危险。

（9）哮喘病人避免使用。

（10）病毒性感染伴有发热的儿童不宜使用。

2. 因本品含有维生素C成分，故下列情况应慎用：

（1）半胱氨酸尿症。

（2）高草酸盐尿症。

（3）草酸盐沉积症。

（4）尿酸盐性肾结石。

（5）糖尿病（因维生素C可能干扰血糖定量）。

（6）血色病。

（7）铁粒幼细胞性贫血或地中海贫血（可致铁吸收增加）。

（8）镰形红细胞贫血（可致溶血危象）。

3. 因本品含有马来酸氯苯那敏成分，故癫痫患者、接受单胺氧化酶抑制剂治疗者禁用；膀胱颈梗阻、幽门及十二指肠梗阻、消化性溃疡所致幽门狭窄、心血管疾病、青光眼（或有青光眼倾向者）、高血压及危象、甲状腺功能亢进、前列腺肥大患者应慎用。

4. 哮喘、鼻息肉综合征患者禁用。

5. 风寒感冒，症见恶寒重、发热轻、无汗头痛、鼻塞流清涕、喉痒咳嗽者不适用。

精制银翘解毒片（胶囊）

【西药成分】

对乙酰氨基酚。

【主要成分】

对乙酰氨基酚、桔梗、连翘、金银花、淡豆豉、甘草等。

【功能主治】

清热散风，解表退烧。用于流行性感冒，发冷发烧，四肢酸懒，头痛咳嗽，咽喉肿痛，湿毒发颐，两腮赤肿。

【用法用量】

片：口服，一次3～5片，一日2次；胶囊：口服。一次2～3粒，一日2次，儿童酌减。

【注意事项】

1. 服药期间不得饮酒或含有酒精的饮料。

2. 高血压、心脏病、肝病、糖尿病、肾病等慢性病严重者应在医师指导下服用。

3. 孕妇及哺乳期妇女慎用。新生儿、早产儿不宜服用。

4. 老人对常用剂量的反应较敏感，应注意减量。

5. 驾驶员、高空作业人员、机械操作者及参赛前的运动员不宜服用该药。

6. 肝功能不良者不宜长期使用。剂量过大可引起肝脏损害，严重者可致昏迷甚至死亡。

【相互作用】

1. 因本品含有对乙酰氨基酚成分，故可能与以下药物发生作用：

（1）长期饮酒或正在应用其他肝酶诱导剂时，尤其是巴比妥类或其他抗痉挛药的患者，连续使用本品，有发生肝脏毒性的危险。

（2）与抗凝血药合用，可增加抗凝血作用，故应调整抗凝血药的用量。

（3）长期大量与阿司匹林、其他水杨酸盐制剂或其他非甾体抗炎药合用时，可明显增加肾毒性的危险。

（4）与抗病毒药齐多夫定合用时，会增加毒性，应避免同时使用。

（5）本品与氯霉素同服，可增强后者的毒性。

2. 服药期间不应同时服用其他含解热镇痛成分的药品。

3. 不宜与滋补性中成药同时服用。

【不良反应】

1. 偶见皮疹、荨麻疹、药热、血小板减少症及白细胞减少症（如粒细胞减少）。

2. 可引起恶心、厌食、呕吐、出汗、腹痛及面色苍白等不良反应。

3. 孕妇服用过量可能会提高胎儿患哮喘的几率。

4. 过量服用导致体内生成毒性代谢产物，当积存达到一定量时，会造成肝脏谷胱甘肽耗竭，使肝脏解毒能力下降，毒性代谢产物破坏肝细胞，产生细胞变性和坏死。

5. 过量服用所生成的毒性代谢产物同样可损害肾脏，造成肾细胞坏死。肾细胞坏死部位以肾乳头为主，其次为近曲小管的急性变性、肾小管充血、水肿和上皮退化。

6. 长期过量应用，所生成的毒性代谢产物可直接破坏骨髓造血系统，有可能诱发血小板减少性紫癜或白血病。

7. 小儿过量服用可引起中枢神经系统的中毒，主要表现为大脑损害、神经功能减退、患儿陷入昏迷。

【病/证禁忌】

脾胃虚寒，症见腹痛、喜暖、泄泻者慎用。

抗感灵片

【西药成分】

对乙酰氨基酚

【主要成分】

牛黄、对乙酰氨基酚、小檗根提取物、板蓝根、北豆根提取物、菊花。

【功能主治】

解热镇痛、消炎。用于感冒引起的鼻塞、流涕、咽部痒痛、咳嗽头痛、周身酸痛、高热不退以及由感冒引起的扁桃体炎、淋巴腺炎等合并症。

【用法用量】

口服，一次3～4片，一日3次。饭后服。

【注意事项】

1. 不宜在服药期间同时服用滋补性中成药。

2. 服药期间不得饮酒或含有酒精的饮料。

3. 高血压、心脏病、糖尿病等慢性病严重者应在医师指导下服用。

4. 孕妇及哺乳期妇女慎用。新生儿、早产儿不宜用。

5. 老人对常用剂量的反应较敏感，应注意减量。

6. 驾驶员、高空作业人员、机械操作者及参赛前的运动员不宜服用该药。

7. 肝功能不良者不宜长期使用。剂量过大可引起肝脏损害，严重者可致昏迷甚至死亡。

【相互作用】

1. 长期饮酒或正在应用其他肝酶诱导剂时，尤其是巴比妥类或其他抗痉挛药的患者，连续使用本品，有发生肝脏毒性的危险。

2. 与抗凝血药合用，可增加抗凝血作用，故应调整抗凝血药的用量。

3. 长期大量与阿司匹林、其他水杨酸盐制剂或其他非甾体抗炎药合用时，可明显增加肾毒性的危险。

4. 与抗病毒药齐多夫定合用时，会增加毒性，应避免同时使用。

5. 本品与氯霉素同服，可增强后者的毒性。

6. 不宜在服药期间同时服用滋补性中成药。

7. 服药期间不同时服用与本品成分相似的其他抗感冒药。

【不良反应】

1. 偶见皮疹、荨麻疹、药热、血小板减少症及白细胞减少症（如粒细胞减少）。

2. 可引起恶心、厌食、呕吐、出汗、腹痛及面色苍白等不良反应。

3. 孕妇服用过量可能会提高胎儿患哮喘的几率。

4. 过量服用导致体内生成毒性代谢产物，当积存达到一定量时，会造成肝脏谷胱甘肽耗竭，使肝脏解毒能力下降，毒性代谢产物破坏肝细胞，产生细胞变性和坏死。

5. 过量服用所生成的毒性代谢产物同样可损害肾脏，造成肾细胞坏死。肾细胞坏死部位以肾乳头为主，其次为近曲小管的急性变性、肾小管充血、水肿和上皮退化。

6. 长期过量应用，所生成的毒性代谢产物可直接破坏骨髓造血系统，有可能诱发血小板减少性紫癜或白血病。

7. 小儿过量服用可引起中枢神经系统的中毒，主要表现为大脑损害、神经功能减退、患儿陷入昏迷。

【病/证禁忌】

脾胃虚寒，症见腹痛、喜暖、泄泻者慎用。

速感宁胶囊

【西药成分】

对乙酰氨基酚、马来酸氯苯那敏、维生素C。

【主要成分】

金银花、大青叶、山豆根、对乙酰氨基酚、马来酸氯苯那敏、维生素C。

【功能主治】

清热解毒，消炎止痛。用于治疗感冒、流行感冒、咽喉肿痛以及小儿腮腺炎等。

【用法用量】

口服，一次2~3粒，一日3次。

【注意事项】

1. 不宜在服药期间同时服用滋补性中药。

2. 服药期间不得饮酒或含有酒精的饮料。

3. 有心脏病、糖尿病等慢性病严重者应在医师指导下服用。

4. 肝肾功能不全者慎用，严重肝肾功能不全者禁用。在3岁以下儿童及新生儿因肝、肾功能发育不全，应避免使用。

5. 驾驶员、高空作业人员、机械操作者及参赛前的运动员不宜服用该药。

6. 老人对常用剂量的反应较敏感，应注意减量。

7. 服药3天症状无缓解，应去医院就诊。

8. 本品含有马来酸氯苯那敏，故可能有交叉过敏：对其他抗组织胺药或对下列药过敏者，也可能对本药过敏。如麻黄碱、肾上腺素、异丙肾上腺素、间羟异丙肾上腺素（羟喘）、去甲肾上腺素等拟交感神经药；对碘过敏者对本品也可能有过敏。

9. 如服用本品过量或出现严重不良反应请立即就医。抢救中毒病人切忌用组织胺注射解毒。

10. 与食物、水或奶同服，可以减少对胃的刺激。

11. 孕妇及哺乳期妇女不宜服用。

12. 因本品含有维生素C成分，故应注意以下方面：

（1）有报告指出，成人维生素C的摄入量超过2g，可引起渗透性腹泻，此时维生素加速小肠蠕动，导致出现腹痛、腹泻等症状。

（2）有研究发现，过量使用维生素C，极易形成泌尿结石。

（3）有研究表明：长期过量服用维生素C，可减少肠道对维生素B_{12}的吸收，导致巨幼红细胞性贫血的病情加剧恶化。若病人先天性缺乏6-磷酸葡萄糖脱氢酶，每日服用维生素超过5g会促使红细胞破裂，发生溶血现象，从而导致贫血。

（4）过量的维生素C还可引起子宫颈黏液中糖蛋白二硫键改变，阻止精子的穿透，造成不孕。育龄妇女长期过量服用维生素C（日剂量大于2g），会使生育能力和免疫力减低。

（5）妊娠期服用过量的维生素C，可能影响胚胎的发育，导致胎儿出生后对维生素C产生依赖作用，若不继续给新生胎儿使用维生素C，可能出现坏血病。

（6）停药反应：长期过量使用维生素C，若骤然停止，导致维生素C缺乏，

（7）当每日摄入的维生素C在2~8g时，可出现恶心、腹部痉挛、铁吸收过度、红细胞破坏及泌尿结石等不良反应。小儿长期过量服用，容易患骨骼疾病。

（8）该品可通过胎盘，可以乳汁分泌。妊娠妇女每日大量摄入该品可能对胎儿有害，但未经动物实验证实。

（9）过量服用的表现：

①短期内服用维生素C补充品过量，会产生多尿、下痢、皮肤发疹等副作用。

②长期服用过量维生素C补充品，可能导致草酸及尿酸结石。

③小儿生长时期过量服用，容易产生骨骼疾病。

④一次性摄入维生素C2500~5000mg以上时，可能会导致红细胞大量破裂，出现溶血等危重现象。

⑤奥地利科学家说，滥用维生素C会削弱人体免疫力。

⑥美国研究人员发现，滥用维生素C可能会加快动脉硬化。

【相互作用】

1. 因本品含有对乙酰氨基酚成分，故本药可能与以下药物发生作用：

（1）长期饮酒或正在应用其他肝酶诱导剂时，尤其是巴比妥类或其他抗痉挛药的患者，连续使用本品，有发生肝脏毒性的危险。

（2）与抗凝血药合用，可增加抗凝血作用，故应调整抗凝

血药的用量。

(3) 长期大量与阿司匹林、其他水杨酸盐制剂或其他非甾体抗炎药合用时，可明显增加肾毒性的危险。

(4) 与抗病毒药齐多夫定合用时，会增加毒性，应避免同时使用。

(5) 本品与氯霉素同服，可增强后者的毒性。

2. 因本品含有马来酸氯苯那敏成分，故可能与下列成分发生作用：

(1) 与其他解热镇痛药物同用，可增强其解热镇痛的作用。

(2) 与中枢镇静药、催眠药或乙醇同用，可增加对中枢神经的抑制作用。

(3) 与奎尼丁同用，可增强其抗胆碱的作用。

(4) 本品不应与含抗组胺药（如马来酸氯苯那敏、苯海拉明等）的复方抗感冒药同服。

(5) 本品不应与含抗胆碱药（如颠茄制剂、阿托品等）、哌替啶等药品同服。

(6) 可增强金刚烷胺、氟哌啶醇、抗胆碱药、三环类抗抑郁药、吩噻嗪类以及拟交感神经药的药效。

(7) 本品可抑制代谢苯妥英的肝微粒体酶的活性，合用时可引起苯妥英蓄积中毒，应注意监测苯妥英的浓度。

(8) 本品与普萘洛尔有拮抗作用。

3. 本品与优降宁等单胺氧化酶抑制剂、碱、金霉素、新霉素、磺胺嘧啶、呋喃妥因、华法林等有配伍禁忌。

4. 不宜和磺胺类药物同时使用，可以促使磺胺药在肾脏形成结石。

5. 因本品含有维生素C成分，故可能与以下药物发生作用：

(1) 口服大剂量（一日量大于10g）维生素C可干扰抗凝药的抗凝效果。

(2) 与巴比妥或扑米酮等合用，可促使维生素C的排泄增加。

(3) 纤维素磷酸钠可促使维生素 C 代谢为草酸盐。

(4) 长期或大量应用维生素 C 时，能干扰双硫仑对乙醇的作用。

(5) 水杨酸类能增加维生素 C 的排泄。

(6) 与左旋多巴合用，可降低左旋多巴的药效。

(7) 与肝素或华法林并用，可引起凝血酶原时间缩短。

【不良反应】

1. 偶见皮疹、荨麻疹、药热、血小板减少症及白细胞减少症（如粒细胞减少）。长期大量用药会导致肝肾功能异常。

2. 可引起恶心、呕吐、出汗、腹痛及面色苍白等。

3. 剂量过大可引起肝脏损害，严重者可致昏迷甚至死亡。

4. 本品含有马来酸氯苯那敏，中毒时表现为：瞳孔散大，面色潮红，幻觉，兴奋，共济失调，惊厥，最后出现昏迷、心脏及呼吸衰竭而死亡。解救时应采取对症治疗和支持疗法。出现惊厥时，可酌情给予硫喷妥钠予以控制。切不可将组织氨作为解毒剂。

5. 因本品含有维生素 C 成分，故可能发生以下不良反应：

(1) 长期服用（每日 2~3g）可引起停药后坏血病。

(2) 长期应用大量维生素 C 偶可引起尿酸盐、半胱氨酸盐或草酸盐结石。

(3) 大量应用（每日用量 1g 以上）可引起腹泻、皮肤红而亮、头痛、尿频（每日用量 600mg 以上时）、恶心呕吐、胃痉挛。

【病/证禁忌】

1. 溃疡病、代谢性酸血症患者忌用。

2. 膀胱颈部梗阻、幽门及十二指肠梗阻、消化性溃疡所致幽门狭窄、心血管疾病、青光眼（或有青光眼倾向者）、高血压及其危象、甲状腺功能亢进、前列腺肥大症状明显者慎用。

3. 因本品含有维生素 C 成分，故下列情况应慎用：

(1) 半胱氨酸尿症。

(2) 痛风。

(3) 高草酸盐尿症。

(4) 草酸盐沉积症。

(5) 尿酸盐性肾结石。

(6) 糖尿病（因维生素 C 可能干扰血糖定量）。

(7) 葡萄糖 -6 - 磷酸脱氢酶缺乏症（可引起溶血性贫血）。

(8) 血色病。

(9) 铁粒幼细胞性贫血或地中海贫血（可致铁吸收增加）。

(10) 镰形红细胞贫血（可致溶血危象）。

4. 癫痫患者、接受单胺氧化酶抑制剂治疗者禁用。

速克感冒胶囊（片）

【西药成分】

乙酰水杨酸 、马来酸氯苯那敏、维生素 C。

【主要成分】

忍冬藤、野菊花、射干、乙酰水杨酸、马来酸氯苯那敏、维生素 C。

【功能主治】

清热解毒，疏风止痛。用于流行性感冒、上呼吸道感染等。

【用法用量】

胶囊：口服，一次 1 ~2 粒，一日 3 次；片：口服，一次 4 片，一日 3 次。

【注意事项】

1. 发热体温超过 38.5℃的患者，应去医院就诊。

2. 因本品含有马来酸氯苯那敏成分，故应注意以下方面：

(1) 老人对常用剂量的反应较敏感，应注意减量。

(2) 驾驶员、高空作业人员、机械操作者及参赛前的运动员不宜服用本药。

(3) 肝功能不良者不宜长期使用本药。

(4) 可能有交叉过敏：对其他抗组织胺药或下列药过敏者，

也可能对本药过敏。如麻黄碱、肾上腺素、异丙肾上腺素、间羟异丙肾上腺素、去甲肾上腺素等拟交感神经药；对碘过敏者对本品也可能有过敏。

（5）孕妇及哺乳期妇女不宜服用。

（6）如服用本品过量或出现严重不良反应请立即就医。抢救中毒病人切忌用组织胺注射解毒。

（7）与食物、水或奶同服，可以减少对胃的刺激。

3. 因本品含有阿司匹林成分，故应注意以下方面：

（1）手术前一周应停用，避免凝血功能障碍，造成出血不止。

（2）饮酒后不宜服用，因为能加剧胃黏膜屏障损伤，从而导致胃出血。

（3）潮解后不宜服用，阿司匹林遇潮分解成水杨酸与醋酸，服后可造成不良反应。

（4）孕妇不宜服用。孕后三个月内服用可引起胎儿异常；定期服用，可致分娩延期，并有较大出血危险，在分娩前2～3周应禁用。

（5）不宜长期大量服用，否则可引起中毒，出现头痛、眩晕、恶心、呕吐、耳鸣、听力和视力减退，严重者酸碱平衡失调、精神错乱、昏迷，甚至危及生命。

4. 因本品含有维生素C成分，故应注意以下方面：

（1）有报告指出，成人维生素C的摄入量超过2g，可引起渗透性腹泻，此时维生素C加速小肠蠕动，导致出现腹痛、腹泻等症状。

（2）有研究发现，过量使用维生素C，极易形成泌尿结石。

（3）有研究表明：长期过量服用维生素C，可减少肠道对维生素B_{12}的吸收，导致巨幼红细胞性贫血的病情加剧恶化。若病人先天性缺乏6－磷酸葡萄糖脱氢酶，每日服用维生素C超过5g会促使红细胞破裂，发生溶血现象，从而导致贫血。

（4）过量的维生素 C 还可引起子宫颈黏液中糖蛋白二硫键改变，阻止精子的穿透，造成不孕。育龄妇女长期过量服用维生素 C（日剂量大于 2g），会使生育能力和免疫力减低。

（5）妊娠期服用过量的维生素 C，可能影响胚胎的发育，导致胎儿出生后对维生素 C 产生依赖作用，若不继续给新生儿使用维生素 C，可能出现坏血病。

（6）停药反应：长期过量使用维生素 C，若骤然停止，导致维生素 C 缺乏。

（7）当每日摄入的维生素 C 在 2 ~ 8g 时，可出现恶心、腹部痉挛、铁吸收过度、红细胞破坏及泌尿结石等不良反应。小儿长期过量服用，容易患骨骼疾病。

（8）大量服用将影响以下诊断性试验的结果：

①大便隐血可致假阳性。

②能干扰血清乳酸脱氢酶和血清转氨酶浓度的自动分析结果。

③尿糖（硫酸铜法）、葡萄糖（氧化酶法）均可致假阳性。

④尿中草酸盐、尿酸盐和半胱氨酸等浓度增高。

⑤血清胆红素浓度上升。

⑥尿 pH 值下降。

（9）过量服用的表现：

①短期内服用维生素 C 补充品过量，会产生多尿、下痢、皮肤发疹等副作用。

②长期服用过量维生素 C 补充品，可能导致草酸及尿酸结石。

③小儿生长时期过量服用，容易产生骨骼疾病。

④一次性摄入维生素 C2500 ~ 5000mg 以上时，可能会导致红细胞大量破裂，出现溶血等危重现象。

⑤奥地利科学家说，滥用维生素 C 会削弱人体免疫力。

⑥美国研究人员发现，滥用维生素 C 可能会加快动脉硬化。

【相互作用】

1. 因本品含有阿司匹林，故可能与下列药物发生作用：

（1）口服降糖药：降糖灵、优降糖及氯磺丙脲等药物不宜与阿司匹林合用，因为阿司匹林可缓解降血糖药的代谢和排泄，使降血糖作用增强，二者合用会引起低血糖昏迷。

（2）催眠药：苯巴比妥（鲁米那）和健脑片可促使药酶活性增强，加速阿司匹林代谢，降低其治疗效果。

（3）降血脂药：消胆胺不宜与阿司匹林合用，否则会形成复合物妨碍药物吸收。

（4）利尿药：利尿药与阿司匹林合用会使药物蓄积体内，加重毒性反应；乙酰唑胺与阿司匹林联用，可使血药浓度增高，引起毒性反应。

（5）消炎镇痛药：消炎痛、炎痛静与阿司匹林合用易导致胃出血，如非甾体镇痛药布洛芬和阿司匹林同用可能引起胃肠道出血。

（6）抗痛风药：丙磺舒、保泰松和苯磺唑酮的治疗作用，可能被阿司匹林拮抗，导致痛风病发作，不宜联用。

（7）维生素：维生素 B_1 能促进阿司匹林分解，加重对胃黏膜的刺激。

（8）激素：长期使用强的松、地塞米松、强的松龙会引起胃、十二指肠，甚至食管和大肠消化道溃疡，阿斯匹林可加重这种不良反应，因此不宜同服。

2. 因本品含有马来酸氯苯那敏成分，故可能与下列成分发生作用：

（1）与中枢神经系统抑制药并用，可加强本品的中枢抑制作用。

（2）可增强金刚烷胺、氟哌啶醇、抗胆碱药、三环类抗抑郁药、吩噻嗪类以及拟交感神经药的药效。

（3）与奎尼丁合用，可增强本品抗胆碱作用。

（4）本品能增加氯喹的吸收和药效，从而提高寄生虫病的治愈率。

(5) 本品可抑制代谢苯妥英的肝微粒体酶，合用时可引起苯妥英蓄积中毒，应注意监测苯妥英的浓度。

(6) 本品与普萘洛尔有拮抗作用。

(7) 与三环类抗抑郁药同用可增强后者药效。

(8) 与奎尼丁同用，可增强抗胆碱作用。

3. 因本品含有维生素C成分，故可能与以下药物发生作用：

(1) 口服大剂量维生素C可干扰抗凝药的抗凝效果。

(2) 与巴比妥或扑米酮等合用，可使维生素C的排泄增加。

(3) 纤维素磷酸钠可促使维生素C代谢为草酸盐。

(4) 长期或大量应用维生素C时，能干扰双硫仑对乙醇的作用。

(5) 与左旋多巴合用，可降低左旋多巴的药效。

(6) 与肝素或华法林并用，可引起凝血酶原时间缩短。

(7) 不宜和磺胺类药物同时使用，可以促使磺胺药在肾脏形成结石。

4. 服药期间不同时服用滋补性中药。

【不良反应】

1. 因本品含有马来酸氯苯那敏成分，故可能发生以下不良反应：

(1) 消化系统：服药后可出现食欲减退、恶心、呕吐、口渴、上腹不适感或胃痛等不良反应。

(2) 泌尿系统：过量服用时可出现排尿困难、尿痛等症状。

(3) 精神症状：过量时可出现先中枢抑制，表现为嗜睡、疲劳、虚弱感，后中枢兴奋症状，表现为烦躁，甚至可导致抽搐、惊厥等表现。儿童易发生焦虑、入睡困难和神经过敏。

(4) 有些人服药后还可出现胸闷、口鼻黏膜干燥、痰黏稠、咽喉痛、心悸或皮肤瘀斑、出血倾向。

(5) 本品中毒时表现为：瞳孔散大，面色潮红，幻觉，兴奋，共济失调，惊厥，最后出现昏迷、心脏及呼吸衰竭而死亡。

解救时应采取对症治疗和支持疗法。出现惊厥时，可酌情给予硫喷妥钠予以控制。

2. 因本品含有阿司匹林，故可能发生下列不良反应：

（1）胃肠道症状：恶心、呕吐、上腹部不适或疼痛等。

（2）过敏反应：皮疹、血管神经性水肿及哮喘等过敏反应，多见于中年人或鼻炎、鼻息肉患者。系阿司匹林抑制前列腺素的生成所致，也与其影响免疫系统有关。哮喘大多严重而持久，用平喘药多无效，只有激素效果较好。还可出现典型的阿司匹林三联症（阿司匹林不耐受、哮喘与鼻息肉）。

（3）中枢神经系统：水杨酸反应（症状为头痛、眩晕、耳鸣、视听力减退），用药量过大时，可出现精神错乱、惊厥甚至昏迷等，停药后2～3天症状可完全恢复。大剂量时还可引起中枢性的恶心和呕吐。

（4）肝损害：阿司匹林引起肝损伤通常发生于大剂量应用时。引起肝损害后，临床处理方法是停药，给予氨基酸补液、维生素C及肌苷等药物，口服强的松，症状一般在1周后消失。

（5）肾损害：长期使用阿司匹林可发生间质性肾炎、肾乳头坏死、肾功能减退。

（6）对血液的影响：长期应用阿司匹林可导致缺铁性贫血。

（7）心脏毒性：大剂量可直接作用于血管平滑肌，而导致外周血管扩张。

（8）瑞氏综合征。

3. 因本品含有维生素C成分，故可能发生以下不良反应：

（1）长期服用（每日2～3g）可引起停药后坏血病。

（2）长期应用大量维生素C偶可引起尿酸盐、半胱氨酸盐或草酸盐结石。

（3）大量应用（每日用量1g以上）可引起腹泻、皮肤红而亮、头痛、尿频（每日用量600mg以上时）、恶心呕吐、胃痉挛。

【病/证禁忌】

1. 因含有阿司匹林成分，故以下情况应禁用：

（1）有出血症状的溃疡病或其他活动性出血时。

（2）血友病或血小板减少症。

（3）葡萄糖-6-磷酸脱氢酶缺陷者（该品偶见引起溶血性贫血）。

（4）痛风（该品可影响其他排尿酸药的作用，小剂量时可能引起尿酸滞留）。

（5）心功能不全或高血压，大量用药时可能引起心力衰竭或肺水肿。

（6）肾功能衰竭时可有加重肾脏毒性的危险。

（7）凝血功能障碍者避免使用，如严重肝损害、低凝血酶原血症、维生素K缺乏者。

（8）哮喘病人应避免使用，有部分哮喘患者可在服用阿司匹林后出现过敏反应，如荨麻疹、喉头水肿、哮喘大发作。

（9）病毒性感染伴有发热的儿童不宜使用，有报道，16岁以下的儿童、少年患流感、水痘或其他病毒性感染，再服用阿司匹林，出现严重的肝功能不全合并脑病症状，虽少见，却可致死。

2. 因本品含有维生素C成分，故下列情况应慎用：

（1）半胱氨酸尿症。

（2）高草酸盐尿症。

（3）草酸盐沉积症。

（4）尿酸盐性肾结石。

（5）糖尿病（因维生素C可能干扰血糖定量）。

（6）血色病。

（7）铁粒幼细胞性贫血或地中海贫血（可致铁吸收增加）。

（8）镰形红细胞贫血（可致溶血危象）。

3. 膀胱颈部梗阻、幽门及十二指肠梗阻、消化性溃疡所致幽门狭窄、心血管疾病、青光眼（或有青光眼倾向者）、高血压及其危象、甲状腺功能亢进、前列腺肥大症状明显时慎用。

4. 癫痫患者、接受单胺氧化酶抑制剂治疗者禁用。

5. 风寒感冒者不适用。

维C银翘片（颗粒、胶囊、软胶囊）

【西药成分】

马来酸氯苯那敏、对乙酰氨基酚、维生素C。

【主要成分】

金银花、连翘、荆芥、淡豆豉、淡竹叶、牛蒡子、芦根、桔梗、甘草、马来酸氯苯那敏、对乙酰氨基酚、维生素C、薄荷素油、蔗糖、1%乙基纤维素乙醇溶液。

【功能主治】

辛凉解表，清热解毒。用于流行性感冒引起的发热头痛、咳嗽、口干、咽喉疼痛。

【用法用量】

片：口服，一次2片，一日3次；颗粒：开水冲服，一次10g，一日3次；胶囊：口服，一次2粒，一日3次；软胶囊：口服，一次2粒，一日3次。

【注意事项】

1. 服药期间不得饮酒或含有酒精的饮料。

2. 孕妇及哺乳期妇女慎用。

3. 有心脏病、糖尿病等慢性病严重者应在医师指导下服用。

4. 3岁以下儿童及新生儿因肝、肾功能发育不全，应避免使用。

5. 驾驶员、高空作业人员、机械操作者及参赛前的运动员不宜服用该药。

6. 老人对常用剂量的反应较敏感，应注意减量。

7. 服药3天症状无缓解，或症状加重，或出现新的严重症状如胸闷、心悸等应立即停药，并去医院就诊。

8. 本品含有马来酸氯苯那敏，故可能有交叉过敏：对其他抗组织胺药或下列药过敏者，也可能对本药过敏。如麻黄碱、肾上腺素、异丙肾上腺素、间羟异丙肾上腺素（羟喘）、去甲肾上腺素等拟交感神经药；对碘过敏者对本品也可能有过敏。

9. 肝肾功能不全者慎用，严重肝肾损伤者禁用。

10. 与食物、水或奶同服，可以减少对胃的刺激。

11. 因本品含有维生素 C 成分，故应注意以下方面：

（1）有报告指出，成人维生素 C 的摄入量超过 2g，可引起渗透性腹泻，此时维生素加速小肠蠕动，导致出现腹痛、腹泻等症状。

（2）有研究发现，过量使用维生素 C，极易形成泌尿结石。

（3）有研究表明：长期过量服用维生素 C，可减少肠道对维生素 B_{12} 的吸收，导致巨幼红细胞性贫血的病情加剧恶化。若病人先天性缺乏6 - 磷酸葡萄糖脱氢酶，每日服用维生素超过 5g 会促使红细胞破裂，发生溶血现象，从而导致贫血。

（4）过量的维生素 C 还可引起子宫颈黏液中糖蛋白二硫键改变，阻止精子的穿透，造成不孕。育龄妇女长期过量服用维生素 C（日剂量大于 2g），会使生育能力和免疫力减低。

（5）妊娠期服用过量的维生素 C，可能影响胚胎的发育，导致胎儿出生后对维生素 C 产生依赖作用，若不继续给新生胎儿使用维生素 C，可能出现坏血病。

（6）停药反应：长期过量使用维生素 C，若骤然停止，导致维生素 C 缺乏。

（7）当每日摄入的维生素 C 在 2 ~ 8g 时，可出现恶心、腹部痉挛、铁吸收过度、红细胞破坏及泌尿结石等不良反应。小儿长期过量服用，容易患骨骼疾病。

（8）大量服用将影响以下诊断性试验的结果：

①大便隐血可致假阳性。

②能干扰血清乳酸脱氢酶和血清转氨酶浓度的自动分析

结果。

③尿糖（硫酸铜法）、葡萄糖（氧化酶法）均可致假阳性。

④尿中草酸盐、尿酸盐和半胱氨酸等浓度增高。

⑤血清胆红素浓度上升。

⑥尿 pH 值下降。

（9）过量服用的表现：

①短期内服用维生素 C 补充品过量，会产生多尿、下痢、皮肤发疹等副作用。

②长期服用过量维生素 C 补充品，可能导致草酸及尿酸结石。

③小儿生长时期过量服用，容易产生骨骼疾病。

④一次性摄入维生素 C 2500～5000mg 以上时，可能会导致红细胞大量破裂，出现溶血等危重现象。

⑤奥地利科学家发现，滥用维生素 C 会削弱人体免疫力。

⑥美国研究人员发现，滥用维生素 C 可能会加快动脉硬化。

【相互作用】

1. 因本品含有对乙酰氨基酚成分，故本药可能与以下药物发生作用：

（1）长期饮酒或正在应用其他肝酶诱导剂时，尤其是巴比妥类或其他抗痉挛药的患者，连续使用本品，有发生肝脏毒性的危险。

（2）与抗凝血药合用，可增加抗凝血作用，故应调整抗凝血药的用量。

（3）长期大量与阿司匹林、其他水杨酸盐制剂或其他非甾体抗炎药合用时，可明显增加肾毒性的危险。

（4）与抗病毒药齐多夫定合用时，会增加毒性，应避免同时使用。

（5）本品与氯霉素同服，可增强后者的毒性。

2. 因本品含有马来酸氯苯那敏成分，故可能与下列成分发生作用：

(1) 与其他解热镇痛药物同用，可增强其解热镇痛的作用。

(2) 与中枢镇静药、催眠药或乙醇同用，可增加对中枢神经的抑制作用。

(3) 与奎尼丁同用，可增强其抗胆碱的作用。

(4) 本品不应与含抗组胺药（如马来酸氯苯那敏、苯海拉明等）的复方抗感冒药同服。

(5) 本品不应与含抗胆碱药（如颠茄制剂、阿托品等）、哌替啶等药品同服。

(6) 可增强金刚烷胺、氟哌啶醇、抗胆碱药、三环类抗抑郁药、吩噻嗪类以及拟交感神经药的药效。

(7) 本品可抑制代谢苯妥英的肝微粒体酶的活性，合用时可引起苯妥英蓄积中毒，应注意监测苯妥英的浓度。

(8) 本品与普萘洛尔有拮抗作用。

3. 因本品含有维生素 C 成分，故可能与以下药物发生作用：

(1) 口服大剂量（一日量大于 10g）维生素 C 可干扰抗凝药的抗凝效果。

(2) 与巴比妥或扑米酮等合用，可促使维生素 C 的排泄增加。

(3) 纤维素磷酸钠可促使维生素 C 代谢为草酸盐。

(4) 长期或大量应用维生素 C 时，能干扰双硫仑对乙醇的作用。

(5) 水杨酸类能增加维生素 C 的排泄。

(6) 与左旋多巴合用，可降低左旋多巴的药效。

(7) 与肝素或华法林并用，可引起凝血酶原时间缩短。

(8) 不宜和磺胺类药物同时使用，可以促使磺胺药在肾脏形成结石。

4. 本品与优降宁等单胺氧化酶抑制剂、碱、金霉素、新霉素、磺胺嘧啶、呋喃妥因、华法林等有配伍禁忌。

5. 不宜在服药期间同时服用滋补性中药。

【不良反应】

1. 偶见皮疹、荨麻疹、药热、血小板减少症及白细胞减少症（如粒细胞减少）。长期大量用药会导致肝肾功能异常。

2. 可见困倦、嗜睡、口渴、虚弱感；恶心、呕吐、出汗、腹痛及面色苍白等。

3. 剂量过大可引起肝脏损害，严重者可致昏迷甚至死亡。

4. 因本品含有维生素 C 成分，故可能发生以下不良反应：

（1）长期服用（每日 2 ~ 3g），可引起停药后坏血病。

（2）长期应用大量维生素 C 偶可引起尿酸盐、半胱氨酸盐或草酸盐结石。

（3）大量应用（每日用量 1g 以上）可引起腹泻、皮肤红而亮、头痛、尿频（每日用量 600mg 以上时）、恶心呕吐、胃痉挛。

5. 本品含有马来酸氯苯那敏，中毒时表现为：瞳孔散大，面色潮红，幻觉，兴奋，共济失调，惊厥，最后出现昏迷、心脏及呼吸衰竭而死亡。解救时应采取对症治疗和支持疗法。出现惊厥时，可酌情给予硫喷妥钠予以控制。切不可将组织胺作为解毒剂。

【病/证禁忌】

1. 镰状细胞贫血患者，可引起缺氧或（和）酸中毒。

2. 溃疡病、代谢性酸血症患者忌用。

3. 高血压、动脉硬化、心绞痛、甲状腺功能亢进等患者禁用。

4. 膀胱颈部梗阻、幽门及十二指肠梗阻、消化性溃疡所致幽门狭窄、心血管疾病、青光眼（或有青光眼倾向者）、高血压及其危象、甲状腺功能亢进、前列腺肥大症状明显者慎用。

5. 癫痫患者、接受单胺氧化酶抑制剂治疗者禁用。

6. 风寒感冒，症见恶寒明显，无汗，头身酸痛者不适用。

7. 因本品含有维生素 C 成分，故下列情况应慎用：

（1）半胱氨酸尿症。

(2) 痛风。

(3) 高草酸盐尿症。

(4) 草酸盐沉积症。

(5) 尿酸盐性肾结石。

(6) 糖尿病（因维生素C可能干扰血糖定量）。

(7) 葡萄糖-6-磷酸脱氢酶缺乏症（可引起溶血性贫血）。

(8) 血色病。

(9) 铁粒幼细胞性贫血或地中海贫血（可致铁吸收增加）。

(10) 镰形红细胞贫血（可致溶血危象）。

银菊清解片

【西药成分】

马来酸氯苯那敏、对乙酰氨基酚。

【主要成分】

忍冬藤、野菊花、桑叶、痰火草、岗梅、薄荷油、马来酸氯苯那敏、对乙酰氨基酚。

【功能主治】

辛凉透表，清热解毒。用于外感风热，发热恶寒，头痛咳嗽，咽喉肿痛。

【用法用量】

口服，一次4片，一日2~3次。

【注意事项】

1. 服药期间不得饮酒或含有酒精的饮料。

2. 有心脏病、糖尿病等慢性病严重者应在医师指导下服用。

3. 肝肾功能不全者慎用，严重肝肾损伤者禁用。3岁以下儿童及新生儿因肝、肾功能发育不全，应避免使用。

4. 驾驶员、高空作业人员、机械操作者及参赛前的运动员不宜服用该药。

5. 老人对常用剂量的反应较敏感，应注意减量。

6. 肝功能不良者不宜长期使用。剂量过大可引起肝脏损害，严重者可致昏迷甚至死亡。

7. 服药3天症状无缓解，应去医院就诊。

8. 本品含有马来酸氯苯那敏，故可能有交叉过敏：对其他抗组织胺药或对下列药过敏者，也可能对本药过敏。如麻黄碱、肾上腺素、异丙肾上腺素、间羟异丙肾上腺素、去甲肾上腺素等拟交感神经药；对碘过敏者对本品也可能有过敏。

9. 孕妇、哺乳期妇女、新生儿、早产儿慎用。

10. 与食物、水或奶同服，可以减少对胃的刺激。

【相互作用】

1. 因本品含有对乙酰氨基酚成分，故本药可能与以下药物发生作用：

（1）长期饮酒或正在应用其他肝酶诱导剂时，尤其是巴比妥类或其他抗痉挛药的患者，连续使用本品，有发生肝脏毒性的危险。

（2）与抗凝血药合用，可增加抗凝血作用，故应调整抗凝血药的用量。

（3）长期大量与阿司匹林、其他水杨酸盐制剂或其他非甾体抗炎药合用时，可明显增加肾毒性的危险。

（4）与抗病毒药齐多夫定合用时，会增加毒性，应避免同时使用。

（5）本品与氯霉素同服，可增强后者的毒性。

2. 因本品含有马来酸氯苯那敏成分，故可能与下列成分发生作用：

（1）与其他解热镇痛药物同用，可增强其解热镇痛的作用。

（2）与中枢镇静药、催眠药或乙醇同用，可增加对中枢神经的抑制作用。

（3）与奎尼丁同用，可增强其抗胆碱的作用。

（4）本品不应与含抗组胺药（如马来酸氯苯那敏、苯海拉明等）的复方抗感冒药同服。

（5）本品不应与含抗胆碱药（如颠茄制剂、阿托品等）、哌替啶等药品同服。

（6）可增强金刚烷胺、氟哌啶醇、抗胆碱药、三环类抗抑郁药、吩噻嗪类以及拟交感神经药的药效。

（7）本品可抑制代谢苯妥英的肝微粒体酶的活性，合用时可引起苯妥英蓄积中毒，应注意监测苯妥英的浓度。

（8）本品与普萘洛尔有拮抗作用。

3. 本品与优降宁等单胺氧化酶抑制剂、碱、金霉素、新霉素、磺胺嘧啶、呋喃妥因、华法林等有配伍禁忌。

4. 服药期间不宜同时服用滋补性中药。

【不良反应】

1. 不良反应较少。偶见皮疹、荨麻疹、药热、血小板减少症及白细胞减少症（如粒细胞减少）。长期大量用药会导致肝肾功能异常。

2. 可引起恶心、呕吐、出汗、腹痛及面色苍白等。

3. 剂量过大可引起肝脏损害，严重者可致昏迷甚至死亡。

4. 本品含有马来酸氯苯那敏，中毒时表现为：瞳孔散大，面色潮红，幻觉，兴奋，共济失调，惊厥，最后出现昏迷、心脏及呼吸衰竭而死亡。解救时应采取对症治疗和支持疗法。出现惊厥时，可酌情给予硫喷妥钠予以控制。切不可将组织胺作为解毒剂。

【病/证禁忌】

1. 镰状细胞贫血患者，可引起缺氧或（和）酸中毒。

2. 溃疡病、代谢性酸血症患者忌用。

3. 膀胱颈部梗阻、幽门及十二指肠梗阻、消化性溃疡所致幽门狭窄、心血管疾病、青光眼（或有青光眼倾向者）、高血压及其危象、甲状腺功能亢进、前列腺肥大症状明显者慎用。

4. 癫痫患者、接受单胺氧化酶抑制剂治疗者禁用。

5. 风寒感冒，症见恶寒重、头身疼痛、无汗、流清涕不适用。

重感灵片（胶囊）

【西药成分】

马来酸氯苯那敏、安乃近。

【主要成分】

毛冬青、羌活、葛根、石膏、马鞭草、板蓝根、青蒿、马来酸氯苯那敏、安乃近。

【功能主治】

解表清热，消炎止痛。用于治疗恶寒，高热，四肢酸痛，鼻塞，咽喉肿痛，咳嗽等重症感冒，流行性感冒，四时感冒的各种症状。

【用法用量】

片：口服，一次6～8片，一日3～4次；胶囊：口服，一次3～4粒，一日3～4次。

【注意事项】

1. 交叉过敏：对其他抗组织胺药或下列药过敏者，也可能对本药过敏。如麻黄碱、肾上腺素、异丙肾上腺素、间羟异丙肾上腺素、去甲肾上腺素等拟交感神经药；对碘过敏者对本品也可能有过敏。

2. 孕妇及哺乳期妇女不宜服用，新生儿、早产儿不宜用。

3. 老人对常用剂量的反应较敏感，应注意减量。

4. 驾驶员、高空作业人员、机械操作者及参赛前的运动员不宜服用该药。

5. 肝功能不良者不宜长期使用本药。严重肝肾功能不全者禁用。

6. 与食物、水或奶同服，可以减少对胃的刺激。

7. 因本品含有安乃近，故应定期监测血象。

【相互作用】

1. 因本品含有安乃近成分，故可能与下列药物发生反应：

（1）本品与阿司匹林有交叉过敏反应。

（2）与香豆素类抗凝药合用，可增加出血倾向。

2. 因本品含有马来酸氯苯那敏成分，故可能与下列成分发生作用：

（1）与其他解热镇痛药物同用，可增强其解热镇痛的作用。

（2）与中枢镇静药、催眠药或乙醇同用，可增加对中枢神经的抑制作用。

（3）与奎尼丁同用，可增强其抗胆碱的作用。

（4）本品不应与含抗组胺药（如马来酸氯苯那敏、苯海拉明等）的复方抗感冒药同服。

（5）本品不应与含抗胆碱药（如颠茄制剂、阿托品等）、哌替啶等药品同服。

（6）可增强金刚烷胺、氟哌啶醇、抗胆碱药、三环类抗抑郁药、吩噻嗪类以及拟交感神经药的药效。

（7）本品可抑制代谢苯妥英的肝微粒体酶的活性，合用时可引起苯妥英蓄积中毒，应注意监测苯妥英的浓度。

（8）本品与普萘洛尔有拮抗作用。

【不良反应】

1. 可引起粒细胞缺乏症、免疫性溶血性贫血、血小板减少性紫癜及再生障碍性贫血等。

2. 可引起皮疹、药热、荨麻疹、渗出性红斑、剥脱性皮炎、消化系统反应。

3. 呼吸心跳停止、大小便失禁等严重反应。

4. 服药后可出现食欲减退、恶心、上腹不适感或胃痛等不良反应。

5. 过量服用时可出现排尿困难、尿痛等症状。

6. 过量时可出现先中枢抑制，后中枢兴奋症状，甚至可导致抽搐、惊厥等表现。儿童易发生焦虑、入睡困难和神经过敏。

7. 过敏性休克。

8. 剂量过大可引起肝脏损害，严重者可致昏迷甚至死亡。长期大量用药会导致肝肾功能异常。

9. 有些人服药后还可出现胸闷、口鼻黏膜干燥、痰黏稠、咽喉痛、疲劳、虚弱感、心悸或皮肤瘀斑、出血倾向。

10. 有报道指出，安乃近临床应用有引发致命性粒细胞减少症的危险，据此美国1977年停止该产品多种剂型的临床应用。

11. 马来酸氯苯那敏中毒时表现为：瞳孔散大，面色潮红，幻觉，兴奋，共济失调，惊厥，最后出现昏迷、心脏及呼吸衰竭而死亡。解救时应采取对症治疗和支持疗法。出现惊厥时，可酌情给予硫喷妥钠予以控制。切不可将组织胺作为解毒剂。

【病/证禁忌】

1. 对安乃近、阿司匹林、马来酸氯苯那敏或氨基比林有过敏史、对吡唑酮类药物有过敏史、接受单胺氧化酶抑制剂治疗者禁用。

2. 膀胱颈部梗阻、幽门及十二指肠梗阻、消化性溃疡所致幽门狭窄、心血管疾病、青光眼（或有青光眼倾向者）、高血压及其危象、甲状腺功能亢进、前列腺肥大症状明显时慎用。

白纸扇感冒颗粒

【西药成分】

盐酸麻黄碱

【主要成分】

白纸扇、鸭脚木皮、桔梗、青蒿、山芝麻、甘草、盐酸麻黄碱、姜酊、薄荷素油、桉叶油。

【功能主治】

清热解毒，疏风止咳。用于感冒发热，头痛，咳嗽。

【用法用量】

开水冲服，一次9g，一日2次。

【注意事项】

孕妇禁服。

【相互作用】

因本品含有盐酸麻黄碱成分，故可能发生以下作用：

1. 与肾上腺皮质激素合用，本品可增加它们的代谢清除率，需调整皮质激素的剂量。

2. 尿碱化剂，如制酸药、钙或镁的碳酸盐、枸橼酸盐、碳酸氢钠等，影响本品在尿中的排泄，增加本品的半衰期，延长作用时间，特别是在尿保持碱性几日或更长，患者易发生麻黄碱中毒，本品用量应调整。

3. 与α受体阻滞药如酚妥拉明、哌唑嗪、妥拉唑林以及酚噻嗪类药合用时，可对抗本品的加压作用。

4. 与全麻药如氯仿、氟烷、异氟烷等同用，可使心肌对拟交感胺类药反应更敏感，有发生室性心律失常的危险，必须同用时，本品用量应减小。

5. 与三环类抗抑郁药如马普替林同用时，降低本品的降压作用。

6. 与洋地黄苷类合用，可致心律失常。

7. 与麦角新碱、麦角胺或缩宫素同用，可加剧血管收缩，导致严重高血压或外围组织缺血。

8. 与多沙普仑同用，两者的降压作用均可增强。

【不良反应】

因含有盐酸麻黄碱成分，故可能发生头痛，头晕，心率加快，多汗，焦虑不安，失眠等不良反应。对前列腺肥大者可引起排尿困难。

【病/证禁忌】

高血压、心脏病患者慎用。

东山感冒片

【西药成分】

对乙酰氨基酚、马来酸氯苯那敏。

【主要成分】

山芝麻、东风桔、鬼针草、三叉苦、岗梅、葫芦茶、羊耳菊、对乙酰氨基酚、马来酸氯苯那敏。

【功能主治】

清热解毒。用于感冒发热，头痛，咳嗽。

【用法用量】

口服，一次3~4片，一日3次。

【注意事项】

1. 不宜在服药期间同时服用滋补性中药。

2. 服药期间不得饮酒或含有酒精的饮料。

3. 有心脏病、糖尿病等慢性病严重者应在医师指导下服用。

4. 肝肾功能不全者慎用，严重者禁用。3岁以下儿童及新生儿因肝、肾功能发育不全，应避免使用。

5. 驾驶员、高空作业人员、机械操作者及参赛前的运动员不宜服用该药。

6. 老人对常用剂量的反应较敏感，应注意减量。

7. 服药3天症状无缓解，或出现严重不良反应立即去医院就诊。

8. 本品含有马来酸氯苯那敏，故可能有交叉过敏：对其他抗组织胺药或下列药过敏者，也可能对本药过敏。如麻黄碱、肾上腺素、异丙肾上腺素、间羟异丙肾上腺素、去甲肾上腺素等拟交感神经药；对碘过敏者对本品也可能有过敏。

9. 妊娠期、哺乳期妇女慎用。

10. 与食物、水或奶同服，可以减少对胃的刺激。

【相互作用】

1. 因本品含有对乙酰氨基酚成分，故本药可能与以下药物发生作用：

（1）长期饮酒或正在应用其他肝酶诱导剂时，尤其是巴比妥类或其他抗痉挛药的患者，连续使用本品，有发生肝脏毒性的危险。

（2）与抗凝血药合用，可增加抗凝血作用，故应调整抗凝血药的用量。

（3）长期大量与阿司匹林、其他水杨酸盐制剂或其他非甾体抗炎药合用时，可明显增加肾毒性的危险。

（4）与抗病毒药齐多夫定合用时，会增加毒性，应避免同时使用。

（5）本品与氯霉素同服，可增强后者的毒性。

2. 因本品含有马来酸氯苯那敏成分，故可能与下列药物发生作用：

（1）与其他解热镇痛药物同用，可增强其解热镇痛的作用。

（2）与中枢镇静药、催眠药或乙醇同用，可增加对中枢神经的抑制作用。

（3）与奎尼丁同用，可增强其抗胆碱的作用。

（4）本品不应与含抗组胺药（如马来酸氯苯那敏、苯海拉明等）的复方抗感冒药同服。

（5）本品不应与含抗胆碱药（如颠茄制剂、阿托品等）、哌替啶等药品同服。

（6）可增强金刚烷胺、氟哌啶醇、抗胆碱药、三环类抗抑郁药、吩噻嗪类以及拟交感神经药的药效。

（7）本品可抑制代谢苯妥英的肝微粒体酶的活性，合用时可引起苯妥英蓄积中毒，应注意监测苯妥英的浓度。

（8）本品与普萘洛尔有拮抗作用。

3. 本品与优降宁等单胺氧化酶抑制剂、碱、金霉素、新霉素、磺胺嘧啶、呋喃妥因、华法林等有配伍禁忌。

【不良反应】

1. 偶见皮疹、荨麻疹、药热、血小板减少症及白细胞减少

症（如粒细胞减少）。

2. 可见困倦、嗜睡、口渴、虚弱感；恶心、呕吐、出汗、腹痛及面色苍白等不良反应。

3. 长期大剂量用药可引起肝脏损害，严重者可致昏迷甚至死亡。

4. 本品含有马来酸氯苯那敏，中毒时可表现为：瞳孔散大，面色潮红，幻觉，兴奋，共济失调，惊厥，最后出现昏迷、心脏及呼吸衰竭而死亡。解救时应采取对症治疗和支持疗法。出现惊厥时，可酌情给予硫喷妥钠予以控制。切不可将组织胺作为解毒剂。

【病/证禁忌】

1. 镰状细胞贫血患者，可引起缺氧或（和）酸中毒。

2. 溃疡病、代谢性酸血症患者忌用。

3. 膀胱颈部梗阻、幽门及十二指肠梗阻、消化性溃疡所致幽门狭窄、心血管疾病、青光眼（或有青光眼倾向者）、高血压及其危象、甲状腺功能亢进、前列腺肥大症状明显者慎用。

4. 癫痫患者、接受单胺氧化酶抑制剂治疗者禁用。

复方感冒胶囊（片）

【西药成分】

对乙酰氨基酚、马来酸氯苯那敏。

【主要成分】

羌活、防风、荆芥、黄芩、细辛、对乙酰氨基酚、马来酸氯苯那敏。

【功效主治】

解表散寒。用于感冒风寒、头痛、身疼、恶寒发热。

【用法用量】

胶囊：口服，一次 3～4 粒，一日 3 次；片：口服，一次 3～4片，一日 3 次。或遵医嘱。

【注意事项】

1. 不宜在服药期间同时服用滋补性中药。

2. 服药期间不得饮酒或含有酒精的饮料。

3. 有心脏病、糖尿病等慢性病严重者应在医师指导下服用。

4. 3岁以下儿童及新生儿因肝、肾功能发育不全，应避免使用。

5. 驾驶员、高空作业人员、机械操作者及参赛前的运动员不宜服用该药。

6. 老人对常用剂量的反应较敏感，应注意减量。

7. 本品含马兜铃科植物细辛，应在医师指导下服用，定期检查肾功能。

8. 肝功能不良者不宜长期使用。

9. 服药3天症状无缓解，应去医院就诊。

10. 本品含有马来酸氯苯那敏，故可能有交叉过敏。对抗组织胺药或对下列药过敏者，也可能对本药过敏（如麻黄碱、肾上腺素、异丙肾上腺素、间羟异丙肾上腺素、去甲肾上腺素等拟交感神经药）；对碘过敏者对本品也可能有过敏。

11. 孕妇、哺乳期妇女、新生儿、早产儿慎用。

12. 与食物、水或奶同服，可以减少对胃的刺激。

【相互作用】

1. 因本品含有对乙酰氨基酚成分，故本药可能与以下药物发生作用：

(1) 长期饮酒或正在应用其他肝酶诱导剂时，尤其是巴比妥类或其他抗痉挛药的患者，连续使用本品，有发生肝脏毒性的危险。

(2) 与抗凝血药合用，可增加抗凝血作用，故应调整抗凝血药的用量。

(3) 长期大量与阿司匹林、其他水杨酸盐制剂或其他非甾体抗炎药合用时，可明显增加肾毒性的危险。

(4) 与抗病毒药齐多夫定合用时，会增加毒性，应避免同时使用。

（5）本品与氯霉素同服，可增强后者的毒性。

2. 因本品含有马来酸氯苯那敏成分，故可能与下列药物发生作用：

（1）与其他解热镇痛药物同用，可增强其解热镇痛的作用。

（2）与中枢镇静药、催眠药或乙醇同用，可增加对中枢神经的抑制作用。

（3）与奎尼丁同用，可增强其抗胆碱的作用。

（4）本品不应与含抗组胺药（如马来酸氯苯那敏、苯海拉明等）的复方抗感冒药同服。

（5）本品不应与含抗胆碱药（如颠茄制剂、阿托品等）、哌替啶等药品同服。

（6）可增强金刚烷胺、氟哌啶醇、抗胆碱药、三环类抗抑郁药、吩噻嗪类以及拟交感神经药的药效。

（7）本品可抑制代谢苯妥英的肝微粒体酶的活性，合用时可引起苯妥英蓄积中毒，应注意监测苯妥英的浓度。

（8）本品与普萘洛尔有拮抗作用。

【不良反应】

1. 偶见皮疹、荨麻疹、药热、血小板减少症及白细胞减少症（如粒细胞减少）。长期大量用药会导致肝肾功能异常。

2. 可引起恶心、呕吐、出汗、腹痛及面色苍白等不良反应。

3. 剂量过大可引起肝脏损害，严重者可致昏迷甚至死亡。

4. 本品含有马来酸氯苯那敏，中毒时表现为：瞳孔散大，面色潮红，幻觉，兴奋，共济失调，惊厥，最后出现昏迷、心脏及呼吸衰竭而死亡。解救时应采取对症治疗和支持疗法。出现惊厥时，可酌情给予硫喷妥钠予以控制。

【病/证禁忌】

1. 膀胱颈部梗阻、幽门及十二指肠梗阻、消化性溃疡所致幽门狭窄、心血管疾病、青光眼（或有青光眼倾向者）、高血压及其危象、甲状腺功能亢进、前列腺肥大症状明显者慎用。

2. 对本品或辅料过敏者禁用。

3. 癫痫患者、接受单胺氧化酶抑制剂治疗者禁用。

贯防感冒片

【西药成分】

对乙酰氨基酚、马来酸氯苯那敏。

【主要成分】

贯众、防风、对乙酰氨基酚、马来酸氯苯那敏。

【功能主治】

祛风，解毒，止痛。用于感冒初起，发热恶寒，鼻塞流涕。

【用法用量】

口服，一次3片，一日3次。

【注意事项】

1. 不宜在服药期间同时服用滋补性中药。

2. 服药期间不得饮酒或含有酒精的饮料。

3. 有心脏病、糖尿病等慢性病严重者应在医师指导下服用。

4. 服药期间不应同服与本品成分相似的其他感冒药。

5. 肝肾功能不全者慎用，严重不全者禁用。3岁以下儿童及新生儿因肝、肾功能发育不全，应避免使用。

6. 驾驶员、高空作业人员、机械操作者及参赛前的运动员不宜服用该药。

7. 儿童、年老体弱者应在医师指导下服用。

8. 服药3天症状无缓解，应去医院就诊。

9. 本品含有马来酸氯苯那敏，故可能有交叉过敏。对其他抗组织胺药或对下列药过敏者，也可能对本药过敏。如麻黄碱、肾上腺素、异丙肾上腺素、间羟异丙肾上腺素、去甲肾上腺素等拟交感神经药；对碘过敏者对本品也可能有过敏。

10. 孕妇、哺乳期妇女不宜服用。

11. 与食物、水或奶同服，可以减少对胃的刺激。

【相互作用】

1. 因本品含有对乙酰氨基酚成分，故本药可能与以下药物发生作用：

（1）长期饮酒或正在应用其他肝酶诱导剂时，尤其是巴比妥类或其他抗痉挛药的患者，连续使用本品，有发生肝脏毒性的危险。

（2）与抗凝血药合用，可增加抗凝血作用，故应调整抗凝血药的用量。

（3）长期大量与阿司匹林、其他水杨酸盐制剂或其他非甾体抗炎药合用时，可明显增加肾毒性的危险。

（4）与抗病毒药齐多夫定合用时，会增加毒性，应避免同时使用。

（5）本品与氯霉素同服，可增强后者的毒性。

2. 因本品含有马来酸氯苯那敏成分，故可能与下列药物发生作用：

（1）与其他解热镇痛药物同用，可增强其解热镇痛的作用。

（2）与中枢镇静药、催眠药或乙醇同用，可增加对中枢神经的抑制作用。

（3）与奎尼丁同用，可增强其抗胆碱的作用。

（4）本品不应与含抗组胺药（如马来酸氯苯那敏、苯海拉明等）的复方抗感冒药同服。

（5）本品不应与含抗胆碱药（如颠茄制剂、阿托品等）、哌替啶等药品同服。

（6）可增强金刚烷胺、氟哌啶醇、抗胆碱药、三环类抗抑郁药、吩噻嗪类以及拟交感神经药的药效。

（7）本品可抑制代谢苯妥英的肝微粒体酶的活性，合用时可引起苯妥英蓄积中毒，应注意监测苯妥英的浓度。

（8）本品与普萘洛尔有拮抗作用。

【不良反应】

1. 偶见皮疹、荨麻疹、药热、血小板减少症及白细胞减少

症（如粒细胞减少）。

2. 可见困倦、嗜睡、口渴、虚弱感；恶心、呕吐、出汗、腹痛及面色苍白等不良反应。

3. 剂量过大可引起肝脏损害，严重者可致昏迷甚至死亡。长期大量用药会导致肝肾功能异常。

4. 本品含有马来酸氯苯那敏，中毒时表现为：瞳孔散大，面色潮红，幻觉，兴奋，共济失调，惊厥，最后出现昏迷、心脏及呼吸衰竭而死亡。解救时应采取对症治疗和支持疗法。出现惊厥时，可酌情给予硫喷妥钠予以控制。

【病/证禁忌】

1. 膀胱颈部梗阻、幽门及十二指肠梗阻、消化性溃疡所致幽门狭窄、心血管疾病、青光眼（或有青光眼倾向者）、高血压及其危象、甲状腺功能亢进、前列腺肥大症状明显者慎用。

2. 癫痫患者、接受单胺氧化酶抑制剂治疗者禁用。

3. 脾胃虚寒，症见腹痛、喜暖、泄泻者慎用。

贯黄感冒颗粒

【西药成分】

马来酸氯苯那敏

【主要成分】

贯众、三叉苦、黄皮叶、生姜、路边青、马来酸氯苯那敏。辅料为糊精、蔗糖粉。

【功效主治】

辛凉解毒，宣肺止咳。用于风热感冒，发热恶风，头痛鼻塞，咳嗽痰多。

【用法用量】

口服，一次 3g，一日 3 次。

【注意事项】

1. 不宜在服药期间同时服用滋补性中成药。

2. 老人对常用剂量的反应较敏感，应注意减量。

3. 糖尿病患者及有心脏病、肝病、肾病等慢性病严重者应在医师指导下服用。

4. 驾驶员、高空作业人员、机械操作者及参赛前的运动员不宜服用该药。

5. 肝功能不良者不宜长期使用本药。

6. 服药 3 天后症状无改善或症状加重或出现新的严重症状，如胸闷、心悸等应立即停药并去医院就诊。

7. 本品含有马来酸氯苯那敏，故可能发生交叉过敏。对其他抗组织胺药或对下列药过敏者，也可能对本药过敏。如麻黄碱、肾上腺素、异丙肾上腺素、间羟异丙肾上腺素、去甲肾上腺素等拟交感神经药；对碘过敏者对本品也可能有过敏。

8. 孕妇及哺乳期妇女不宜服用。新生儿、早产儿不宜用本品。

9. 与食物、水或奶同服，可以减少对胃的刺激。

【相互作用】

因本品含有马来酸氯苯那敏成分，故可能与下列成分发生作用：

1. 与其他解热镇痛药物同用，可增强其解热镇痛的作用。

2. 与中枢镇静药、催眠药或乙醇同用，可增加对中枢神经的抑制作用。

3. 与奎尼丁同用，可增强其抗胆碱的作用。

4. 本品不应与含抗组胺药（如马来酸氯苯那敏、苯海拉明等）的复方抗感冒药同服。

5. 本品不应与含抗胆碱药（如颠茄制剂、阿托品等）、哌替啶等药品同服。

6. 可增强金刚烷胺、氟哌啶醇、抗胆碱药、三环类抗抑郁药、吩噻嗪类以及拟交感神经药的药效。

7. 本品可抑制代谢苯妥英的肝微粒体酶的活性，合用时可引起苯妥英蓄积中毒，应注意监测苯妥英的浓度。

8. 本品与普萘洛尔有拮抗作用。

【不良反应】

因本品含有马来酸氯苯那成分，故可能出现以下不良反应：

1. 消化系统：服药后可出现食欲减退、恶心、口渴、上腹不适感或胃痛等不良反应。

2. 泌尿系统：多尿。过量服用时可出现排尿困难、尿痛等症状。

3. 精神症状：过量时可出现中枢先抑制后兴奋症状，甚至可导致抽搐、惊厥等表现。儿童易发生焦虑、入睡困难和神经过敏。

4. 有些人服药后还可出现胸闷、口鼻黏膜干燥、痰黏稠、咽喉痛、疲劳、虚弱感、心悸或皮肤瘀斑、出血倾向。

【病/证禁忌】

1. 脾胃虚寒症见腹痛喜暖泄泻者慎用。

2. 因本品含有马来酸氯苯那成分，故下列情况应慎用：膀胱颈部梗阻、幽门及十二指肠梗阻、消化性溃疡所致幽门狭窄、心血管疾病、青光眼（或有青光眼倾向者）、高血压及其危象、甲状腺功能亢进、前列腺肥大症状明显时。

金防感冒颗粒

【西药成分】

对乙酰氨基酚

【主要成分】

金银花、防风、山楂、生姜、对乙酰氨基酚。

【功能主治】

祛风，解表散寒。用于风寒外感，症见恶寒无汗，发热头痛。

【用法用量】

开水冲服，一次 15g，一日 3 次。

【注意事项】

1. 不宜在服药期间同时服用滋补性中药。

2. 服药期间不得饮酒或含有酒精的饮料。

3. 糖尿病患者及有高血压、心脏病等慢性病严重者应在医师指导下服用

4. 孕妇及哺乳期妇女慎用。

5. 严格按照用法用量服用，儿童、年老体弱者应在医师指导下服用。

6. 肝肾功能不全者慎用，严重者禁用。3 岁以下儿童及新生儿因肝、肾功能发育不全，应避免使用。

7. 驾驶员、高空作业人员、机械操作者及参赛前的运动员不宜服用该药。

8. 服药 3 天症状无缓解，应去医院就诊。

9. 不应同时服用与本品成分相似的其他抗感冒药。

【相互作用】

1. 长期饮酒或正在应用其他肝酶诱导剂时，尤其是巴比妥类或其他抗痉挛药的患者，连续使用本品，有发生肝脏毒性的危险。

2. 与抗凝血药合用，可增加抗凝血作用，故应调整抗凝血药的用量。

3. 长期大量与阿司匹林、其他水杨酸盐制剂或其他非甾体抗炎药合用时，可明显增加肾毒性的危险。

4. 与抗病毒药齐多夫定合用时，会增加毒性，应避免同时使用。

5. 本品与氯霉素同服，可增强后者的毒性。

【不良反应】

1. 偶见皮疹、荨麻疹、药热、血小板减少症及白细胞减少症（如粒细胞减少）。

2. 可引起恶心、厌食、呕吐、出汗、腹痛及面色苍白等不良反应。

3. 孕妇服用过量可能会提高胎儿患哮喘的几率。

4. 过量服用导致体内生成毒性代谢产物，当积存达到一定

量时，会造成肝脏谷胱甘肽耗竭，使肝脏解毒能力下降，毒性代谢产物破坏肝细胞，产生细胞变性和坏死。

5. 过量服用所生成的毒性代谢产物同样可损害肾脏，造成肾细胞坏死。肾细胞坏死部位以肾乳头为主，其次为近曲小管的急性变性、肾小管充血、水肿和上皮退化。

6. 长期过量应用，所生成的毒性代谢产物可直接破坏骨髓造血系统，有可能诱发血小板减少性紫癜或白血病。

7. 小儿过量服用可引起中枢神经系统的中毒，主要表现为大脑损害、神经功能减退、患儿陷入昏迷。

【病/证禁忌】

尚不明确。

金感欣片

【西药成分】

对乙酰氨基酚、马来酸氯苯那敏、盐酸金刚烷胺。

【主要成分】

柴胡、金银花、对乙酰氨基酚、马来酸氯苯那敏、盐酸金刚烷胺。辅料为淀粉、硬脂酸镁。

【功能主治】

清热疏风，解毒止痛。用于感冒引起的头痛发热，鼻塞，咽痒，咳嗽咯痰。

【用法用量】

口服，一次1~2片，一日2次。

【注意事项】

1. 不宜在服药期间同时服用滋补性中药。

2. 服药期间不得饮酒或含有酒精的饮料。

3. 有心脏病、糖尿病等慢性病严重者应在医师指导下服用。

4. 肝肾功能不全者慎用，严重者禁用。3岁以下儿童及新生儿因肝、肾功能发育不全，应避免使用。

5. 驾驶员、高空作业人员、机械操作者及参赛前的运动员不宜服用该药。

6. 老人对常用剂量的反应较敏感，应注意减量。

7. 服药 3 天症状无缓解，应去医院就诊。

8. 本品含有马来酸氯苯那敏，故可能有交叉过敏。对其他抗组织胺药或对下列药过敏者，也可能对本药过敏。如麻黄碱、肾上腺素、异丙肾上腺素、间羟异丙肾上腺素、去甲肾上腺素等拟交感神经药；对碘过敏者对本品也可能有过敏。

9. 孕妇及哺乳期妇女不宜服用，新生儿、早产儿不宜用本品。

10. 与食物、水或奶同服，可以减少对胃的刺激。

11. 不应同时服用与本品成分相似的其他抗感冒药。

【相互作用】

1. 因本品含有对乙酰氨基酚成分，故本药可能与以下药物发生作用：

（1）长期饮酒或正在应用其他肝酶诱导剂时，尤其是巴比妥类或其他抗痉挛药的患者，连续使用本品，有发生肝脏毒性的危险。

（2）与抗凝血药合用，可增加抗凝血作用，故应调整抗凝血药的用量。

（3）长期大量与阿司匹林、其他水杨酸盐制剂或其他非甾体抗炎药合用时，可明显增加肾毒性的危险。

（4）与抗病毒药齐多夫定合用时，会增加毒性，应避免同时使用。

（5）本品与氯霉素同服，可增强后者的毒性。

2. 因本品含有马来酸氯苯那敏成分，故可能与下列药物发生作用：

（1）与其他解热镇痛药物同用，可增强其解热镇痛的作用。

（2）与中枢镇静药、催眠药或乙醇同用，可增加对中枢神经的抑制作用。

（3）与奎尼丁同用，可增强其抗胆碱的作用。

(4) 本品不应与含抗组胺药（如马来酸氯苯那敏、苯海拉明等）的复方抗感冒药同服。

(5) 本品不应与含抗胆碱药（如颠茄制剂、阿托品等）、哌替啶等药品同服。

(6) 可增强金刚烷胺、氟哌啶醇、抗胆碱药、三环类抗抑郁药、吩噻嗪类以及拟交感神经药的药效。

(7) 本品可抑制代谢苯妥英的肝微粒体酶的活性，合用时可引起苯妥英蓄积中毒，应注意监测苯妥英的浓度。

(8) 本品与普萘洛尔有拮抗作用。

【不良反应】

1. 服药后可出现食欲减退、恶心、上腹不适感或胃痛等不良反应。

2. 过量服用时可出现排尿困难、尿痛等症状。

3. 过量时可出现先中枢抑制，表现为嗜睡、疲劳、虚弱感，后中枢兴奋症状，表现为烦躁，甚至可导致抽搐、惊厥等表现。儿童易发生焦虑、入睡困难和神经过敏。还可见困倦、嗜睡、口渴、虚弱感。

4. 偶见皮疹、荨麻疹、药热、血小板减少症及白细胞减少症（如粒细胞减少）。

5. 有些人服药后还可出现胸闷、口鼻黏膜干燥、痰黏稠、咽喉痛、心悸或皮肤瘀斑、出血倾向。

6. 剂量过大可引起肝脏损害，严重者可致昏迷甚至死亡。

7. 本品含有马来酸氯苯那敏，中毒时表现为：瞳孔散大，面色潮红，幻觉，兴奋，共济失调，惊厥，最后出现昏迷、心脏及呼吸衰竭而死亡。解救时应采取对症治疗和支持疗法。出现惊厥时，可酌情给予硫喷妥钠予以控制。

【病/证禁忌】

1. 膀胱颈部梗阻、幽门及十二指肠梗阻、消化性溃疡所致幽门狭窄、心血管疾病、青光眼（或有青光眼倾向者）、高血压及其危象、甲状腺功能亢进、前列腺肥大症状明显时慎用。

2. 对本品及辅料过敏者禁用。

3. 癫痫患者、接受单胺氧化酶抑制剂治疗者禁用。

菊蓝抗流感片（胶囊、颗粒）

【西药成分】

阿司匹林

【主要成分】

野菊花、板蓝根、人工牛黄、水牛角浓缩粉、阿司匹林。

【用法用量】

片剂：口服，一次4~6片，一日2次；胶囊：口服，一次5粒，一日2次；颗粒：口服，开水冲服。一次9g，一日2次。

【功能主治】

清热解毒，用于风热感冒，痄腮喉痹。

【注意事项】

因本品含有阿司匹林成分，应注意：

(1) 手术前一周应停用，避免凝血功能障碍，造成出血不止。

(2) 饮酒后不宜服用，因为能加剧胃黏膜屏障损伤，从而导致胃出血。

(3) 潮解后不宜服用。阿司匹林遇潮分解成水杨酸与醋酸，服后可造成不良反应。

(4) 孕妇不宜服用。孕后三个月内服用可引起胎儿异常；定期服用，可致分娩延期，并有较大出血危险，在分娩前2~3周应禁用。

(5) 不宜长期大量服用，否则可引起中毒，出现头痛、眩晕、恶心、呕吐、耳鸣、听力和视力减退，严重者酸碱平衡失调、精神错乱、昏迷，甚至危及生命。

【相互作用】

因本品含有阿司匹林成分，可与以下药物发生相互作用：

(1) 口服降糖药：降糖灵、优降糖及氯磺丙脲等药物不宜与阿司匹林合用，因为阿司匹林可缓解降血糖药的代谢和排泄，使降血糖作用增强，二者合用会引起低血糖昏迷。

（2）催眠药：苯巴比妥（鲁米那）和健脑片可促使药酶活性增强，加速阿司匹林代谢，降低其治疗效果。

（3）降血脂药：消胆胺不宜与阿司匹林合用，否则会形成复合物妨碍药物吸收。

（4）利尿药：利尿药与阿司匹林合用会使药物蓄积体内，加重毒性反应；乙酰唑胺与阿司匹林联用，可使血药浓度增高，引起毒性反应。

（5）消炎镇痛药：消炎痛、炎痛静与阿司匹林合用易导致胃出血，如非甾体镇痛药布洛芬和阿司匹林同用可能引起胃肠道出血。

（6）抗痛风药：丙磺舒、保泰松和苯磺唑酮的治疗作用，可能被阿司匹林拮抗，导致痛风病发作，不宜联用。

（7）维生素：阿司匹林能减少维生素 C 在肠内吸收，促其排泄，降低疗效；维生素 B_1 能促进阿司匹林分解，加重对胃黏膜的刺激。

（8）激素：长期使用强的松、地塞米松、强的松龙会引起胃、十二指肠，甚至食管和大肠消化道溃疡，阿斯匹林可加重这种不良反应，因此不宜同服。

【不良反应】

因本品含有阿司匹林成分，可能会发生以下不良反应：

（1）恶心、呕吐、上腹部不适或疼痛等。

（2）皮疹、血管神经性水肿及哮喘等过敏反应，多见于中年人或鼻炎、鼻息肉患者。系阿司匹林抑制前列腺素生成所致，也与其影响免疫系统有关。哮喘大多严重而持久，用平喘药多无效，激素效果较好。还可出现典型的阿司匹林三联症（阿司匹林不耐受、哮喘与鼻息肉）。

（3）水杨酸反应：症状为头痛、眩晕、耳鸣、视听力减退，用药量过大时，可出现精神错乱、惊厥甚至昏迷等，停药后 2 ~

3天症状可完全恢复。大剂量时还可引起中枢性的恶心和呕吐。

（4）肝损害：阿司匹林引起肝损伤通常发生于大剂量应用时。引起肝损害后，临床处理方法是停药，给予氨基酸补液、维生素C及肌苷等药物，口服强的松，症状一般在1周后消失。

（5）肾损害：长期使用阿司匹林可发生间质性肾炎、肾乳头坏死、肾功能减退。

（6）长期应用阿司匹林可导致缺铁性贫血。

（7）心脏毒性：大剂量可直接作用于血管平滑肌，而导致外周血管扩张。中毒剂量可使中枢性血管运动麻痹而抑制循环功能。

（8）瑞氏综合征。

【病/证禁忌】

因本品含有阿司匹林成分：

（1）剖腹产或流产患者禁用。

（2）溶血性贫血患者忌用。阿司匹林使6-磷酸葡萄糖脱氢酶缺陷的溶血性贫血患者的溶血恶化。

（3）血友病或血小板减少症慎用。

（4）痛风（该品可影响其他排尿酸药的作用，小剂量时可能引起尿酸滞留）。

（5）凝血功能障碍者避免使用，如严重肝损害、低凝血酶原血症、维生素K缺乏者。

（6）溃疡病人不宜使用。患有胃及十二指肠溃疡的病人服用阿司匹林可导致出血或穿孔。

（7）哮喘病人应避免使用，有部分哮喘患者可在服用阿司匹林后出现过敏反应，如荨麻疹、喉头水肿、哮喘大发作。

（8）病毒性感染伴有发热的儿童不宜使用，有报道，16岁以下的儿童、少年患流感、水痘或其他病毒性感染，再服用阿司匹林，出现严重的肝功能不全合并脑病症状，虽少见，却可致死。

牛黄消炎灵胶囊

【西药成分】

盐酸小檗碱

【主要成分】

牛黄、水牛角粉、石膏、栀子、雄黄、盐酸小檗碱、郁金、朱砂、珍珠母、冰片等。

【功能主治】

消炎退热，通窍，镇静，降压安神。适用于病毒性感冒，上呼吸道感染，肺炎、气管炎及其他细菌病毒感染引起的高热不退等症。

【用法用量】

口服，一次3~4粒，一日2次。

【注意事项】

1. 孕妇、哺乳期妇女禁用。

2. 如服用过量或出现严重不良反应，应立即就医。

3. 对本品过敏者禁用。

【相互作用】

因本品含有盐酸小檗碱成分，含鞣质的中药与该药品合用后，由于鞣质是生物碱沉淀剂，二者结合，生成难溶性鞣酸盐沉淀，降低疗效。

【不良反应】

口服不良反应较少，偶有恶心，呕吐，皮疹和药热，停药后消失。

【病/证禁忌】

1. 脾胃虚寒者忌用。

2. 溶血性贫血患者及葡萄糖-6-磷酸脱氢酶缺乏患者禁用。

3. 对盐酸小檗碱过敏者禁服。

扑感片

【西药成分】

对乙酰氨基酚、马来酸氯苯那敏。

【主要成分】

地胆草、苍耳草、山葡萄、紫苏油、对乙酰氨基酚、马来酸氯苯那敏。辅料为淀粉、硬脂酸镁。

【功能主治】

辛温解表，疏散风寒。用于风寒型感冒、流感所引起的头痛身酸、恶寒发热、喷嚏、流涕、咳痰稀白。

【用法用量】

口服，一次4片，一日2~3次。

【注意事项】

1. 不宜在服药期间同时服用滋补性中药。

2. 服药期间不得饮酒或含有酒精的饮料。

3. 有心脏病、糖尿病等慢性病严重者应在医师指导下服用。

4. 3岁以下儿童及新生儿因肝、肾功能发育不全，应避免使用。

5. 驾驶员、高空作业人员、机械操作者及参赛前的运动员不宜服用该药。

6. 老人对常用剂量的反应较敏感，应注意减量。

7. 肝功能不良者不宜长期使用。剂量过大可引起肝脏损害，严重者可致昏迷甚至死亡。

8. 服药3天症状无缓解，应去医院就诊。

9. 本品含有马来酸氯苯那敏，故可能有交叉过敏。对其他抗组织胺药或下列药过敏者，也可能对本药过敏。如麻黄碱、肾上腺素、异丙肾上腺素、间羟异丙肾上腺素、去甲肾上腺素等拟交感神经药；对碘过敏者对本品也可能有过敏。

10. 孕妇、哺乳期妇女不宜服用。

11. 与食物、水或奶同服，可以减少对胃的刺激。

【相互作用】

1. 因本品含有对乙酰氨基酚成分，故本药可能与以下药物发生作用：

（1）长期饮酒或正在应用其他肝酶诱导剂时，尤其是巴比妥类或其他抗痉挛药的患者，连续使用本品，有发生肝脏毒性的危险。

（2）与抗凝血药合用，可增加抗凝血作用，故应调整抗凝血药的用量。

（3）长期大量与阿司匹林、其他水杨酸盐制剂或其他非甾体抗炎药合用时，可明显增加肾毒性的危险。

（4）与抗病毒药齐多夫定合用时，会增加毒性，应避免同时使用。

（5）本品与氯霉素同服，可增强后者的毒性。

2. 因本品含有马来酸氯苯那敏成分，故可能与下列成分发生作用：

（1）与其他解热镇痛药物同用，可增强其解热镇痛的作用。

（2）与中枢镇静药、催眠药或乙醇同用，可增加对中枢神经的抑制作用。

（3）与奎尼丁同用，可增强其抗胆碱的作用。

（4）本品不应与含抗组胺药（如马来酸氯苯那敏、苯海拉明等）的复方抗感冒药同服。

（5）本品不应与含抗胆碱药（如颠茄制剂、阿托品等）、哌替啶等药品同服。

（6）可增强金刚烷胺、氟哌啶醇、抗胆碱药、三环类抗抑郁药、吩噻嗪类以及拟交感神经药的药效。

（7）本品可抑制代谢苯妥英的肝微粒体酶的活性，合用时可引起苯妥英蓄积中毒，应注意监测苯妥英的浓度。

（8）本品与普萘洛尔有拮抗作用。

【不良反应】

1. 偶见皮疹、荨麻疹、药热、血小板减少症及白细胞减少

症（如粒细胞减少）。长期大量用药会导致肝肾功能异常。剂量过大可引起肝脏损害，严重者可致昏迷甚至死亡。

2. 可见困倦、嗜睡、口渴、虚弱感；恶心、呕吐、出汗、腹痛及面色苍白等不良反应。

3. 本品含有马来酸氯苯那敏，中毒时表现为：瞳孔散大，面色潮红，幻觉，兴奋，共济失调，惊厥，最后出现昏迷、心脏及呼吸衰竭而死亡。解救时应采取对症治疗和支持疗法。出现惊厥时，可酌情给予硫喷妥钠予以控制。

【病/证禁忌】

1. 癫痫患者、接受单胺氧化酶抑制剂治疗者禁用。

2. 对本品及辅料过敏者禁用。

3. 膀胱颈部梗阻、幽门及十二指肠梗阻、消化性溃疡所致幽门狭窄、心血管疾病、青光眼（或有青光眼倾向者）、高血压及其危象、甲状腺功能亢进、前列腺肥大症状明显者慎用。

4. 风热感冒症见发热、微恶风、有汗、口渴、鼻流浊涕、咽痛、口咳吐黄痰不适用。

强力感冒片

【西药成分】

对乙酰氨基酚

【主要成分】

金银花、连翘、牛蒡子、荆芥、淡豆豉、淡竹叶、薄荷、桔梗、甘草、对乙酰氨基酚。辅料为硬脂酸镁、碳酸钙、蔗糖、薄膜包衣料。

【功能主治】

辛凉解表，清热解毒，解热镇痛。用于伤风感冒，发热头痛，口干咳嗽，咽喉疼痛。

【用法用量】

口服，一次2片，一日2~3次。

【注意事项】

1. 不宜在服药期间同时服用滋补性中成药。

2. 与其他解热镇痛药并用，有增加肾毒性的危险。

3. 孕妇及哺乳期妇女慎用。新生儿、早产儿不宜用。

4. 老人对常用剂量的反应较敏感，应注意减量。

5. 驾驶员、高空作业人员、机械操作者及参赛前的运动员不宜服用该药。

6. 服药3天后症状无改善，或症状加重，或出现新的严重症状如胸闷、心悸等应立即停药，并去医院就诊。

7. 肝肾功能不全者慎用，严重者禁用。

8. 高血压、心脏病、糖尿病等慢性病严重者应在医师指导下服用。

【相互作用】

（1）长期饮酒或正在应用其他肝酶诱导剂时，尤其是巴比妥类或其他抗痉挛药的患者，连续使用本品，有发生肝脏毒性的危险。

（2）与抗凝血药合用，可增加抗凝血作用，故应调整抗凝血药的用量。

（3）长期大量与阿司匹林、其他水杨酸盐制剂或其他非甾体抗炎药合用时，可明显增加肾毒性的危险。

（4）与抗病毒药齐多夫定合用时，会增加毒性，应避免同时使用。

（5）本品与氯霉素同服，可增强后者的毒性。

【不良反应】

（1）偶见皮疹、荨麻疹、药热、血小板减少症及白细胞减少症（如粒细胞减少）。

（2）可引起恶心、厌食、呕吐、出汗、腹痛及面色苍白等不良反应。

（3）孕妇服用过量可能会提高胎儿患哮喘的几率。

（4）过量服用导致体内生成毒性代谢产物，当积存达到一定量时，会造成肝脏谷胱甘肽耗竭，使肝脏解毒能力下降，毒性代谢产物破坏肝细胞，产生细胞变性和坏死。

（5）过量服用所生成的毒性代谢产物同样可损害肾脏，造成肾细胞坏死。肾细胞坏死部位以肾乳头为主，其次为近曲小管的急性变性、肾小管充血、水肿和上皮退化。

（6）长期过量应用，所生成的毒性代谢产物可直接破坏骨髓造血系统，有可能诱发血小板减少性紫癜或白血病。

（7）小儿过量服用可引起中枢神经系统的中毒，主要表现为大脑损害、神经功能减退、患儿陷入昏迷。

【病/证禁忌】

脾胃虚寒，症见腹痛、喜暖、泄泻者慎用。

新复方大青叶片

【西药成分】

对乙酰氨基酚、咖啡因、异戊巴比妥、维生素 C。

【主要成分】

复方大青叶提取物、对乙酰氨基酚、咖啡因、异戊巴比妥、维生素 C。

【功能主治】

清瘟，消炎，解热。用于伤风感冒，发热头痛，鼻流清涕，骨节酸痛。

【用法用量】

口服，一次 3 ~ 4 片，一日 2 次。

【注意事项】

1. 久用能成瘾。

2. 孕妇及哺乳期妇女慎用。新生儿、早产儿不宜用。

3. 服药期间不得饮酒或含有酒精的饮料。

4. 老人对常用剂量的反应较敏感，应注意减量。

5. 驾驶员、高空作业人员、机械操作者及参赛前的运动员不宜服用该药。

6. 肝肾功能不良者慎用。3岁以下儿童或新生儿肝、肾功能发育不全，应避免使用。

7. 因本品含有维生素C成分，故应注意以下方面：

（1）有报告指出，成人维生素C的摄入量超过2g，可引起渗透性腹泻，此时维生素加速小肠蠕动，导致出现腹痛、腹泻等症状。

（2）有研究发现，过量使用维生素C，极易形成泌尿结石。

（3）有研究表明：长期过量服用维生素C，可减少肠道对维生素B_{12}的吸收，导致巨幼红细胞性贫血的病情加剧恶化。若病人先天性缺乏6－磷酸葡萄糖脱氢酶，每日服用维生素超过5g会促使红细胞破裂，发生溶血现象，从而导致贫血。

（4）过量的维生素C还可引起子宫颈黏液中糖蛋白二硫键改变，阻止精子的穿透，造成不孕。育龄妇女长期过量服用维生素C（日剂量大于2g），会使生育能力和免疫力减低。

（5）妊娠期服用过量的维生素C，可能影响胚胎的发育，导致胎儿出生后对维生素C产生依赖作用，若不继续给新生胎儿使用维生素C，可能出现坏血病。

（6）停药反应：长期过量使用维生素C，若骤然停止，导致维生素C缺乏。

（7）当每日摄入的维生素C在2～8g时，可出现恶心、腹部痉挛、铁吸收过度、红细胞破坏及泌尿结石等不良反应。小儿长期过量服用，容易患骨骼疾病。

（8）过量服用的表现：

①短期内服用维生素C补充品过量，会产生多尿、下痢、皮肤发疹等副作用。

②长期服用过量维生素C补充品，可能导致草酸及尿酸结石。

③一次性摄入维生素C 2500～5000mg以上时，可能会导致红细胞大量破裂，出现溶血等危重现象。

⑤奥地利科学家发现，滥用维生素C会削弱人体免疫力。

⑥美国研究人员发现，滥用维生素 C 可能会加快动脉硬化。

【相互作用】

1. 因本品含有对乙酰氨基酚成分，故本药可能与以下药物发生作用：

（1）长期饮酒或正在应用其他肝酶诱导剂时，尤其是巴比妥类或其他抗痉挛药的患者，连续使用本品，有发生肝脏毒性的危险。

（2）与抗凝血药合用，可增加抗凝血作用，故应调整抗凝血药的用量。

（3）长期大量与阿司匹林、其他水杨酸盐制剂或其他非甾体抗炎药合用时，可明显增加肾毒性的危险。

（4）与抗病毒药齐多夫定合用时，会增加毒性，应避免同时使用。

（5）本品与氯霉素同服，可增强后者的毒性。

2. 因本品含有异戊巴比妥成分，故本药可能与以下药物发生作用：

（1）酒精、全麻药、中枢性抑制药或单胺氧化酶抑制药等与巴比妥类药合用时，可相互增强效能。

（2）与口服抗凝药合用时，可降低后者的效应，这是由于肝微粒体酶的诱导，加速了抗凝药的代谢，应定期测定凝血酶原时间，从而决定是否需要调整抗凝药的用量。

（3）与口服避孕药或雌激素合用，可降低避孕药的可靠性，因酶的诱导可使雌激素代谢加快。

（4）与皮质激素、洋地黄类（包括地高辛）、土霉素或三环类抗抑郁药合用时，可降低这些药的效应，因为肝微粒体酶的诱导，可使这些药物的代谢加快。

（5）与环磷酰胺合用，理论上可增加环磷酰胺烷基化代谢产物，但临床上的意义尚未明确。

（6）与灰黄霉素合用可影响后者的吸收而降低其效应，灰黄霉素的服用小量多次与大量少次作比较，前者的吸收优于后者。

(7) 一般常用量的苯巴比妥与苯妥英钠合用，由于肝微粒体酶的诱导，苯妥英钠的代谢加快，效应降低。肝功能有损害时，苯妥英钠与大量或常用量的苯巴比妥合用，则可与上述相反，苯妥英钠的代谢比正常慢，相应的血药浓度可高于正常。因此巴比妥类药都有可能增加或减弱苯妥英钠的效应，需定期测定其血药浓度而调整用量；与卡马西平和琥珀酰胺类药合用时亦可使这两类药物的清除半衰期缩短而血药浓度降低。

(8) 与奎尼丁合用时，由于增加奎尼丁的代谢而减弱其作用，应按需调整后者的用量。

3. 因本品含有维生素C成分，故可能与以下药物发生作用：

(1) 口服大剂量（一日量大于10g）维生素C可干扰抗凝药的抗凝效果。

(2) 与巴比妥或扑米酮等合用，可促使维生素C的排泄增加。

(3) 纤维素磷酸钠可促使维生素C代谢为草酸盐。

(4) 长期或大量应用维生素C时，能干扰双硫仑对乙醇的作用。

(5) 水杨酸类能增加维生素C的排泄。

(6) 与左旋多巴合用，可降低左旋多巴的药效。

(7) 与肝素或华法林并用，可引起凝血酶原时间缩短。

(8) 不宜和磺胺类药物同时使用，可以促使磺胺药在肾脏形成结石。

【不良反应】

1. 因含有对乙酰氨基酚成分，故还可能发生：

(1) 偶见皮疹、荨麻疹、药热、血小板减少症及白细胞减少症（如粒细胞减少）。

(2) 可引起恶心、厌食、呕吐、出汗、腹痛及面色苍白等不良反应。

(3) 孕妇服用过量可能会提高胎儿患哮喘的几率。

（4）过量服用导致体内生成毒性代谢产物，当积存达到一定量时，会造成肝脏谷胱甘肽耗竭，使肝脏解毒能力下降，毒性代谢产物破坏肝细胞，产生细胞变性和坏死。

（5）过量服用所生成的毒性代谢产物同样可损害肾脏，造成肾细胞坏死。肾细胞坏死部位以肾乳头为主，其次为近曲小管的急性变性、肾小管充血、水肿和上皮退化。

（6）长期过量应用，所生成的毒性代谢产物可直接破坏骨髓造血系统，有可能诱发血小板减少性紫癜或白血病。

（7）小儿过量服用可引起中枢神经系统的中毒，主要表现为大脑损害、神经功能减退、患儿陷入昏迷。

2. 本品含有异戊巴比妥成分，故可能发生以下不良反应：

（1）偶见或罕见，但应当注意的不良反应有：

①耐药性差者，用量稍大易致精神错乱或抑郁；②呼吸抑制：易致气短或呼吸困难；③过敏反应：引起皮疹、荨麻疹、面部或嘴唇肿胀、喘息、胸部发紧感；④注射给药后可致血栓性静脉炎，以致局部红肿或疼痛；⑤可引起颗粒细胞减少，导致咽喉疼痛及发热；⑥血小板减少可有出血异常或出现瘀斑；⑦中枢性反应失常，以致过度兴奋；⑧低血压或巨细胞性贫血可致异常疲乏或衰弱；⑨中枢性抑制导致心率徐缓；⑩肝功能障碍可致巩膜或皮肤发黄。

（2）持续存在应加注意的不良反应有：

①发生率较多的有：笨拙或行走不稳、眩晕或头昏、嗜睡或醉态；②发生率较少的有：腹泻、头痛、关节或肌肉疼痛、恶心、呕吐、语言不清。

（3）在停药后发生，提示可能为撤药综合征，应加注意的有：惊厥或癫痫发作、昏厥感、幻觉、多梦、梦魇、震颤、入睡困难、异常不安、异常乏力。

（4）个别会出现皮疹，剥脱性皮炎，药热，久用成瘾等症状。剂量过大时可引起急性横纹肌溶解。

3. 因本品含有咖啡因成分，故可能发生以下反应：

（1）在长期摄取的情况下，会有上瘾和一系列身体与心理的不良反应，比如神经过敏，易怒，焦虑，震颤，肌肉抽搐（反射亢进），失眠和心悸。咖啡因焦虑症，一般表现为：焦虑失调，恐慌发作，强迫症甚至是恐惧症。

（2）由于咖啡因能使胃酸增多，持续的高剂量摄入会导致消化性溃疡，糜烂性食道炎和胃食管反流病。会刺激胃黏膜，增加胃酸分泌。

（3）长期的过度摄取咖啡因可引起精神紊乱。包括咖啡因过度兴奋、咖啡因焦虑症、咖啡因睡眠失调及其他咖啡因相关紊乱。

（4）急剧的过量咖啡因，能够导致中枢神经系统过度兴奋。包括：烦躁、神经过敏、兴奋、失眠、脸红、尿液增加、胃肠紊乱、肌肉抽搐、思维涣散、心跳不规则或过快以及躁动。摄取极大剂量的咖啡因会导致死亡。

4. 因本品含有维生素 C 成分，故可能发生以下不良反应：

（1）长期服用（每日 2～3g）可引起停药后坏血病。

（2）长期应用大量维生素 C 偶可引起尿酸盐、半胱氨酸盐或草酸盐结石。

（3）大量应用（每日用量 1g 以上）可引起腹泻、皮肤红而亮、头痛、尿频（每日用量 600mg 以上时）、恶心呕吐、胃痉挛。

【病/证禁忌】

1. 对乙酰氨基酚、咖啡因、异戊巴比妥过敏者禁用。

2. 胃溃疡、严重肺功能不全、肝硬化、血卟啉病史、贫血、哮喘史、未控制的糖尿病患者禁用。

3. 因本品含有维生素 C 成分，故下列情况应慎用：

（1）半胱氨酸尿症。

（2）痛风。

（3）高草酸盐尿症。

（4）草酸盐沉积症。

(5) 尿酸盐性肾结石。

(6) 糖尿病（因维生素 C 可能干扰血糖定量）。

(7) 葡萄糖 -6 -磷酸脱氢酶缺乏症（可引起溶血性贫血）。

(8) 血色病。

(9) 铁粒幼细胞性贫血或地中海贫血（可致铁吸收增加）。

(10) 镰形红细胞贫血（可致溶血危象）。

治感佳胶囊（片）

【西药成分】

对乙酰氨基酚、盐酸吗啉双胍、马来酸氯苯那敏。

【主要成分】

山芝麻、穿心莲、葫芦茶、三叉苦、板蓝根、羌活、薄荷脑、对乙酰氨基酚、盐酸吗啉双胍、马来酸氯苯那敏。

【功能主治】

清热，解毒，解表。用于温病初起感冒，发热，头痛。

【用法用量】

胶囊：口服，一次 2 粒，一日 3 次；片：口服，一次 4 片，一日 3 次。

【注意事项】

1. 不宜在服药期间同时服用滋补性中药。

2. 服药期间不得饮酒或含有酒精的饮料。

3. 有高血压、肝病、肾病、心脏病、糖尿病等慢性病严重者应在医师指导下服用。

4. 适用于风寒感冒，表现为恶寒明显、无汗、头痛身酸、鼻塞、流清涕。

5. 驾驶员、高空作业人员、机械操作者及参赛前的运动员不宜服用该药。

6. 老人对常用剂量的反应较敏感，应注意减量。

7. 肝肾功能不全者慎用，严重者禁用。

8. 服药 3 天症状无缓解，应去医院就诊。

9. 本品含有马来酸氯苯那敏，故可能有交叉过敏。对其他抗组织胺药或下列药过敏者，也可能对本药过敏。如麻黄碱、肾上腺素、异丙肾上腺素、间羟异丙肾上腺素、去甲肾上腺素等拟交感神经药；对碘过敏者对本品也可能有过敏。

10. 孕妇、哺乳期妇女，新生儿、早产儿慎用。

11. 与食物、水或奶同服，可以减少对胃的刺激。

【相互作用】

1. 因本品含有对乙酰氨基酚成分，故本药可能与以下药物发生作用：

(1) 长期饮酒或正在应用其他肝酶诱导剂时，尤其是巴比妥类或其他抗痉挛药的患者，连续使用本品，有发生肝脏毒性的危险。

(2) 与抗凝血药合用，可增加抗凝血作用，故应调整抗凝血药的用量。

(3) 长期大量与阿司匹林、其他水杨酸盐制剂或其他非甾体抗炎药合用时，可明显增加肾毒性的危险。

(4) 与抗病毒药齐多夫定合用时，会增加毒性，应避免同时使用。

(5) 本品与氯霉素同服，可增强后者的毒性。

2. 因本品含有马来酸氯苯那敏成分，故可能与下列成分发生作用：

(1) 与其他解热镇痛药物同用，可增强其解热镇痛的作用。

(2) 与中枢镇静药、催眠药或乙醇同用，可增加对中枢神经的抑制作用。

(3) 与奎尼丁同用，可增强其抗胆碱的作用。

(4) 本品不应与含抗组胺药（如马来酸氯苯那敏、苯海拉明等）的复方抗感冒药同服。

(5) 本品不应与含抗胆碱药（如颠茄制剂、阿托品等）、哌替啶等药品同服。

(6) 可增强金刚烷胺、氟哌啶醇、抗胆碱药、三环类抗抑郁药、吩噻嗪类以及拟交感神经药的药效。

（7）本品可抑制代谢苯妥英的肝微粒体酶的活性，合用时可引起苯妥英蓄积中毒，应注意监测苯妥英的浓度。

（8）本品与普萘洛尔有拮抗作用。

【不良反应】

1. 服药后可出现食欲减退、恶心、呕吐、上腹不适感或胃痛等不良反应。

2. 过量服用时可出现排尿困难、尿痛等症状。

3. 过量时可出现先中枢抑制，表现为嗜睡、疲劳、虚弱感，后中枢兴奋症状，表现为烦躁，甚至可导致抽搐、惊厥等表现。儿童易发生焦虑、入睡困难和神经过敏。

4. 有些人服药后还可出现胸闷、口鼻黏膜干燥、痰黏稠、咽喉痛、疲劳、虚弱感、心悸或皮肤瘀斑、出血倾向及白细胞减少症（如粒细胞减少）。

5. 可引起出汗、食欲不振及低血糖等反应。

6. 本品含有马来酸氯苯那敏，中毒时表现为：瞳孔散大，面色潮红，幻觉，兴奋，共济失调，惊厥，最后出现昏迷、心脏及呼吸衰竭而死亡。解救时应采取对症治疗和支持疗法。出现惊厥时，可酌情给予硫喷妥钠予以控制。

【病/证禁忌】

1. 膀胱颈部梗阻、幽门十二指肠梗阻、消化性溃疡所致幽门狭窄、心血管疾病、青光眼（或有青光眼倾向者）、高血压及其危象、甲状腺功能亢进、前列腺肥大症状明显及者慎用。

2. 癫痫患者、接受单胺氧化酶抑制剂治疗者禁用。

3. 对本品及辅料过敏者禁用。

仔花感冒胶囊（片）

【西药成分】

马来酸氯苯那敏、对乙酰氨基酚。

【主要成分】

狗仔花、柴胡、藁本、防风、黄芩、马来酸氯苯那敏、对乙酰氨基酚。

【功能主治】

清热解毒，祛风止痛。用于风热感冒，发烧头痛，肢体不适。

【用法用量】

胶囊：口服，一次2粒，一日3次；片：口服，一次2片，一日3次。

【注意事项】

1. 不宜在服药期间同时服用滋补性中药。

2. 服药期间不得饮酒或含有酒精的饮料。

3. 有心脏病、糖尿病等慢性病严重者应在医师指导下服用。

4. 3岁以下儿童及新生儿因肝、肾功能发育不全，应避免使用。

5. 驾驶员、高空作业人员、机械操作者及参赛前的运动员不宜服用该药。

6. 老人对常用剂量的反应较敏感，应注意减量。

7. 肝功能不良者不宜长期使用。剂量过大可引起肝脏损害，严重者可致昏迷甚至死亡。

8. 服药3天症状无缓解，应去医院就诊。

9. 本品含有马来酸氯苯那敏，故可能有交叉过敏。对其他抗组织胺药或对下列药过敏者，也可能对本药过敏。如麻黄碱、肾上腺素、异丙肾上腺素、间羟异丙肾上腺素、去甲肾上腺素等拟交感神经药；对碘过敏者对本品也可能有过敏。

10. 孕妇、哺乳期妇女慎用，新生儿、早产儿不宜服用。

11. 与食物、水或奶同服，可以减少对胃的刺激。

【相互作用】

1. 因本品含有对乙酰氨基酚成分，故本药可能与以下药物发生作用：

（1）长期饮酒或正在应用其他肝酶诱导剂时，尤其是巴比妥类或其他抗痉挛药的患者，连续使用本品，有发生肝脏毒性的危险。

（2）与抗凝血药合用，可增加抗凝血作用，故应调整抗凝血药的用量。

（3）长期大量与阿司匹林、其他水杨酸盐制剂或其他非甾体抗炎药合用时，可明显增加肾毒性的危险。

（4）与抗病毒药齐多夫定合用时，会增加毒性，应避免同时使用。

（5）本品与氯霉素同服，可增强后者的毒性。

2. 因本品含有马来酸氯苯那敏成分，故可能与下列成分发生作用：

（1）与其他解热镇痛药物同用，可增强其解热镇痛的作用。

（2）与中枢镇静药、催眠药或乙醇同用，可增加对中枢神经的抑制作用。

（3）与奎尼丁同用，可增强其抗胆碱的作用。

（4）本品不应与含抗组胺药（如马来酸氯苯那敏、苯海拉明等）的复方抗感冒药同服。

（5）本品不应与含抗胆碱药（如颠茄制剂、阿托品等）、哌替啶等药品同服。

（6）可增强金刚烷胺、氟哌啶醇、抗胆碱药、三环类抗抑郁药、吩噻嗪类以及拟交感神经药的药效。

（7）本品可抑制代谢苯妥英的肝微粒体酶的活性，合用时可引起苯妥英蓄积中毒，应注意监测苯妥英的浓度。

（8）本品与普萘洛尔有拮抗作用。

【不良反应】

1. 偶见皮疹、荨麻疹、药热、血小板减少症及白细胞减少症（如粒细胞减少）。长期大量用药会导致肝肾功能异常。剂量过大可引起肝脏损害，严重者可致昏迷甚至死亡。

2. 可引起恶心、呕吐、出汗、腹痛及面色苍白等不良反应。

3. 本品含有马来酸氯苯那敏，中毒时表现为：瞳孔散大，面色潮红，幻觉，兴奋，共济失调，惊厥，最后出现昏迷、心脏及呼吸衰竭而死亡。解救时应采取对症治疗和支持疗法。出现惊厥时，可酌情给予硫喷妥钠予以控制。

【病/证禁忌】

1. 膀胱颈部梗阻、幽门及十二指肠梗阻、消化性溃疡所致幽门狭窄、心血管疾病、青光眼（或有青光眼倾向者）、高血压及其危象、甲状腺功能亢进、前列腺肥大症状明显者慎用。

2. 癫痫患者、接受单胺氧化酶抑制剂治疗者禁用。

3. 对本品及辅料过敏者禁用。

苍莲感冒片

【西药成分】

对乙酰氨基酚、氢氧化铝。

【主要成分】

苍莲干膏、虎杖干膏、对乙酰氨基酚、淀粉、硬脂酸镁、氢氧化铝。

【功能主治】

解热镇痛。用于感冒发热，头痛，咽喉肿痛等。

【用法用量】

口服，一次4~5片，一日3次。

【注意事项】

1. 孕妇禁用，哺乳期妇女、3岁以下儿童、老年人慎用。

2. 肝肾功能不全者慎用，严重者禁用。

3. 不宜在服药期间同时服用滋补性中药。

4. 高血压、心脏病、糖尿病等慢性病严重者应在医师指导下服用。

5. 服药3天症状无缓解，应去医院就诊。

6. 本品含对乙酰氨基酚、氢氧化铝成分，应注意：

（1）服用本品期间不得饮酒或含有酒精的饮料；

（2）不能同时服用与本品成分相似的其他抗感冒药；

（3）骨折患者不宜服用，这是由于不溶性磷酸铝复合物的形成，导致血清磷酸盐浓度降低及磷自骨内移出；

（5）本品能妨碍磷的吸收，长期服用能引起低磷血症；

【相互作用】

本品含对乙酰氨基酚成分，故可能与下列药物发生作用：

（1）长期饮酒或正在应用其他肝酶诱导剂时，尤其是巴比妥类或其他抗痉挛药的患者，连续使用本品，有发生肝脏毒性的危险。

（2）与抗凝血药合用，可增加抗凝血作用，故应调整抗凝血药的用量。

（3）长期大量与阿司匹林、其他水杨酸盐制剂或其他非甾体抗炎药合用时，可明显增加肾毒性的危险。

（4）与抗病毒药齐多夫定合用时，会增加毒性，应避免同时使用。

（5）本品与氯霉素同服，可增强后者的毒性。

【不良反应】

1. 偶见皮疹、荨麻疹、药热及粒细胞减少。

2. 长期大量用药会导致肝肾功能异常。

3. 肾功能不全患者长期应用可能会有铝蓄积中毒，出现精神症状。

4. 老年人长期服用，可致骨质疏松。

5. 因本品含对乙酰氨基酚，可能发生以下不良反应：

（1）偶见皮疹、荨麻疹、药热、血小板减少症及白细胞减少症（如粒细胞减少）。

（2）可引起恶心、厌食、呕吐、出汗、腹痛及面色苍白等不良反应。

（3）孕妇服用过量可能会提高胎儿患哮喘的几率。

（4）过量服用导致体内生成毒性代谢产物，当积存达到一定量时，会造成肝脏谷胱甘肽耗竭，使肝脏解毒能力下降，毒性代谢产物破坏肝细胞，产生细胞变性和坏死。

(5) 过量服用所生成的毒性代谢产物同样可损害肾脏，造成肾细胞坏死。肾细胞坏死部位以肾乳头为主，其次为近曲小管的急性变性、肾小管充血、水肿和上皮退化。

(6) 长期过量应用，所生成的毒性代谢产物可直接破坏骨髓造血系统，有可能诱发血小板减少性紫癜或白血病。

(7) 小儿过量服用可引起中枢神经系统的中毒，主要表现为大脑损害、神经功能减退、患儿陷入昏迷。

【病/证禁忌】

1. 阑尾炎或急腹症时，服用本品可使病情加重，可增加阑尾穿孔的危险，应禁用。

2. 本品易致便秘，故长期便秘者应慎用。

3. 低磷血症（如吸收不良综合征）患者慎用。

气管－支气管炎

清 咳 散

【西药成分】

盐酸溴己新

【主要成分】

蟾酥、薄荷脑、冰片、白矾、桔梗干膏、甘草干膏、盐酸溴己新、百部干膏、珍珠层粉。

【功能主治】

清热解毒，化痰镇咳。用于痰热阻肺而致的急、慢性咽喉炎，上呼吸道炎症引起的痰多咳嗽。

【用法用量】

喷敷患处，一次 0.05～0.1g，一日 2～3 次。

【注意事项】

1. 肝功能不全患者应在医师指导下使用。

2. 孕妇禁用。

【药物相互作用】

因本品含有盐酸溴己新成分，故可能增加四环素与阿莫西林的疗效。

【不良反应】

偶有恶心、胃部不适、血清转氨酶有暂时升高等。

【病/证禁忌】

该药品对胃肠道黏膜有刺激性，胃炎或胃溃疡患者慎用。

镇咳糖浆

【西药成分】

氯化铵

【主要成分】

鼠曲草、枇杷叶、前胡、酢浆草、陈皮酊、薄荷素油、氯化铵。辅料为苯甲酸、蔗糖。

【功能主治】

清热，止咳，化痰。用于感冒咳嗽。

【用法用量】

口服。一次10~15ml，一日3次。

【注意事项】

1. 不宜在服药期间同时服用滋补性中药。

2. 支气管扩张、肺脓肿、肺心病、肺结核患者出现咳嗽时应去医院就诊。

3. 肝肾功能异常者及老年患者慎用；孕妇、哺乳期妇女及消化性溃疡患者应在医师指导下使用。

4. 有高血压、心脏病等慢性病严重者应在医师指导下服用。

5. 服药期间，若患者发热体温超过38.5℃，或出现喘促气急者，或咳嗽加重、痰量明显增多者应去医院就诊。

6. 服药3天症状无缓解，应去医院就诊。

7. 因本品含有氯化铵成分，故应随访检查：①酸碱平衡分析指标；②血氯、钾、钠浓度测定。

8. 应用过量可导致高氯性酸血症，低钾及低钠血症。故应注意使用适量为妥。

【相互作用】

1. 该药不宜与对氨基水杨酸钠、阿司匹林及安体舒通合用，以免使后者的毒性增加。

2. 不宜与苯丙胺、丙咪嗪、阿米替林或多虑平合用，以免造成后者疗效减弱。

3. 该品与磺胺嘧啶、呋喃妥因有配伍禁忌。

【不良反应】

1. 服用后有恶心，偶出现呕吐，可引起胃肠道刺激或不适。过量或长期服用可造成酸中毒和低钾血症。

2. 肝功能不全时，因肝脏不能将铵离子转化为尿素而发生氨中毒。

【病/证禁忌】

1. 镰状细胞贫血患者禁用，可引起缺氧或（和）酸中毒。

2. 溃疡病、代谢性酸血症患者忌用。

3. 糖尿病患者慎用。

4. 风寒咳嗽者不适用。

5. 右心衰竭和肝硬化伴有代谢性碱血症的病人禁用，以免加重原来病情。

天一止咳糖浆

【西药成分】

氯化铵、盐酸麻黄碱。

【主要成分】

百部流浸膏、远志流浸膏、氯化铵、桔梗流浸膏、盐酸麻黄碱、薄荷脑。

【功能主治】

止咳，化痰。用于感冒、咳嗽、多痰。

【用法用量】

口服，一次5~10ml，每日3次。

【注意事项】

1. 支气管扩张、肺脓肿、肺心病、肺结核、化脓性溃疡、青光眼、前列腺肥大患者应在医师指导下服用。

2. 肝肾功能异常者及老年患者慎用。

3. 服用后如有头晕、头痛、心动过速、多汗等症状应咨询医师或药师。

4. 服药期间，若患者出现高热，体温超过38℃，或出现喘促气急者，或咳嗽加重，痰量明显增多者应到医院就诊。

5. 服用3天病证无改善，应停止服用，去医院就诊。

6. 因本品含有氯化铵成分，故应随访检查：①酸碱平衡分析指标；②血氯、钾、钠浓度测定。

7. 应用过量可导致高氯性酸血症、低钾及低钠血症，故应注意使用适量为妥。

8. 本药含有盐酸麻黄碱，故不能长期使用及孕妇慎用。

9. 运动员、儿童慎用。

10. 青光眼、前列腺肥大患者应在医师指导下使用。

【相互作用】

1. 因本品含有盐酸麻黄碱成分，故可能发生以下作用：

（1）与肾上腺皮质激素合用，本品可增加它们的代谢清除率，需调整皮质激素的剂量。

（2）尿碱化剂，如制酸药、钙或镁的碳酸盐、枸橼酸盐、碳酸氢钠等，影响本品在尿中的排泄，增加本品的半衰期，延长作用时间，可致麻黄碱中毒。

（3）与α受体阻滞药如酚妥拉明、哌唑嗪、妥拉唑林以及酚噻嗪类药合用时，可对抗本品的升压作用。

（4）与全麻药如氯仿、氟烷、异氟烷等同用，可使心肌对拟交感胺类药反应更敏感，有发生室性心律失常的危险，必须同用时，本品用量应减小。

(5) 与三环类抗抑郁药如马普替林同用时，降低本品的升压作用。

(6) 与洋地黄苷类合用，可致心律失常。

(7) 与麦角新碱、麦角胺或缩宫素同用，可加剧血管收缩，导致严重高血压或外围组织缺血。

(8) 与多沙普仑同用，两者的升压作用均可增强。

2. 因本品含有氯化铵成分，故该药不宜与以下药物合用：

(1) 该药不宜与对氨基水杨酸钠、阿司匹林及安体舒通合用，以免使后者的毒性增加。

(2) 不宜与苯丙胺、丙咪嗪、阿米替林或多虑平合用，以免造成后者疗效减弱。

3. 本品与优降宁等单胺氧化酶抑制剂、碱、金霉素、新霉素、磺胺嘧啶、呋喃妥因、华法林等有属配伍禁忌。

【不良反应】

1. 大量与长期使用，可产生恶心、呕吐、震颤、焦虑、失眠、头痛、心悸、心动过速、出汗以及有发热感。可造成酸中毒和低钾血症。

2. 老年人、前列腺肥大病人服药过多和时间过久则可引起排尿困难，故应注意避免过量和长久使用。

3. 晚间服用该药可引起中枢神经兴奋和心悸等，故应加用适量镇静药用以防止失眠。

【病/证禁忌】

1. 镰状细胞贫血患者禁用，可引起缺氧或（和）酸中毒。

2. 溃疡病、代谢性酸血症患者忌用。

3. 高血压、动脉硬化、心绞痛、甲状腺功能亢进等患者禁用。

4. 心脏病、糖尿病患者慎用。

5. 体质虚弱及胃肠功能差者慎用。

6. 右心衰竭和肝硬化伴有代谢性碱血症的病人禁用，以免加重原来病情。

良园枇杷叶膏

【西药成分】

盐酸麻黄碱

【主要成分】

枇杷叶（去毛）、干芦根、桔梗、甘草浸膏、紫菀、盐酸麻黄碱、陈皮、杏仁水。

【用法用量】

口服，一日 10 ~ 20g，一日 3 ~ 5 次。

【功能主治】

清宣肺气，化痰镇咳。用于风热感冒，咳嗽，气喘。

【注意事项】

1. 本品适用于风热咳嗽，其表现为咳嗽，咯痰不爽，痰黏稠，常伴有鼻流黄涕。

2. 孕妇和哺乳期妇女禁用。

3. 支气管扩张、肺脓肿、肺心病、肺结核患者应在医师指导下服用。

4. 含盐酸麻黄碱。运动员慎用；青光眼、前列腺肥大及老年患者应在医师指导下使用；服用后如有头晕、头痛、心动过速、多汗等症状应咨询医师或药师。

5. 服药期间，若患者出现高热，体温超过 38℃，或出现喘促气急者，或咳嗽加重，痰量明显增多者应到医院就诊。

6. 服用 3 天病证无改善，应停止服用，去医院就诊。

7. 晚间服用该药可引起中枢神经兴奋和心悸等，故应加用适量镇静药用以防止失眠。

【相互作用】

由于本品含有盐酸麻黄碱，可与以下药物发生相互作用：

1. 与肾上腺皮质激素合用，本品可增加它们的代谢清除率，需调整皮质激素的剂量。

2. 尿碱化剂，如制酸药、钙或镁的碳酸盐、枸橼酸盐、碳酸氢钠等，影响本品在尿中的排泄，增加本品的半衰期，延长作用时间，可致麻黄碱中毒。

3. 与 α 受体阻滞药如酚妥拉明、哌唑嗪、妥拉唑林以及酚噻嗪类药合用时，可对抗本品的升压作用。

4. 与全麻药如氯仿、氟烷、异氟烷等同用，可使心肌对拟交感胺类药反应更敏感，有发生室性心律失常危险，必须同用时，本品用量应减小。

5. 与三环类抗抑郁药如马普替林同用时，降低本品的升压作用。

6. 与洋地黄苷类药物合用，可致心律失常。

7. 与麦角新碱、麦角胺或缩宫素同用，可加剧血管收缩，导致严重高血压或外围组织缺血。

8. 与多沙普仑同用，两者的升压作用均可增强。

9. 不应与优降宁等单胺氧化酶抑制剂、磺胺嘧啶、呋喃妥因合用。

【不良反应】

1. 短期内反复使用可见药效逐渐减弱，此谓药物快速耐受现象，但只要停药数小时或 3 ~4 日即可以恢复原来对药物正常敏感的状态。由此可见，每日用药次数不宜超过 3 次，这样可使上述药物耐受现象减少到最低程度。

2. 大量与长期使用，可产生震颤、焦虑、失眠、头痛、心悸、心动过速、出汗以及有发热感，故应注意防止大量与长期使用该药。

3. 老年人、前列腺肥大病人服药过多和时间过久则可引起排尿困难，故应注意避免过量和长久使用。

【病/证禁忌】

1. 心脏病、糖尿病患者慎用。

2. 甲状腺功能亢进、高血压、动脉硬化和心绞痛等病人禁用。

安 喘 片

【西药成分】

盐酸克仑特罗、马来酸氯苯那敏。

【主要成分】

野马追、天仙子、蝉脱、牡荆油、盐酸克仑特罗、马来酸氯苯那敏。

【功能主治】

止咳祛痰，宣肺平喘。用于痰浊犯肺，肺失宣降，胸闷，咳嗽，喘息，痰多，急慢性支气管炎见上述症候者。

【用法用量】

口服，一次4片，一日3次。温开水送服，小儿用量酌减。

【注意事项】

1. 因本品含有马来酸氯苯那敏成分，应注意以下几点：

（1）老人对常用剂量的反应较敏感，应注意减量。

（2）肝功能不良者不宜长期使用本药。

（3）驾驶员、高空作业人员、机械操作者及参赛前的运动员不宜服用该药。

（4）与食物、水或奶同服，可以减少对胃的刺激。

（5）交叉过敏。对其他抗组织胺药或对下列药过敏者，也可能对本药过敏。如麻黄碱、肾上腺素、异丙肾上腺素、间羟异丙肾上腺素、去甲肾上腺素等拟交感神经药。对碘过敏者对本品也可能有过敏。

（6）孕妇、哺乳期妇女不宜服用，新生儿、早产儿不宜用本品。

（7）如服用本品过量或出现严重不良反应请立即就医。

【相互作用】

因本品含有马来酸氯苯那敏成分，故可能与下列成分发生作用：

（1）与其他解热镇痛药物同用，可增强其解热镇痛的作用。

（2）与中枢镇静药、催眠药或乙醇同用，可增加对中枢神经的抑制作用。

（3）与奎尼丁同用，可增强其抗胆碱的作用。

（4）本品不应与含抗组胺药（如马来酸氯苯那敏、苯海拉明等）的复方抗感冒药同服。

（5）本品不应与含抗胆碱药（如颠茄制剂、阿托品等）、哌替啶等药品同服。

（6）可增强金刚烷胺、氟哌啶醇、抗胆碱药、三环类抗抑郁药、吩噻嗪类以及拟交感神经药的药效。

（7）本品可抑制代谢苯妥英的肝微粒体酶的活性，合用时可引起苯妥英蓄积中毒，应注意监测苯妥英的浓度。

（8）本品与普萘洛尔有拮抗作用。

【不良反应】

1. 服药后可出现食欲减退、恶心、上腹不适感或胃痛等不良反应。

2. 过量服用时可出现排尿困难、尿痛等症状。

3. 精神症状：过量时出现先中枢抑制，可表现为嗜睡，后中枢兴奋症状，表现为烦躁，甚至可导致抽搐、惊厥等。儿童易发生焦虑、入睡困难和神经过敏。

4. 有些人服药后还可出现胸闷、口鼻黏膜干燥、痰黏稠、咽喉痛、疲劳、虚弱感、心悸或皮肤瘀斑、出血倾向。

5. 本品含有克伦特罗，可能会口干、心悸、手颤等不良反应。过量时可引起不安、焦急、面部潮红、心动过速、明显震颤或血压升高。

6. 马来酸氯苯那敏中毒时表现为：瞳孔散大，面色潮红，幻觉，兴奋，共济失调，惊厥，最后出现昏迷、心脏及呼吸衰竭而死亡。解救时应采取对症治疗和支持疗法。出现惊厥时，可酌情给予硫喷妥钠予以控制。

【病/证禁忌】

1. 禁用于甲状腺毒症、自发肥大性主动脉瓣狭窄、快速性心律失常病人。

2. 癫痫患者、接受单胺氧化酶抑制剂治疗者禁用。

3. 膀胱颈部梗阻、幽门及十二指肠梗阻、消化性溃疡所致幽门狭窄、心血管疾病、青光眼（或有青光眼倾向者）、高血压及其危象、甲状腺功能亢进、前列腺肥大症状明显时慎用。

4. 对本品及辅料过敏者禁用。

5. 阴虚火旺者忌用。

安嗽糖浆

【西药成分】

氯化铵、盐酸麻黄碱。

【主要成分】

浙贝母、甘草流浸膏、百部、桔梗、前胡、姜半夏、陈皮、氯化铵、盐酸麻黄碱、薄荷脑。

【功能主治】

润肺化痰，止咳平喘。用于痰热阻肺，喘息气短，咳嗽痰黏，口渴咽干，支气管炎属上述证候者。

【用法用量】

口服，一次 10 ~ 15mL，一日 3 次。

【注意事项】

1. 本品适用于痰热阻肺，其表现为气粗喘促，喉中痰鸣如吼，咯吐不利，口渴喜饮。

2. 哮喘急性发作，伴呼吸困难、心悸、紫绀者，或是喘息明显，表现为端坐呼吸者，或是哮病持续状态等均应去医院诊治。

3. 服药期间，若患者出现高热，体温超过 38℃，或是喘促气急加重，痰量明显增多者应到医院就诊。

4. 服用后如有头晕、头痛、心动过速、多汗等症状应咨询医师或药师；服用 3 天病证无改善，应停止服用，去医院就诊。

5. 该药不宜长期服用。儿童、体质虚弱及脾胃虚寒者慎用；

孕妇及哺乳期妇女禁用。

6. 支气管扩张、肺脓肿、肺心病、肺结核患者应在医师指导下服用。

7. 本品含氯化铵，应随访检查：酸碱平衡分析指标；血氯、钾、钠浓度测定。

8. 应用过量可导致高氯性酸血症，低钾及低钠血症故应注意使用适量为妥。

9. 运动员慎用。

10. 肝肾功能异常者慎用，严重者禁用。

【相互作用】

1. 本品含盐酸麻黄碱，可能发生以下作用：

（1）与肾上腺皮质激素合用，本品可增加其代谢清除率，需调整皮质激素的剂量。

（2）尿碱化剂，如制酸药、钙或镁的碳酸盐、枸橼酸盐、碳酸氢钠等，影响本品在尿中的排泄，增加本品的半衰期，延长作用时间，特别是当尿保持碱性几日或更长，患者易发生麻黄碱中毒。

（3）与α受体阻滞药如酚妥拉明、哌唑嗪、妥拉唑林以及酚噻嗪类药合用时，可对抗本品的升压作用。

（4）与全麻药如氯仿、氟烷、异氟烷等同用，可使心肌对拟交感胺类药反应更敏感，有发生室性心律失常危险，必须同用时，本品用量应减小。

（5）与三环类抗抑郁药如马普替林同用时，降低本品的升压作用。

（6）与洋地黄苷类药合用，可致心律失常。

（7）与麦角新碱、麦角胺或缩宫素同用，可加剧血管收缩，导致严重高血压或外围组织缺血。

（8）与多沙普仑同用，两者的升压作用均可增强。

2. 本品含氯化铵，可能发生以下作用：

（1）与对氨基水杨酸钠、阿司匹林及安体舒通合用，可能增加后者的毒性。

（2）与苯丙胺、丙咪嗪、阿米替林或多虑平合用，可使后者疗效减弱。

（3）与优降宁等单胺氧化酶抑制剂、磺胺嘧啶、呋喃妥因、金霉素、新霉素、华法林等有配伍禁忌。

【不良反应】

本品含盐酸麻黄碱，可能发生以下不良反应：

1. 短期内反复使用可见药效逐渐减弱，此谓药物快速耐受现象，但只要停药数小时或3~4日即可以恢复原来对药物正常敏感的状态。由此可见，每日用药次数不宜超过3次（3次为宜），这样可使上述药物耐受现象减少到最低程度。

2. 大量与长期使用，可产生恶心、呕吐、震颤、焦虑、失眠、头痛、心悸、心动过速、出汗以及有发热感，可造成酸中毒和低钾血症。

3. 老年人、前列腺肥大病人服药过多和时间过久则可引起排尿困难。

4. 晚间服用该药可引起中枢神经兴奋和心悸等，故应加用适量镇静药用以防止失眠。

【病/证禁忌】

1. 脾胃虚寒者慎用。

2. 心脏病、糖尿病、高血压、动脉硬化、心绞痛、甲状腺功能亢进、溃疡病、代谢性酸血症等患者禁用。

3. 右心衰竭和肝硬化伴有代谢性碱血症患者禁用。

4. 镰状细胞贫血患者服用，可引起缺氧或（和）酸中毒。

百梅止咳糖浆

【西药成分】

氯化铵

【主要成分】

百部、岗梅、东风桔、枇杷叶、甘草、桑白皮、陈皮、氯化铵、薄荷素油。辅料为蔗糖苯甲酸钠。

【功能主治】

疏风宣肺，止咳祛痰。用于风邪犯肺，痰湿内阻所致咳嗽，咯痰及慢性支气管炎见以上症状者。

【用法用量】

口服，一次 10mL，一日 3 次。

【注意事项】

1. 本品适用于伤风咳嗽，其表现为咳嗽咽痒，咯痰不爽，鼻流清涕，头痛，恶风。

2. 支气管扩张、肺脓肿、肺心病、肺结核、糖尿病患者应在医师指导下服用。

3. 肝肾功能异常者慎用。严重者禁用。

4. 老人、儿童、体质虚弱、脾胃虚寒者、孕妇及哺乳期妇女应在医师指导下服用。

5. 服药期间，若患者出现高热，体温超过 38℃，或出现喘促气急者，或咳嗽加重，痰量明显增多者应到医院就诊。

6. 服用 3 天病证无改善，应停止服用，去医院就诊。

7. 本品含氯化铵。随访检查：酸碱平衡分析指标；血氯、钾、钠浓度测定。

8. 应用过量可导致高氯性酸血症、低钾及低钠血症，故应注意使用适量为妥。

【相互作用】

本品含氯化铵，不宜与以下药物合用：

1. 不宜与对氨基水杨酸钠、阿司匹林及安体舒通合用，以免后者的毒性增加。

2. 不宜与苯丙胺、丙咪嗪、阿米替林或多虑平合用，以免造成后者疗效减弱。

3. 与碱、金霉素、新霉素、呋喃妥因、磺胺嘧啶、华法林有配伍禁忌。

【不良反应】

本品含氯化铵，可能发生以下不良反应：

1. 剂量过大时有呕吐、恶心，可引起胃肠道刺激或不适和酸中毒、低钾血症。

2. 肝功能不全时，因肝脏不能将铵离子转化为尿素而发生氨中毒。

【病/证禁忌】

1. 溃疡病、代谢性酸血症患者禁用。

2. 右心衰竭和肝硬化伴有代谢性碱中毒患者禁用。

3. 镰状细胞贫血患者服用，可引起缺氧或（和）酸中毒。

贝桔止咳糖浆

【西药成分】

盐酸麻黄碱、苯甲酸钠。

【主要成分】

平贝母、桔梗、远志、甘草、薄荷脑、盐酸麻黄碱、苯甲酸钠。

【功能主治】

止咳祛痰。用于气管炎引起的咳嗽痰多。

【用法用量】

口服，一次 10 ~ 15mL，一日 3 次。

【注意事项】

1. 不宜长期使用。

2. 孕妇慎用，运动员慎用。

3. 青光眼、前列腺肥大、高血压、心脏病患者及老年患者应在医师指导下使用。

4. 服用后如有头晕、头痛、心动过速、多汗等症状应咨询医师或药师。

【相互作用】

本品含盐酸麻黄碱、苯甲酸钠，故可能发生以下作用：

1. 与肾上腺皮质激素合用，本品可增加其代谢清除率，需调整皮质激素的剂量。

2. 尿碱化剂，如抑酸药、钙或镁的碳酸盐、枸橼酸盐、碳酸氢钠等，影响本品在尿中的排泄，增加本品的半衰期，延长作用时间，特别是当尿保持碱性几日或更长，患者易发生麻黄碱中毒。

3. 与α受体阻滞药如酚妥拉明、哌唑嗪、妥拉唑林以及酚噻嗪类药合用时，可对抗本品的升压作用。

4. 与全麻药如氯仿、氟烷、异氟烷等同用，可使心肌对拟交感胺类药反应更敏感，有发生室性心律失常危险，必须同用时，本品用量应减小。

5. 与三环类抗抑郁药如马普替林同用时，降低本品的升压作用。

6. 与洋地黄苷类物合用，可致心律失常。

7. 与麦角新碱、麦角胺或缩宫素同用，可加剧血管收缩，导致严重高血压或外围组织缺血。

8. 与多沙普仑同用，两者的升压作用均可增强。

9. 与铁盐和重金属盐有配伍禁忌。

【不良反应】

因含盐酸麻黄碱，可能发生头痛，头晕，心率加快，多汗，焦虑不安，失眠等不良反应。

对前列腺肥大者可引起排尿困难。

【病/证禁忌】

高血压、心脏病患者慎用。

肺气肿片

【西药成分】

盐酸克仑特罗

【主要成分】

野马追、红花、桃仁、淫羊藿、补骨脂、黄芪、丹参、牡荆油、盐酸克仑特罗。

【功能主治】

补肾益气，活血化瘀，止咳祛痰。用于肺肾不足，痰浊阻肺，胸闷憋气，动则喘乏，咳嗽痰多，腰膝酸痛及慢性支气管炎、阻塞性肺气肿见上述证候者。

【用法用量】

口服，一次 6 片，一日 3 次，饭后用温开水送服。

【注意事项】

本品含盐酸克仑特罗，它为选择性较高的 β_2 受体激动剂，单独使用剂量：口服，成人每次 40μg，一日 3 次；儿童每次5～20μg，一日 3 次。

【相互作用】

1. 盐酸克仑特罗与糖皮质激素和（或）利尿剂合用可引起低钾血症，从而导致心律失常；与茶碱合用更易发生以上不良反应。

2. 与其他非选择性 β 受体激动剂配伍使用，可引起心律不齐、心动过速。

【不良反应】

本品含盐酸克仑特罗，可能引起震颤、不安、期外收缩和心动过速；过量可引起不安、焦急、面部潮红、心动过速、明显震颤或血压升高。

【病/证禁忌】

高血压、心脏病、心功能不全的小儿、甲亢患者慎用。

复方咳喘胶囊

【西药成分】

盐酸溴己新

【主要成分】

法半夏、莱菔子、芥子、紫苏子、葶苈子、陈皮、茯苓、柴胡、黄芩、紫菀、款冬花、地龙、桔梗、甘草、盐酸溴己新。

【功效主治】

降气祛痰。用于治疗慢性支气管炎咳嗽。

【用法用量】

口服，一次 2 ~4 粒，一日 3 次。

【注意事项】

1. 不宜在服药期间同时服用滋补性中药。

2. 肝功能不全患者应在医师指导下使用。

3. 儿童、年老体弱者应在医师指导下服用；孕妇禁用。

4. 有支气管扩张、肺脓肿、肺心病、肺结核患者出现咳嗽时应去医院就诊。

5. 服药 3 天症状无缓解，应去医院就诊。

【相互作用】

本品含盐酸溴己新，与四环素或阿莫西林同用，可使后者疗效增强。

【不良反应】

偶有恶心、胃部不适。可能使血清转氨酶暂时升高。

【病/证禁忌】

胃溃疡患者禁服。

复方气管炎胶囊（片）

【西药成分】

盐酸异丙嗪、磺胺甲噁唑、甲氧苄啶。

【主要成分】

瓜蒌、陈皮、茯苓、甘草、葶苈子、盐酸异丙嗪、磺胺甲噁唑、甲氧苄啶。

【功能主治】

祛痰，止痰。用于急慢性支气管炎，咳嗽、痰多属痰浊阻肺者。

【用法用量】

胶囊剂：口服，饭后服。一次 2 ~4 粒，一日 3 次；儿童减半或遵医嘱。

片剂：口服，饭后服。一次2～4片，一日3次；儿童减半或遵医嘱。

【注意事项】

1. 因本品含有磺胺甲噁唑成分，应注意以下几点：

（1）孕妇禁用；哺乳期妇女、早产儿、新生儿慎用。

（2）本品可引起叶酸缺乏，可同时服用叶酸制剂。老年患者更易发生，应酌情减量。

（3）用药期间应避免驾驶车辆、操纵机器或从事高空作业。

（4）对该品过敏者禁用。对呋噻米、砜类、噻嗪类利尿药、磺脲类、碳酸酐酶抑制药、盐酸异丙嗪、甲氧苄啶呈现过敏的患者，对本药亦可过敏。

（5）用药期间须注意检查：①全血象检查：对疗程长，服用剂量大，老年、营养不良及服用抗癫痫药的患者尤为重要。②治疗中应定期尿液检查（每2～3日查尿常规一次）：以发现长疗程或高剂量治疗时可能发生的结晶尿。③肝、肾功能检查。④严重感染者应测定血药浓度。

（6）该品能抑制大肠杆菌的生长，阻碍B族维生素在肠内的合成，故使用该品超过一周以上者，应同时给予维生素B以预防其缺乏。

（7）该品可空腹服用，如有胃肠道刺激症状时也可与食物同服。

（8）长期服用该品可引起骨髓抑制，造成血小板、白细胞的减少和巨幼红细胞性贫血。如有骨髓抑制征象发生，应立即停用该品，并给予叶酸3～6mg肌注，每日1次，使用3日或根据需要用药至造血功能恢复正常。当出现骨髓抑制症状时，患者应立即停药，同时每天肌内注射甲酰四氢叶酸5～15mg，直至造血功能恢复正常。

2. 因本品含有盐酸异丙嗪成分，应注意以下几点：

（1）本品含异丙嗪，应特别注意有无肠梗阻或药物的逾量、中毒等问题，因其症状体征可被异丙嗪的镇吐作用所掩盖。

（2）已知对吩噻嗪类高度过敏的人，也对本品过敏。

（3）注意用量。用量过大可能出现下列症状和体征：手脚动作笨拙或行动古怪，严重时嗜睡或面色潮红、发热，气急或呼吸困难，心率加快（抗毒蕈碱 M 受体效应），肌肉痉挛，尤其好发于颈部和背部的肌肉。坐卧不宁，步履艰难，头面部肌肉痉挛性抽动或双手震颤（后者属锥体外系的效应）。

3. 因本品含有甲氧苄啶，应注意以下几点：

（1）对于无尿患者，该品的半衰期可自 10 小时左右延长至 20～50小时。该品可经血液透析清除，故在透析后需补给维持量的全量；腹膜透析对该品自血中清除无影响。

（2）过量服用可出现恶心、呕吐、头晕、头痛、嗜睡、神智不清、骨髓抑制等症状。逾量的处理：①洗胃。②同时给尿液酸化药促进该品排泄。③支持疗法。④血液透析。

【相互作用】

本品含盐酸异丙嗪、磺胺甲噁唑、甲氧苄啶，可能发生以下作用：

1. 与中枢抑制药、抗胆碱药（如阿托品）或三环类抗抑郁药合用，作用加强。

2. 忌与碱性及生物碱类药物配伍。

3. 避免与杜冷丁、阿托品多次合用。

4. 与骨髓抑制剂合用，发生白细胞、血小板减少的风险增加。

5. 与氨苯砜合用，两者血药浓度均可升高，氨苯砜浓度的升高可使不良反应增多且加重，尤其是高铁血红蛋白血症的发生。

6. 不宜与抗肿瘤药、2,4－二氨基嘧啶类药物同用，也不宜与其他叶酸拮抗药同用，因有产生骨髓再生不良或巨幼红细胞贫血的可能。

7. 与利福平合用，可明显增加该品清除率，血清半衰期缩短。

8. 与环孢素合用可增加肾毒性。

9. 该品可干扰苯妥英的肝内代谢，增加苯妥英的T1/2达50%，并使其清除率降低30%。

10. 与普鲁卡因胺合用时可减少普鲁卡因胺的肾清除率，致普鲁卡因胺及其代谢物NAPA的血浓度增高。

11. 与华法林合用时可抑制该药的代谢而增强其抗凝作用。

【不良反应】

本品含盐酸异丙嗪、磺胺甲噁唑、甲氧苄啶成分，故可能发生以下不良反应：

1. 不良反应有恶心、呕吐、头痛、瘙痒、皮疹、嗜睡、口干、胃痛或胃部不适感。

2. 超剂量使用可致口、鼻、喉发干，腹痛、腹泻、呕吐、嗜睡、眩晕。严重过量中毒者可致惊厥，继之中枢抑制。此时可用安定静注，忌用中枢兴奋药。解救时可对症注射地西泮（安定）和毒扁豆碱。必要时给予吸氧和静脉输液。

3. 长期使用可发生白细胞、血小板减少及再生障碍性贫血。

4. 增加皮肤对光的敏感性，多噩梦，易兴奋，易激动，幻觉，中毒性谵妄。儿童用较大剂量，易发生锥体外系反应，产生谵妄（症状为胡言乱语、精神兴奋）。

5. 较少见的有视力模糊或色盲（轻度），头晕目眩、口鼻咽干燥、耳鸣、反应迟钝（儿童多见）、晕倒感（低血压）、恶心或呕吐（进行外科手术或并用其他药物时），甚至出现黄疸。

6. 有发生肾损害的可能，可配合碳酸氢钠片同时服用以防止。

【病/证禁忌】

1. 严重肝肾疾病、血液病（如白细胞减少、血小板减少、紫癜等）患者禁用。

2. 该品能阻止叶酸的代谢，加重巨幼红细胞性贫血患者叶酸盐的缺乏，叶酸缺乏者禁用。

3. 下列情况应慎用：缺乏葡萄糖－6－磷酸脱氢酶、失水、休克、前列腺肥大、膀胱颈阻塞、闭角型青光眼、甲亢、高血压、心血管疾病、急性哮喘、骨髓抑制、肝肾功能不全、胃炎及胃溃疡、呼吸系统疾病（尤其是儿童，服用本品后痰液黏稠，影响排痰，并可抑制咳嗽反射）、癫痫患者（注射给药时可增加抽搐的严重程度）、黄疸。

甘桔止咳糖浆

【西药成分】

盐酸麻黄碱

【主要成分】

甘草流浸膏、川贝母流浸膏、桔梗流浸膏、远志流浸膏、薄荷脑、盐酸麻黄碱。

【功能主治】

止咳祛痰。用于咳嗽多痰，支气管炎。

【用法用量】

口服，一次10～15mL，一日3次。

【注意事项】

1. 本品含盐酸麻黄碱。不宜长期使用；运动员慎用。

2. 孕妇禁用。

3. 青光眼、前列腺肥大及老年患者应在医师指导下使用。

4. 服用后如有头晕、头痛、心动过速、多汗等症状应咨询医师或药师。

5. 对本品过敏者禁用。

【相互作用】

本品含盐酸麻黄碱，可能发生以下作用：

1. 与肾上腺皮质激素合用，本品可增加其代谢清除率，需调整皮质激素的剂量。

2. 尿碱化剂，如抑酸药、钙或镁的碳酸盐、枸橼酸盐、碳酸氢钠等，影响本品在尿中的排泄，增加本品的半衰期，延长作用时间，特别是当尿保持碱性几日或更长，患者大多致麻黄碱中毒。

3. 与α受体阻滞药如酚妥拉明、哌唑嗪、妥拉唑林以及酚噻嗪类药合用时，可对抗本品的升压作用。

4. 与全麻药如氯仿、氟烷、异氟烷等同用，可使心肌对拟交感胺类药反应更敏感，有发生室性心律失常危险，必须同用时，本品用量应减小。

5. 与三环类抗抑郁药如马普替林同用时，降低本品的升压作用。

6. 与洋地黄苷类药合用，可致心律失常。

7. 与麦角新碱、麦角胺或缩宫素同用，可加剧血管收缩，导致严重高血压或外围组织缺血。

8. 与多沙普仑同用，两者的升压作用均可增强。

【不良反应】

本品含盐酸麻黄碱，可能发生以下不良反应：

1. 短期内反复使用可见药效逐渐减弱，此谓药物快速耐受现象，但只要停药数小时或3～4日即可以恢复原来对药物正常敏感的状态。由此可见，每日用药次数不宜超过3次为宜，这样可使上述药物耐受现象减少到最低程度。

2. 大量与长期使用，可产生震颤、焦虑、失眠、头痛、心悸、心动过速、出汗以及有发热感。

3. 老年人、前列腺肥大病人服药过多和时间过久则可引起排尿困难。

4. 晚间服用该药可引起中枢神经兴奋和心悸等，故应加用适量镇静药用以防止失眠。

【病/证禁忌】

1. 高血压、心脏病患者慎用。

2. 甲亢、动脉粥样硬化症和心绞痛等患者禁用。

化痰消咳片

【西药成分】

止咳酮

【主要成分】

紫花杜鹃、板栗壳、合成鱼腥草素、止咳酮。

【功能主治】

肃肺化痰，消炎止咳。用于感冒咳嗽，痰多气喘；上呼吸道感染，急性支气管炎。

【用法用量】

口服，一次4片，一日3次。

【注意事项】

尚不明确。

【相互作用】

尚不明确。

【不良反应】

因本品含有止咳酮，可能会出现口干、胸闷、恶心、头晕等不良反应。

【病/证禁忌】

尚不明确。

桔贝止咳祛痰片

【西药成分】

氯化铵

【主要成分】

桔梗、远志浸膏、川贝母、氯化铵、桉油、八角茴香油、甘草、交联聚维酮、羧甲基淀粉钠。

【功能主治】

清肺，止咳，化痰。用于治疗慢性支气管炎的咳嗽，痰多，咯痰不爽，胸满气短，咽痛音哑。

【用法用量】

口服，一次1~2片，一日3次。

【注意事项】

1. 不宜在服药期间同时服用滋补性中药。

2. 有支气管扩张、肺脓肿、肺心病、肺结核患者出现咳嗽时应去医院就诊。

3. 本品含氯化铵，肝肾功能异常者及老年患者慎用。

4. 儿童、哺乳期妇女应在医师指导下服用，孕妇禁用。

5. 服药3天症状无缓解，应去医院就诊。

6. 应随访检查：酸碱平衡分析指标；血氯、钾、钠浓度测定。

7. 应用过量可导致高氯性酸血症、低钾及低钠血症，故应注意使用适量为妥。

【相互作用】

本品含氯化铵，可能发生以下作用：

1. 不宜与对氨基水杨酸钠、阿司匹林及安体舒通合用，以免后者的毒性增加。

2. 不宜与苯丙胺、丙咪嗪、阿米替林或多虑平合用，以免造成后者疗效减弱。

3. 与碱、金霉素、新霉素、呋喃妥因、磺胺嘧啶、华法林有配伍禁忌。

【不良反应】

本品含氯化铵，可能发生以下不良反应：

1. 服用后有恶心，偶出现呕吐。过量或长期服用可造成酸中毒和低钾血症。

2. 肝功能不全时，因肝脏不能将铵离子转化为尿素而发生氨中毒。

【病/证禁忌】

1. 溃疡病、代谢性酸血症患者禁用。

2. 右心衰竭和肝硬化伴有代谢性碱中毒患者禁用。

3. 镰状细胞贫血患者服用，可引起缺氧或（和）酸中毒。

咳喘安口服液

【西药成分】

氯化铵

【主要成分】

麻黄、苦杏仁、桔梗、前胡、紫苏子、莱菔子、陈皮、木香、郁金、五灵脂、百部（炙）、地龙、氯化铵、蜂蜜、山梨酸钾。

【功能主治】

止咳，祛痰，平喘。用于慢性支气管炎引起的咳嗽。

【用法用量】

口服，一次10～20mL，一日3次。

【注意事项】

1. 不宜在服药期间同时服用滋补性中药。

2. 有支气管扩张、肺脓肿、肺心病、肺结核患者出现咳嗽时应去医院就诊。

3. 肝肾功能异常者及老年患者慎用，严重肝肾功能不全者禁用。

4. 孕妇禁用，哺乳期妇女、儿童在医生指导下使用。

5. 服药3天症状无缓解，应去医院就诊。

6. 本品含氯化铵，应随访检查：酸碱平衡分析指标；血氯、钾、钠浓度测定。

7. 应用过量可导致高氯性酸血症、低钾及低钠血症，故应注意使用适量为妥。

【相互作用】

本品含氯化铵，可能发生以下作用：

1. 不宜与对氨基水杨酸钠、阿司匹林及安体舒通合用，以免后者的毒性增加。

2. 不宜与苯丙胺、丙咪嗪、阿米替林或多虑平合用，以免造成后者疗效减弱。

3. 与碱、金霉素、新霉素、呋喃妥因、磺胺嘧啶、华法林有配伍禁忌。

【不良反应】

本品含氯化铵，可能发生以下不良反应：

1. 服用后有恶心，偶出现呕吐。过量或长期服用可造成酸中毒和低钾血症。

2. 肝功能不全时，因肝脏不能将铵离子转化为尿素而发生氨中毒。

【病/证禁忌】

1. 溃疡病、代谢性酸血症患者禁用。

2. 右心衰竭和肝硬化伴有代谢性碱中毒患者禁用。

3. 高血压、心脏病、失眠患者慎用。

4. 镰状细胞贫血患者服用，可引起缺氧或（和）酸中毒。

咳喘膏

【西药成分】

盐酸异丙嗪

【主要成分】

芥子、甘遂、延胡索、细辛、洋金花、干姜、樟脑、盐酸异丙嗪。

【功能主治】

止咳平喘，利湿祛痰。用于单纯型慢性气管炎，喘息型慢性气管炎，哮喘（除心脏引起的）等症。

【用法用量】

贴于胸、背部支气管分布区的穴位。一日更换一次。

常用穴位：

1. 天突：胸骨柄上缘凹陷处。

2. 身柱：第三胸椎棘突下。

3. 大椎：第七颈椎棘突下。

4. 定喘：大椎穴旁开0.5寸处。

5. 外定喘：大椎穴旁开1.5寸处。

6. 肺俞：第三胸椎棘突下旁开1.5寸处。

7. 丰隆：犊鼻下8寸，胫骨前脊外侧约2寸处。

8. 膻中：胸骨中线上，平第四肋间隙，正当两乳之间。

【注意事项】

本品含盐酸异丙嗪，应注意以下方面：

1. 用药期间应避免驾驶车辆、操纵机器或从事高空作业。

2. 3个月以下的小儿不宜使用；孕妇在临产前1～2周禁用。

3. 急性中毒时可致嗜睡、眩晕和口、鼻、喉发干以及腹痛、腹泻、呕吐等。严重中毒者可致惊厥，继之中枢抑制。此时可用安定静注，忌用中枢兴奋药。

4. 噻嗪类药物所需注意事项，均适用于本品。

5. 用量过大时症状和体征有：手脚动作笨拙或行动古怪，严重时嗜睡或面色潮红、发热，气急或呼吸困难，心率加快（抗毒蕈碱M受体效应），肌肉痉挛，尤其好发于颈部和背部的肌肉。坐卧不宁，步履艰难，头面部肌肉痉挛性抽动或双手震颤（后者属锥体外系的效应）。

6. 应用异丙嗪时，应特别注意有无肠梗阻，或药物的逾量、中毒等问题，因其症状体征可被异丙嗪的镇吐作用所掩盖。

7. 对吩噻嗪类药高度过敏的人，也对本品过敏。

【相互作用】

本品含盐酸异丙嗪，可能与下列药物发生作用：

1. 与中枢抑制药、抗胆碱药（如阿托品）或三环类抗抑郁药配伍，作用加强。

2. 不宜与碱性及生物碱类药物配伍。

3. 避免与杜冷丁、阿托品多次合用。

【不良反应】

本品含盐酸异丙嗪，可能发生以下不良反应：

1. 常见的有嗜睡，较少见的有视力模糊或色盲（轻度）、头晕目眩、口鼻咽干燥、耳鸣、皮疹、胃痛或胃部不适感、反应迟钝（儿童多见）、晕倒感（低血压）、恶心或呕吐（进行外科手术或并用其他药物时），甚至出现黄疸。

2. 增加皮肤对光的敏感性，多噩梦，易兴奋，易激动，幻觉，中毒性谵妄，儿童易发生锥体外系反应。上述反应发生率不高。

3. 心血管的不良反应很少见，可见血压增高，偶见血压轻度降低。白细胞减少、粒细胞减少症及再生障碍性贫血则属少见。

4. 如超剂量使用可致口、鼻、喉发干，腹痛、腹泻、呕吐、嗜睡、眩晕。严重过量时可致惊厥，继之中枢抑制。

【病/证禁忌】

有下列情况应慎用：急性哮喘，膀胱颈部梗阻，骨髓抑制，心血管疾病，昏迷，闭角型青光眼，肝功能不全，高血压，胃溃疡，前列腺肥大症状明显者，幽门或十二指肠梗阻，呼吸系统疾病，癫痫患者，黄疸，各种肝病以及肾功能衰竭，Reye 综合征。

咳立停糖浆

【西药成分】

盐酸麻黄碱

【主要成分】

川贝母流浸膏、湖北贝母流浸膏、桔梗流浸膏、枇杷叶、盐酸麻黄碱。

【功能主治】

用于镇咳祛痰，用于支气管炎引起的咳嗽痰多。

【用法用量】

口服，一次 10 ~20mL，一日 3 次，小儿酌减。

【注意事项】

1. 本品含盐酸麻黄碱。不宜长期使用；运动员慎用。

2. 孕妇慎用，老年患者应在医师指导下使用。

3. 服用后如有头晕、头痛、心动过速、多汗等症状应咨询医师或药师。

【相互作用】

本品含盐酸麻黄碱，可能发生以下作用：

1. 与肾上腺皮质激素合用，本品可增加其代谢清除率，需调整皮质激素的剂量。

2. 尿碱化剂，如抑酸药、钙或镁的碳酸盐、枸橼酸盐、碳酸氢钠等，影响本品在尿中的排泄，增加本品的半衰期，延长作用时间，特别是当尿保持碱性几日或更长，患者易发生麻黄碱中毒。

3. 与α受体阻滞药如酚妥拉明、哌唑嗪、妥拉唑林以及酚噻嗪类药合用时，可对抗本品的升压作用。

4. 与全麻药如氯仿、氟烷、异氟烷等同用，可使心肌对拟交感胺类药反应更敏感，有发生室性心律失常危险，必须同用时，本品用量应减小。

5. 与三环类抗抑郁药如马普替林同用时，降低本品的升压作用。

6. 与洋地黄苷类药合用，可致心律失常。

7. 与麦角新碱、麦角胺或缩宫素同用，可加剧血管收缩，导致严重高血压或外围组织缺血。

8. 与多沙普仑同用，两者的升压作用均可增强。

【不良反应】

本品含盐酸麻黄碱，可能发生以下不良反应：

1. 短期内反复使用可见药效逐渐减弱，此谓药物快速耐受现象，但只要停药数小时或3～4日即可以恢复原来对药物正常敏感的状态。由此可见，每日用药次数不宜超过3次，这样可使上述药物耐受现象减少到最低程度。

2. 大量与长期使用，可产生震颤、焦虑、失眠、头痛、心悸、心动过速、出汗以及有发热感。

3. 老年人、前列腺肥大病人服药过多和时间过久则可引起排尿困难。

4. 晚间服用该药可引起中枢神经兴奋和心悸等，故应加用适量镇静药用以防止失眠。

【病/证禁忌】

1. 凡是甲亢、高血压、动脉硬化和心绞痛患者禁用。

2. 青光眼、前列腺肥大患者慎用。

咳舒糖浆

【西药成分】

苯甲酸钠、氯化铵。

【主要成分】

枇杷叶、南沙参、桔梗、浙贝母、氯化铵、薄荷脑、苯甲酸钠。

【功能主治】

止咳化痰。用于慢性支气管炎引起的咳嗽、多痰。

【用法用量】

口服，一次 10mL，一日 3 次。

【注意事项】

1. 不宜在服药期间同时服用滋补性中药。

2. 有支气管扩张、肺脓肿、肺心病、肺结核患者出现咳嗽时应去医院就诊。

3. 肝肾功能异常者慎用。严重者禁用。

4. 孕妇禁用；哺乳期妇女、老年患者慎用。

5. 消化性溃疡、糖尿病患者及有其他慢性病严重者应在医师指导下服用。

6. 服药 3 天症状无缓解应去医院就诊。

7. 本品含有氯化铵，应随访检查：酸碱平衡分析指标；血氯、钾、钠浓度测定。

8. 应用过量可导致高氯性酸血症、低钾及低钠血症，故应注意使用适量为妥。

【相互作用】

本品含氯化铵，可能发生以下作用：

1. 不宜与对氨基水杨酸钠、阿司匹林及安体舒通合用，以免后者的毒性增加。

2. 不宜与苯丙胺、丙咪嗪、阿米替林或多虑平合用，以免造成后者疗效减弱。

3. 与碱、铁盐和重金属盐、金霉素、新霉素、呋喃妥因、磺胺嘧啶、华法林有配伍禁忌。

【不良反应】

本品含氯化铵、苯甲酸钠，可能发生以下不良反应：

1. 口服氯化铵可有胃肠道反应。如恶心，偶出现呕吐。过量或长期服用可造成酸中毒和低钾血症。

2. 肝功能不全时，因肝脏不能将铵离子转化为尿素而发生氨中毒。

3. 可发生哮喘、皮疹、唇和舌水肿、鼻炎、荨麻疹，及血管性水肿等过敏反应（发生率3% ~7%）。较大剂量口服可引起水杨酸盐样反应。

【病/证禁忌】

1. 溃疡病、代谢性酸血症患者禁用。

2. 右心衰竭和肝硬化伴有代谢性碱中毒患者禁用。

3. 镰状细胞贫血患者服药，可引起缺氧或（和）酸中毒。

咳痰清糖浆

【西药成分】

盐酸麻黄碱、氯化铵。

【主要成分】

盐酸麻黄碱、远志流浸膏、桔梗流浸膏、甘草流浸膏、枇杷叶流浸膏、氯化铵、薄荷脑、木溜油、牡荆油。

【功能主治】

化痰止咳。用于急性支气管炎，痰浊壅肺之咳嗽、咯痰。

【用法用量】

口服，一次5~10mL，一日3次。

【注意事项】

1. 孕妇忌用。

2. 酒精过敏者慎用。

3. 本品含氯化铵，应随访检查：酸碱平衡分析指标；②血氯、钾、钠浓度测定。

4. 应用过量可导致高氯性酸血症、低钾及低钠血症故应注意使用适量为妥。

5. 本品含有盐酸麻黄碱。不能长期使用；运动员慎用。

【相互作用】

1. 本品含盐酸麻黄碱，可能发生以下作用：

（1）与肾上腺皮质激素合用，本品可增加其代谢清除率，需调整皮质激素的剂量。

（2）尿碱化剂，如抑酸药、钙或镁的碳酸盐、枸橼酸盐、碳酸氢钠等，影响本品在尿中的排泄，增加本品的半衰期，延长作用时间，特别是当尿保持碱性几日或更长，患者易发生麻黄碱中毒。

（3）与α受体阻滞药如酚妥拉明、哌唑嗪、妥拉唑林以及酚噻嗪类药合用时，可对抗本品的升压作用。

（4）与全麻药如氯仿、氟烷、异氟烷等同用，可使心肌对拟交感胺类药反应更敏感，有发生室性心律失常危险，必须同用时，本品用量应减小。

（5）与三环类抗抑郁药如马普替林同用时，降低本品的升压作用。

（6）与洋地黄苷类药合用，可致心律失常。

（7）与麦角新碱、麦角胺或缩宫素同用，可加剧血管收缩，导致严重高血压或外围组织缺血。

(8) 与多沙普仑同用，两者的升压作用均可增强。

2. 本品含氯化铵，可能发生以下作用：

(1) 不宜与对氨基水杨酸钠、阿司匹林及安体舒通合用，以免后者的毒性增加。

(2) 不宜与苯丙胺、丙咪嗪、阿米替林或多虑平合用，以免造成后者疗效减弱。

(3) 与优降宁等单胺氧化酶抑制剂、磺胺嘧啶、呋喃妥因、金霉素、新霉素、华法林有配伍禁忌。

【不良反应】

本品含有盐酸麻黄碱，可能发生以下不良反应：

1. 短期内反复使用可见药效逐渐减弱，此谓药物快速耐受现象，但只要停药数小时或3~4日即可以恢复原来对药物正常敏感的状态。由此可见，每日用药次数不宜超过3次，这样可使上述药物耐受现象减少到最低程度。

2. 大量与长期使用，可产生恶心、呕吐、震颤、焦虑、失眠、头痛、心悸、心动过速、出汗以及有发热感，可造成酸中毒和低钾血症。

3. 老年人、前列腺肥大病人服药过多和时间过久则可引起排尿困难。

4. 晚间服用该药可引起中枢神经兴奋和心悸等，故应加用适量镇静药用以防止失眠。

【病/证禁忌】

1. 溃疡病、代谢性酸血症患者禁用。

2. 右心衰竭和肝硬化伴有代谢性碱中毒患者禁用。

3. 高血压、心脏病、甲状腺功能亢进等患者禁用。

4. 糖尿病患者慎用。

5. 镰状细胞贫血患者，可引起缺氧或（和）酸中毒。

咳特灵片（胶囊、颗粒）

【西药成分】

马来酸氯苯那敏

【主要成分】

小叶榕干浸膏、马来酸氯苯那敏。辅料：淀粉、硬脂酸镁。

【功能主治】

镇咳，祛痰，平喘，消炎。用于咳喘及慢性支气管炎。

【用法用量】

片剂：口服，一次3片，一日2次；胶囊剂：口服，一次1粒，一日3次；颗粒剂：口服，一次10g，一日2次。

【注意事项】

1. 不宜在服药期间同时服用滋补性中药。

2. 与食物、水或奶同服，可以减少对胃的刺激。

3. 老人对常用剂量的反应较敏感，应注意减量。

4. 孕妇禁用，哺乳期妇女慎用。

5. 驾驶员、高空作业人员、机械操作者及参赛前的运动员不宜服用该药。

6. 有支气管扩张、肺脓肿、肺心病、肺结核患者出现咳嗽时应去医院就诊。

7. 肝功能不全者不宜长期使用本药。

8. 本品不宜长期服用，服药3天症状无缓解，应去医院就诊。

9. 本品含马来酸氯苯那敏，故可能与下列药物发生交叉过敏。如麻黄碱、肾上腺素、异丙肾上腺素、间羟异丙肾上腺素、去甲肾上腺素等拟交感神经药、抗组胺药。对碘过敏者对本品也可能有过敏。

10. 如服用马来酸氯那敏过量或出现严重不良反应时应立即就医。本品中毒时表现为：瞳孔散大，面色潮红，幻觉，兴奋，共济失调，惊厥，最后出现昏迷、心脏及呼吸衰竭而死亡。解救时应采取对症治疗和支持疗法。出现惊厥时，可酌情给予硫喷妥钠予以控制，切不可将组胺作为解毒剂。

【相互作用】

本品含马来酸氯苯那敏，可能发生下列作用：

1. 与其他解热镇痛药物同用，可增强其解热镇痛的作用。

2. 与中枢镇静药、催眠药或乙醇同用，可增加对中枢神经的抑制作用。

3. 与奎尼丁同用，可增强其抗胆碱的作用。

4. 本品不应与含抗组胺药（如马来酸氯苯那敏、苯海拉明等）的复方抗感冒药同服。

5. 本品不应与含抗胆碱药（如颠茄制剂、阿托品等）、哌替啶等药品同服。

6. 可增强金刚烷胺、氟哌啶醇、抗胆碱药、三环类抗抑郁药、吩噻嗪类以及拟交感神经药的药效。

7. 本品可抑制代谢苯妥英的肝微粒体酶的活性，合用时可引起苯妥英蓄积中毒，应注意监测苯妥英的浓度。

8. 本品与普萘洛尔有拮抗作用。

【不良反应】

本品含马来酸氯苯那敏，可能发生以下不良反应：

1. 消化系统：服药后可出现食欲减退、恶心、口渴、上腹不适感或胃痛等不良反应。

2. 泌尿系统：过量服用时可出现排尿困难、尿痛等症状。

3. 精神症状：过量时可出现先中枢抑制，可表现为嗜睡、疲劳、虚弱感，后中枢兴奋症状，表现为烦躁，甚至可导致抽搐、惊厥等表现。儿童易发生焦虑、入睡困难和神经过敏。

4. 有些人服药后还可出现胸闷、口鼻黏膜干燥、痰黏稠、咽喉痛、心悸或皮肤瘀斑、出血倾向。

【病/证禁忌】

1. 癫痫患者、接受单胺氧化酶抑制剂治疗者禁用。

2. 下列情况应慎用：膀胱颈部梗阻、幽门及十二指肠梗阻、消化性溃疡所致幽门狭窄、心血管疾病、青光眼（或有青光眼倾向者）、高血压及其危象、甲状腺功能亢进、前列腺肥大症状明显时。

芦根枇杷叶颗粒

【西药成分】

盐酸麻黄碱

【主要成分】

枇杷叶、芦根、紫菀、桔梗、陈皮、盐酸麻黄碱、杏仁水、甘草流浸膏。

【功能主治】

润肺化痰，止咳定喘。用于伤风咳嗽、支气管炎。

【用法用量】

开水冲服。一次12g（1袋），一日3次。

【注意事项】

1. 本品含盐酸麻黄碱。不宜长期使用；运动员慎用。

2. 孕妇、老年患者慎用。

3. 服用后如有头晕、头痛、心动过速、多汗等症状应咨询医师或药师。

【相互作用】

本品含盐酸麻黄碱，可能发生以下作用：

1. 与肾上腺皮质激素合用，本品可增加其代谢清除率，需调整皮质激素的剂量。

2. 尿碱化剂，如制酸药、钙或镁的碳酸盐、枸橼酸盐、碳酸氢钠等，影响本品在尿中的排泄，增加本品的半衰期，延长作用时间，特别是当尿保持碱性几日或更长，患者易发生麻黄碱中毒。

3. 与α受体阻滞药如酚妥拉明、哌唑嗪、妥拉唑林以及酚噻嗪类药合用时，可对抗本品的升压作用。

4. 与全麻药如氯仿、氟烷、异氟烷等同用，可使心肌对拟交感胺类药反应更敏感，有发生室性心律失常危险，必须同用时，本品用量应减小。

5. 与三环类抗抑郁药如马普替林同用时，降低本品的升压作用。

6. 与洋地黄苷类药物合用，可致心律失常。

7. 与麦角新碱、麦角胺或缩宫素同用，可加剧血管收缩，导致严重高血压或外围组织缺血。

8. 与多沙普仑同用，两者的升压作用均可增强。

【不良反应】

本品含盐酸麻黄碱，可能发生以下不良反应：

1. 短期内反复使用可见药效逐渐减弱，此谓药物快速耐受现象，但只要停药数小时或3～4日即可以恢复原来对药物正常敏感的状态。由此可见，每日用药次数以不超过3次为宜，这样可使上述药物耐受现象减少到最低程度。

2. 大量与长期使用，可产生震颤、焦虑、失眠、头痛、心悸、心动过速、出汗以及有发热感。

3. 老年人、前列腺肥大病人服药过多和时间过久则可引起排尿困难。

4. 晚间服用该药可引起中枢神经兴奋和心悸等，故应加用适量镇静药用以防止失眠。

【病/证禁忌】

1. 甲亢、高血压、动脉硬化和心绞痛患者禁用。

2. 青光眼、前列腺肥大患者慎用。

散痰宁糖浆

【西药成分】

氯化铵、盐酸麻黄碱。

【主要成分】

桔梗、远志（制）、桑白皮、氯化铵、盐酸麻黄碱、薄荷脑。

【功能主治】

清肺，止咳，平喘。用于支气管炎，咳嗽痰多。

【用法用量】

口服。一次 10mL，一日 3~4 次。

【注意事项】

1. 青光眼、前列腺肥大、支气管扩张、肺脓肿、肺心病、肺结核患者应在医师指导下服用。

2. 孕妇、哺乳期妇女、儿童、体质虚弱及老年慎用。

3. 肝肾功能异常者慎用；严重肝肾功能不全者禁用。

4. 服用后如有头晕、头痛、心动过速、多汗等症状应咨询医师或药师。

5. 因本品含氯化铵，应随访检查：酸碱平衡分析指标；血氯、钾、钠浓度测定。

6. 应用过量可导致高氯性酸血症、低钾及低钠血症故应注意使用适量为妥。

7. 本品含盐酸麻黄碱。不能长期使用；运动员慎用。

【相互作用】

本品含有盐酸麻黄碱、氯化铵，可能发生以下作用：

1. 与肾上腺皮质激素合用，本品可增加其代谢清除率，需调整皮质激素的剂量。

2. 尿碱化剂，如制酸药、钙或镁的碳酸盐、枸橼酸盐、碳酸氢钠等，影响本品在尿中的排泄，增加本品的半衰期，延长作用时间，特别是当尿保持碱性几日或更长，患者易发生麻黄碱中毒，本品用量应调整。

3. 与 α 受体阻滞药如酚妥拉明、哌唑嗪、妥拉唑林以及酚噻嗪类药合用时，可对抗本品的升压作用。

4. 与全麻药如氯仿、氟烷、异氟烷等同用，可使心肌对拟交感胺类药反应更敏感，有发生室性心律失常危险，必须同用时，本品用量应减小。

5. 与三环类抗抑郁药如马普替林同用时，降低本品的升压

作用。

6. 与洋地黄苷类合用，可致心律失常。

7. 与麦角新碱、麦角胺或缩宫素同用，可加剧血管收缩，导致严重高血压或外围组织缺血。

8. 与多沙普仑同用，两者的升压作用均可增强。

9. 不宜与对氨基水杨酸钠、阿司匹林及安体舒通合用，以免后者的毒性增加。

10. 不宜与苯丙胺、丙咪嗪、阿米替林或多虑平合用，以免造成后者疗效减弱。

11. 本品与优降宁等单胺氧化酶抑制剂、磺胺嘧啶、呋喃妥因、金霉素、新霉素、华法林等有配伍禁忌。

【不良反应】

本品含盐酸麻黄碱，可能发生以下不良反应：

1. 短期内反复使用可见药效逐渐减弱，此谓药物快速耐受现象，但只要停药数小时或3~4日即可以恢复原来对药物正常敏感的状态。由此可见，每日用药次数以不超过3次为宜，这样可使上述药物耐受现象减少到最低程度。

2. 大量与长期使用，可产生恶心、呕吐、震颤、焦虑、失眠、头痛、心悸、心动过速、出汗以及有发热感，可造成酸中毒和低钾血症。

3. 老年人、前列腺肥大病人服药过多和时间过久则可引起排尿困难。

4. 晚间服用该药可引起中枢神经兴奋和心悸等，故应加用适量镇静药用以防止失眠。

【病/证禁忌】

1. 溃疡病、代谢性酸血症患者禁用。

2. 高血压、动脉硬化、心绞痛、甲状腺功能亢进等患者禁用。

3. 右心衰竭和肝硬化伴有代谢性碱中毒患者禁用。

4. 心脏病、糖尿病患者慎用。

5. 镰状细胞贫血患者服用，可引起缺氧或（和）酸中毒。

舒肺糖浆

【西药成分】

氯化铵、盐酸麻黄碱。

【主要成分】

氯化铵、盐酸麻黄碱、甘草流浸膏、百部流浸膏、桔梗流浸膏。

【功能主治】

镇咳祛痰。用于急、慢性支气管炎。

【用法用量】

口服，一次 5 ~10mL，一日 3 ~4 次。

【注意事项】

1. 孕妇慎用，运动员慎用。老年患者在医师指导下服用。

2. 肝肾功能异常者慎用；严重肝肾功能不全者禁用。

3. 青光眼、前列腺肥大应在医师指导下使用。

4. 服用后如有头晕、头痛、心动过速、多汗等症状应咨询医师或药师。

5. 因本品含有氯化铵，故应随访检查：酸碱平衡分析指标；血氯、钾、钠浓度测定。

6. 应用过量可导致高氯性酸血症、低钾及低钠血症故应注意使用适量为妥。

7. 本品含盐酸麻黄碱，不能长期使用；运动员慎用。

【相互作用】

1. 本品含盐酸麻黄碱，可能发生以下作用：

（1）与肾上腺皮质激素合用，本品可增加其代谢清除率，需调整皮质激素的剂量。

（2）尿碱化剂，如制酸药、钙或镁的碳酸盐、枸橼酸盐、碳酸氢钠等，影响本品在尿中的排泄，增加本品的半衰期，延长作用时间，特别是当尿保持碱性几日或更长，患者易发生麻黄碱中毒，本品用量应调整。

（3）与α受体阻滞药如酚妥拉明、哌唑嗪、妥拉唑林以及酚噻嗪类药合用时，可对抗本品的升压作用。

（4）与全麻药如氯仿、氟烷、异氟烷等同用，可使心肌对拟交感胺类药反应更敏感，有发生室性心律失常危险，必须同用时，本品用量应减小。

（5）与三环类抗抑郁药如马普替林同用时，降低本品的升压作用。

（6）与洋地黄苷类合用，可致心律失常。

（7）与麦角新碱、麦角胺或缩宫素同用，可加剧血管收缩，导致严重高血压或外围组织缺血。

（8）与多沙普仑同用，两者的加压作用均可增强。

2. 本品含有氯化铵，可能发生以下作用：

（1）不宜与对氨基水杨酸钠、阿司匹林及安体舒通合用，使后者的毒性增加。

（2）不宜与苯丙胺、丙咪嗪、阿米替林或多虑平合用，以免造成后者疗效减弱。

（3）该品与优降宁等单胺氧化酶抑制剂、磺胺嘧啶、呋喃妥因、金霉素、新霉素、华法林等有配伍禁忌。

【不良反应】

因本品含盐酸麻黄碱，可能发生以下不良反应：

1. 短期内反复使用可见药效逐渐减弱，此谓药物快速耐受现象，但只要停药数小时或3～4日即可以恢复原来对药物正常敏感的状态。由此可见，每日用药次数以不超过3次为宜，这样可使上述药物耐受现象减少到最低程度。

2. 大量与长期使用，可产生恶心、呕吐、震颤、焦虑、失眠、头痛、心悸、心动过速、出汗以及有发热感。可造成酸中毒和低钾血症。

3. 老年人、前列腺肥大病人服药过多和时间过久则可引起排尿困难。

4. 晚间服用该药可引起中枢神经兴奋和心悸等，故应加用适量镇静药用以防止失眠。

【病/证禁忌】

1. 溃疡病、代谢性酸血症患者禁用。

2. 甲亢、高血压、动脉粥样硬化和心绞痛患者禁用。

3. 右心衰竭和肝硬化伴有代谢性碱中毒患者禁用。

4. 心脏病、糖尿病患者慎用。

5. 镰状细胞贫血患者服用，可引起缺氧或（和）酸中毒。

顺气化痰颗粒（片）

【西药成分】

氨茶碱、马来酸氯苯那敏。

【主要成分】

黄荆子、松塔（松实）、车前草、甘草、氨茶碱、马来酸氯苯那敏。

【功能主治】

止咳平喘，顺气化痰。用于上感、急慢性气管炎、老年性慢性气管炎、喘息型气管炎，咳嗽多痰，胸闷气急。

【用法用量】

颗粒剂：口服，一次1袋，一日2次，早晚饭后开水冲服，小儿酌减或遵医嘱。片剂：口服，一次4片，一日3次，小儿酌减；或遵医嘱。

【注意事项】

因本品含氨茶碱、马来酸氯苯那敏，故应注意以下方面：

1. 与食物、水或牛奶同服，可以减少对胃的刺激。

2. 驾驶员、高空作业人员、机械操作者及参赛前的运动员不宜服用该药。

3. 肝功能不全患者不宜长期服用。

4. 孕妇及哺乳期妇女、新生儿和早产儿禁用。

5. 老年人清除茶碱的功能减退，易发生中毒。

6. 可发生交叉过敏，对本品过敏者，对麻黄碱、肾上腺素、异丙肾上腺素、间羟异丙肾上腺素、去甲肾上腺素等拟交感神经药、其他茶碱药过敏者对本药也可能过敏。对碘过敏者对本品也可能有过敏。

7. 如服用马来酸氯苯那敏过量或出现严重不良反应时应立即就医。本品中毒时表现为：瞳孔散大，面色潮红，幻觉，兴奋，共济失调，惊厥，最后出现昏迷、心脏及呼吸衰竭而死亡。解救时应采取对症治疗和支持疗法。出现惊厥时，可酌情给予硫喷妥钠予以控制。切不可将组胺作为解毒剂。

【相互作用】

1. 本品含氨茶碱，可能与下列药物发生作用：

（1）与克林霉素、红霉素、林可霉素、诺氟沙星、环丙沙星、依诺沙星合用时，可降低本品在肝脏的清除率，使血药浓度升高。

（2）与锂合用时，可加速肾脏对锂的排出，后者疗效因此会降低。

（3）与普萘洛尔合用时，本品的支气管扩张作用可能受到抑制。

（4）与其他茶碱类药合用时，不良反应可增多。

（5）静脉输液时，应避免与维生素 C、促皮质激素、去甲肾上腺素、四环素族盐酸盐配伍。

（6）增强氨茶碱清除的药物有：利福平、去甲肾上腺素、巴比妥类及苯妥英。

（7）与强地松龙合用，二者血药浓度均降低。在地高辛血药浓度正常范围内，它可诱发心律失常。先锋霉素或乙醇与它合用可产生戒酒样硫反应。低蛋白饮食使它清除减少，而高蛋白饮食可加速它的清除。吸烟者茶碱的不良反应比其他人少。

2. 本品含马来酸氯苯那敏，可能发生以下作用：

（1）与中枢神经系统抑制药并用，可增强其中枢抑制作用。

（2）可增强金刚烷胺、氟哌啶醇、抗胆碱药、三环类抗抑郁药、吩噻嗪类以及拟交感神经药的药效。

（3）与奎尼丁合用，可增强本品抗胆碱作用。

（4）本品可抑制代谢苯妥英的肝微粒体酶活性，合用时可引起苯妥英蓄积中毒，应注意监测苯妥英的浓度。

（5）本品与普萘洛尔有拮抗作用。

（6）本品不应与解热镇痛药、抗组胺药同用，会增强其药效。

（7）不宜与派乙啶、阿托品等药物合用。

【不良反应】

因本品含氨茶碱、马来酸氯苯那敏，可能发生以下不良反应：

1. 消化系统：服药后可出现食欲减退、恶心、上腹不适感或胃痛等不良反应。

2. 泌尿系统：多尿。过量服用时可出现排尿困难、尿痛等症状。

3. 呼吸系统：氨茶碱有时可使支气管痉挛加重。

4. 神经系统：应用双盲交叉法一次服氨茶碱500mg治疗部分可逆性气道梗阻12例，其中8例发生神经过敏、恶心、呕吐、头晕及心悸。一般的剂量也可发生严重中毒，那是因为茶碱降解不全，除常见颤抖、头昏、焦虑、激动、失眠、视力紊乱、癫痫发作症状外，还可出现抑郁、精神错乱及中毒性精神病。儿童易发生焦虑、入睡困难和神经过敏。

5. 心血管系统：患有心血管疾病者应用此药，发生心脏毒性反应的危险性增大。心动过速是中毒的常见症状，呼吸困难者易发生室颤。有报告，血清浓度超过35μg/ml，半数患者发生危及生命的室性心率失常。

6. 有些人服药后还可出现胸闷、口鼻黏膜干燥、痰黏稠、咽喉痛、疲劳、虚弱感、心悸或皮肤瘀斑、出血倾向。

7. 剂量过大可引起惊厥，谵妄或谵语。中毒时其表现为心律失常、心率增快、肌肉颤动或癫痫。由于胃肠道受刺激，可见血性呕吐物或柏油样便。

【病/证禁忌】

1. 急性心梗伴有血压显著下降者禁用。

2. 呼吸困难者易发生室颤。支气管哮喘、慢性梗阻性肺疾病患者伴有房性或室性心律失常者禁用。

3. 下列情况应慎用：酒精中毒、心律失常、严重心脏病、充血性心力衰竭、肺源性心脏病、肝脏疾患、高血压及其危象、甲状腺功能亢进、严重低氧血症、急性心肌损害、活动性消化道溃疡或有溃疡病史者、肾脏疾患、膀胱颈部梗阻、幽门及十二指肠梗阻、消化性溃疡所致幽门狭窄、心血管疾病、青光眼（或有青光眼倾向者）、前列腺肥大症状明显者。

4. 癫痫患者、接受单胺氯化酶抑制剂治疗者禁用。

痰咳净片（散）

【西药成分】

咖啡因

【主要成分】

桔梗、咖啡因、远志、冰片、苦杏仁、五倍子、甘草。辅料为淀粉、苯甲酸。

【功能主治】

通窍顺气，止咳，化痰。用于支气管炎、咽炎等引起的咳嗽多痰，气促，气喘。

【用法用量】

片剂：含服。一次1片，一日3~6次，儿童用量酌减。

散剂：含服，一次0.2g（一小药匙），一日3~6次。

【注意事项】

1. 本品为口含片，不宜吞服。

2. 不宜在服药期间同时服用滋补性中药。

3. 孕妇禁用。

4. 有支气管扩张、肺脓肿、肺心病、肺结核患者出现咳嗽时应去医院就诊。

5. 本品含咖啡因，不宜长期服用，服药 3 天症状无缓解，应去医院就诊。

【相互作用】

尚不明确。

【不良反应】

本品含咖啡因，可能发生以下反应：

1. 在长期摄取的情况下，易产生成瘾性和一系列身体与心理的不良反应，比如神经过敏，易怒，焦虑，震颤，肌肉抽搐（反射亢进），失眠和心悸。咖啡因焦虑症一般表现为：焦虑失调，恐慌发作，强迫症甚至是恐惧症。

2. 由于咖啡因能使胃酸增多，持续的高剂量摄入会导致消化性溃疡，糜烂性食道炎和胃食管反流病。会刺激胃黏膜，增加胃酸分泌。

3. 长期过度摄取咖啡因引起的精神紊乱。包括咖啡因过度兴奋、咖啡因焦虑症、咖啡因睡眠失调及其他咖啡因精神紊乱症状。

4. 急剧的过量咖啡因，能够导致中枢神经系统过度兴奋。包括：烦躁、神经过敏、兴奋、失眠、脸红、尿液增加、胃肠紊乱、肌肉抽搐、思维涣散、心跳不规则或过快以及躁动。摄取极大剂量的咖啡因会导致死亡。

【病/证禁忌】

糖尿病及脾胃虚寒泄泻者慎服。

痰咳清片

【西药成分】

盐酸麻黄碱、氯化铵。

【主要成分】

暴马子皮、满山红、黄芩、盐酸麻黄碱、氯化铵。

【功能主治】

清肺化痰，止咳平喘。用于痰热咳嗽，急慢性气管炎，哮喘。

【用法用量】

口服，一次6片，一日3次。

【注意事项】

1. 青光眼、前列腺肥大患者应在医师指导下服用。

2. 孕妇慎用，运动员慎用，老年患者应在医师指导下服用。

3. 肾功能异常者慎用；严重肾功能不全者禁用。

4. 服用后如有头晕、头痛、心动过速、多汗等症状应咨询医师或药师。

5. 本品含氯化铵，故应随访检查：酸碱平衡分析指标；血氯、钾、钠浓度测定。

6. 应用过量可导致高氯性酸血症、低钾及低钠血症。故应注意使用适量为妥。

7. 本品含盐酸麻黄碱。不宜长期使用；运动员慎用。

【相互作用】

1. 本品含盐酸麻黄碱，可能发生以下作用：

（1）与肾上腺皮质激素合用，本品可增加其代谢清除率，需调整皮质激素的剂量。

（2）尿碱化剂，如制酸药、钙或镁的碳酸盐、枸橼酸盐、碳酸氢钠等，影响本品在尿中的排泄，增加本品的半衰期，延长作用时间，特别是当尿保持碱性几日或更长时，患者易发生麻黄碱中毒，本品用量应调整。

（3）与α受体阻滞药如酚妥拉明、哌唑嗪、妥拉唑林以及酚噻嗪类药合用时，可对抗本品的升压作用。

（4）与全麻药如氯仿、氟烷、异氟烷等同用，可使心肌对拟交感胺类药反应更敏感，有发生室性心律失常危险，必须同用时，本品用量应减小。

（5）与三环类抗抑郁药如马普替林同用时，降低本品的升压作用。

（6）与洋地黄苷类合用，可致心律失常。

（7）与麦角新碱、麦角胺或缩宫素同用，可加剧血管收缩，导致严重高血压或外围组织缺血。

（8）与多沙普仑同用，两者的加压作用均可增强。

2. 本品含氯化铵，可能发生以下作用：

（1）不宜与对氨基水杨酸钠、阿司匹林及安体舒通合用，使后者的毒性增加。

（2）不宜与苯丙胺、丙咪嗪、阿米替林或多虑平合用，以免造成后者疗效减弱。

（3）该品与优降宁等单胺氧化酶抑制剂、磺胺嘧啶、呋喃妥因、金霉素、新霉素、华法林等有配伍禁忌。

【不良反应】

因本品含盐酸麻黄碱，可能发生以下不良反应：

1. 短期内反复使用可见药效逐渐减弱，此谓药物快速耐受现象，但只要停药数小时或3～4日即可以恢复原来对药物正常敏感的状态。由此可见，每日用药次数以不超过3次为宜，这样可使上述药物耐受现象减少到最低程度。

2. 大量与长期使用，可产生恶心、呕吐、震颤、焦虑、失眠、头痛、心悸、心动过速、出汗以及有发热感，故应注意防止大量与长期使用该药。可造成酸中毒和低钾血症。

3. 老年人、前列腺肥大病人服药过多和时间过久则可引起排尿困难，故应注意避免过量和长久使用。

4. 晚间服用该药可引起中枢神经兴奋和心悸等，故应加用适量镇静药用以防止失眠。

【病/证禁忌】

1. 溃疡病、代谢性酸血症患者禁用。

2. 甲亢、高血压、动脉硬化和心绞痛患者禁用。

3. 右心衰竭和肝硬化伴有代谢性碱中毒患者禁用。

4. 心脏病、糖尿病患者慎用。

5. 镰状细胞贫血患者服用，可引起缺氧或（和）酸中毒。

消咳宁片

【西药成分】

碳酸钙、盐酸麻黄碱。

【主要成分】

盐酸麻黄碱、甘草浸膏、苦杏仁、石膏、碳酸钙。

【功能主治】

止咳祛痰。用于感冒，咳嗽，气管炎，支气管哮喘等症。

【用法用量】

口服，一次1~2片，一日3次。

【注意事项】

1. 本品含盐酸麻黄碱。不宜长期使用；运动员慎用。

2. 孕妇、老年患者慎用。

3. 服用后如有头晕、头痛、心动过速、多汗等症状应咨询医师或药师。

【相互作用】

本品含盐酸麻黄碱，可能发生以下作用：

1. 与肾上腺皮质激素合用，本品可增加其代谢清除率，需调整皮质激素的剂量。

2. 尿碱化剂，如制酸药、钙或镁的碳酸盐、枸橼酸盐、碳酸氢钠等，影响本品在尿中的排泄，增加本品的半衰期，延长作用时间，特别是当尿保持碱性几日或更长时，患者易发生麻黄碱中毒，本品用量应调整。

3. 与α受体阻滞药如酚妥拉明、哌唑嗪、妥拉唑林以及酚噻嗪类药合用时，可对抗本品的升压作用。

4. 与全麻药如氯仿、氟烷、异氟烷等同用，可使心肌对拟交感胺类药反应更敏感，有发生室性心律失常危险，必须同用时，本品用量应减小。

5. 与三环类抗抑郁药如马普替林同用时，降低本品的升压

作用。

6. 与洋地黄苷类合用，可致心律失常。

7. 与麦角新碱、麦角胺或缩宫素同用，可加剧血管收缩，导致严重高血压或外围组织缺血。

8. 与多沙普仑同用，两者的加压作用均可增强。

【不良反应】

本品含盐酸麻黄碱，可能发生以下不良反应：

1. 短期内反复使用可见药效逐渐减弱，此谓药物快速耐受现象，但只要停药数小时或3~4日即可以恢复原来对药物正常敏感的状态。由此可见，每日用药次数以不超过3次为宜，这样可使上述药物耐受现象减少到最低程度。

2. 大量与长期使用，可产生震颤、焦虑、失眠、头痛、心悸、心动过速、出汗以及有发热感，故应注意防止大量与长期使用该药。

3. 老年人、前列腺肥大病人服药过多和时间过久则可引起排尿困难，故应注意避免过量和长久使用。

4. 晚间服用该药可引起中枢神经兴奋和心悸等，故应加用适量镇静药用以防止失眠。

【病/证禁忌】

1. 甲亢、高血压、动脉硬化和心绞痛患者禁用。

2. 青光眼、前列腺肥大患者慎用。

消痰咳片

【西药成分】

盐酸依普拉酮、甲氧苄啶、磺胺林。

【主要成分】

枇杷叶、买麻藤、鱼腥草素钠、盐酸依普拉酮、甲氧苄啶、磺胺林。

【功能主治】

清热祛痰，止咳平喘。用于急、慢性支气管炎属痰热证，症见咳嗽，痰黄难咯，或兼喘息之候。

【用法用量】

口服，一次2~4片，一日2次。

【注意事项】

本品含盐酸依普拉酮、甲氧苄啶、磺胺林，应注意以下方面：

1. 孕妇、哺乳期妇女、早产儿、新生儿禁用。

2. 本品可引起叶酸缺乏，可同时服用叶酸制剂；老年患者更易发生，用量应酌减。

3. 用药期间应避免驾驶车辆、操纵机器或从事高空作业。

4. 对该品过敏者禁用。对呋噻咪、砜类、噻嗪类利尿药、磺脲类、碳酸酐酶抑制药、盐酸异丙嗪、甲氧苄啶呈现过敏的患者，对本药亦可过敏。

5. 用药期间须注意检查：①全血象检查，对疗程长、服用剂量大、老年患者、营养不良及服用抗癫痫药的患者尤为重要。②治疗中应定期尿液检查（每2~3日查尿常规一次）以发现长疗程或高剂量治疗时可能发生的结晶尿。③肝、肾功能检查。④严重感染者应测定血药浓度。

6. 该品能抑制大肠杆菌的生长，妨碍B族维生素在肠内的合成，故使用该品超过一周以上者，应同时给予维生素B预防其缺乏。

7. 该品可空腹服用，如有胃肠道刺激症状时也可与食物同服。

8. 对于无尿患者，该品的半衰期可自10小时左右延长至20~50小时。该品可经血液透析清除，故在透析后需补给维持量的全量；腹膜透析对该品自血中清除无影响。

9. 本品含磺胺林，故磺胺血浓度不应超过200μg/ml，超过此浓度，不良反应发生率增高，毒性增强。过量短期服用本品会出现食欲不振、腹痛、恶心、呕吐、头晕、头痛、嗜睡、神志不清、精神低沉、发热、血尿、结晶尿、血液疾病、黄疸、骨髓抑制等。长期过量服用本品易引起骨髓抑制，造成血小板、白细胞的减少和巨幼红细胞性贫血。一般治疗为停药，并进行洗胃、催吐或大量饮水；尿量低且肾功能正常时可给予输液治疗。在治疗过程中应监测血象、电解质等。

10. 本品含甲氧苄啶，过量服用可出现恶心、呕吐、头晕、头痛、嗜睡、神志不清、骨髓抑制等症状。逾量的处理：①洗胃。②同时给尿液酸化药促进该品排泄。③支持疗法。④血液透析。

11. 注意用量。用量过大可能出现下列症状和体征：手脚动作笨拙或行动古怪，严重时嗜睡或面色潮红、发热。气急或呼吸困难，心率加快（抗毒蕈碱 M 受体效应），肌肉痉挛，尤其好发于颈部和背部的肌肉。坐卧不宁，步履艰难，头面部肌肉痉挛性抽动或双手震颤（后者属锥体外系的效应）。

12. 长期服用该品可引起骨髓抑制，造成血小板、白细胞的减少和巨幼红细胞性贫血。如有骨髓抑制征象发生，应立即停用该品，并给予叶酸 3～6mg 肌注，每日 1 次，使用 3 日或根据需要用药至造血功能恢复正常。当出现骨髓抑制症状时，患者应立即停药，同时每天肌内注射甲酰四氢叶酸 5～15mg，直至造血功能恢复正常。

13. 应用磺胺药期间多饮水，保持高尿流量，以防结晶尿的发生。长疗程、大剂量服用本品时，宜同时服用碱化尿液的药物，以防止结晶尿、血尿和管型尿等因肾脏损害引起的不良反应。

14. 对磺胺类药过敏者忌用。

15. 肾功能不全者慎用或忌用。

【相互作用】

1. 本品含甲氧苄啶，可能发生以下作用：

（1）与骨髓抑制剂合用，发生白细胞、血小板减少的风险增加。

（2）与氨苯砜合用，两者血药浓度均可升高，氨苯砜浓度的升高可使不良反应增多且加重，尤其是高铁血红蛋白血症的发生。

(3) 不宜与抗肿瘤药、2,4-二氨基嘧啶类药物同用，也不宜与其他叶酸拮抗药同用，因有产生骨髓再生不良或巨幼红细胞贫血的可能。

(4) 与利福平合用，可明显增加该品清除，血清半衰期缩短。

(5) 与环孢素合用可增加肾毒性。

(6) 该品可干扰苯妥英的肝内代谢，增加苯妥英的T1/2达50%，并使其清除率降低30%。

(7) 与普鲁卡因胺合用时可减少普鲁卡因胺的肾清除，致普鲁卡因胺及其代谢物NAPA的血浓度增高。

(8) 与华法林合用时可抑制该药的代谢而增强其抗凝作用。

2. 因本品含有磺胺林，可发生以下作用:

(1) 与避孕药（雌激素类）长时间合用可导致避孕效果降低，并增加经期外出血的机会。

(2) 与溶栓药物合用时，可能增大其潜在的毒性作用。

(3) 与肝毒性药物合用时，可能引起肝毒性发生率的增高。对此类患者尤其是用药时间较长及以往有肝病史者应监测肝功能。

(4) 与光敏药物合用可能发生光敏的相加作用。

(5) 接受本品治疗者对维生素K的需要量增加。

(6) 乌洛托品在酸性尿中可分解产生甲醛，后者可与本品形成不溶性沉淀物。使发生结晶尿的危险性增加，因此不宜两药同时应用。

(7) 本品可取代保泰松的血浆蛋白结合部位，当两者同用时可增强保泰松的作用。

(8) 磺吡酮（sulfinpyrazone）与本品合用时可减少后者自肾小管的分泌，其血药浓度升高且持久，从而产生毒性，因此在应用磺吡酮期间或在应用其治疗后可能需要调整本品的剂量。

当磺吡酮疗程较长时，对本品的血药浓度宜进行监测。

【不良反应】

1. 少数患者可有头昏、口干、胃部不适、恶心、呕吐、腹泻等症状。

2. 过敏反应较为常见，可发生瘙痒、皮疹；严重者可发生渗出性多形红斑、剥脱性皮炎和大疱表皮松解萎缩性皮炎等；也有表现为光敏反应、药物热、关节及肌肉疼痛、发热等血清病样反应。治疗时应严密观察，当出现皮疹或其他早期反应征兆时应立即停药。

3. 偶可发生无菌性脑膜炎，有头痛、颈项强直、恶心等表现。

4. 较大剂量长期使用可发生白细胞、血小板减少或贫血。

5. 葡萄糖 -6 - 磷酸脱氢酶缺乏患者应用磺胺药易发生溶血性贫血及血红蛋白尿，新生儿及小儿较成人多见。

6. 高胆红素血症和新生儿核黄疸。由于本品与胆红素竞争蛋白结合部位，可致游离胆红素增高。新生儿肝功能不完善，故较易发生高胆红素血症和新生儿黄疸，偶可发生核黄疸。

7. 肝脏损害。可发生黄疸、肝功能减退，严重者可发生急性肝坏死。

8. 肾脏损害。可发生结晶尿、血尿和管型尿。偶有患者发生间质性肾炎或肾小管坏死的严重不良反应。

9. 甲状腺肿大及功能减退偶有发生。

10. 中枢神经系统毒性反应偶可发生，表现为精神错乱、定向力障碍、幻觉、欣快感或抑郁感。一旦出现均需立即停药。

【病/证禁忌】

1. 严重肝肾疾病、血液病患者（如白细胞减少、血小板减少、紫癜症等）禁用。

2. 该品阻止叶酸的代谢，加重巨幼红细胞性贫血患者叶酸盐的缺乏，叶酸缺乏者禁用。

3. 下列情况应慎用：缺乏葡萄糖 -6 - 磷酸脱氢酶、失水、休克、前列腺肥大、膀胱颈阻塞、闭角型青光眼、甲亢、高血压、心血管疾病、急性哮喘、骨髓抑制、肝肾功能不全、胃炎及胃溃疡、呼吸系统疾病（尤其是儿童，服用本品后痰液黏稠，影响排痰，并可抑制咳嗽反射）、癫痫患者（注射给药时可增加抽搐的严重程度）、黄疸。

益肺健脾颗粒

【西药成分】

磷酸氢钙、维生素 B_1、葡萄糖酸钙、氧化镁。

【主要成分】

黄芪、磷酸氢钙、维生素 B_1、太子参、枸橼酸、葡萄糖酸钙、甘草、陈皮、氧化镁。

【功能主治】

健脾补肺，止咳化痰。用于脾肺气虚所致的慢性支气管炎的缓解期治疗。

【用法用量】

开水冲服，一次 8g，一日 3 次；小儿酌减。

【注意事项】

本品含磷酸氢钙，故应注意以下方面：

1. 长期服用时，可导致周身性碱中毒，孕妇禁服。

2. 下列情况应禁用：①在 1～2 小时内与其他药物同时服用；②阑尾炎早期，胃区痛尚未明确诊断；③与大量牛奶或奶制品同时服用时，可产生乳－碱综合征；④用药已两周以上无效或复发。

3. 本品含有维生素 B_1，故饭后不宜服用胃酸抑制剂。

【相互作用】

1. 因本品含有维生素 B_1 成分，故可能与下列药物发生反应：

（1）维生素 B_1 在碱性溶液中容易分解，与碱性药物如苯巴比妥纳、碳酸氢钠、枸橼酸钠等合用，易引起变质。

（2）含鞣质类的中药与维生素 B_1 合用后，可在体内产生永久性的结合，使其排出体外而失去作用。若需长期服用含鞣质类药物，应适当补充维生素 B_1。

2. 因本品含有碳酸氢钠成分，故可能与下列药物发生作用：

（1）可加速酸性药物的排泄（如阿司匹林）。

（2）可降低胃蛋白酶、维生素 E 的疗效。

（3）与口服四环素同用时，可因胃液 pH 升高，以致使其吸收减少。

3. 因本品含有葡萄糖酸钙成分，故可能发生以下反应：

（1）与雌激素同用，增加钙的吸收。

（2）与苯妥英钠同用，产生不吸收的化合物，影响二者的吸收和利用。

（3）与四环素同时口服，影响四环素的吸收。

【不良反应】

1. 肾功能不全患者用量偏大时，可出现精神症状，肌疼痛或抽搐，口内异味，呼吸缓慢等。

2. 长期应用可出现尿频、尿急、头痛、食欲不振以及恶心呕吐等碱中毒症状。

3. 可有呃逆、胃胀，较少见胃痉挛、口渴（细胞外钠浓度过高时引起细胞脱水）。

4. 本品含有维生素 B_1，大剂量用药时，可干扰测定血清茶碱浓度，测定尿酸浓度可呈假性增高，尿胆原可产生假阳性。

【病/证禁忌】

下列情况慎用：①少尿或无尿时；②肝硬化；③充血性心力衰竭；④妊娠毒血症；⑤高血压。

苑叶止咳糖浆

【西药成分】

盐酸麻黄碱

【主要成分】

盐酸麻黄碱、紫菀、枇杷叶、桔梗、氯化铵、薄荷脑。辅料：枸橼酸、杏仁香精、杨梅香精、苯甲酸、蔗糖、羟苯乙酯和糖精钠。

【功能主治】

疏风宣肺，化痰止咳。用于风邪犯肺引起的伤风咳嗽、支气管炎。

【用法用量】

口服，一次 20mL，一日 3 次。

【注意事项】

1. 本品含盐酸麻黄碱。不宜长期使用；运动员慎用。

2. 孕妇禁用，老年患者慎用。

3. 服用后如有头晕、头痛、心动过速、多汗等症状应咨询医师或药师。

【相互作用】

本品含盐酸麻黄碱，可能发生以下作用：

1. 与肾上腺皮质激素合用，本品可增加其代谢清除率，需调整皮质激素的剂量。

2. 尿碱化剂，如制酸药、钙或镁的碳酸盐、枸橼酸盐、碳酸氢钠等，影响本品在尿中的排泄，增加本品的半衰期，延长作用时间，特别是当尿保持碱性几日或更长，患者易发生麻黄碱中毒，本品用量应调整。

3. 与 α 受体阻滞药如酚妥拉明、哌唑嗪、妥拉唑林以及酚噻嗪类药合用时，可对抗本品的升压作用。

4. 与全麻药如氯仿、氟烷、异氟烷等同用，可使心肌对拟交感胺类药反应更敏感，有发生室性心律失常危险，必须同用时，本品用量应减小。

5. 与三环类抗抑郁药如马普替林同用时，降低本品的升压作用。

6. 与洋地黄苷类合用，可致心律失常。

7. 与麦角新碱、麦角胺或缩宫素同用，可加剧血管收缩，导致严重高血压或外围组织缺血。

8. 与多沙普仑同用，两者的加压作用均可增强。

【不良反应】

本品含盐酸麻黄碱，可能发生以下不良反应：

1. 短期内反复使用可见药效逐渐减弱，此谓药物快速耐受现象，但只要停药数小时或3～4日即可以恢复原来对药物正常敏感的状态。由此可见，每日用药次数以不超过3次为宜，这样可使上述药物耐受现象减少到最低程度。

2. 大量与长期使用，可产生震颤、焦虑、失眠、头痛、心悸、心动过速、出汗以及有发热感，故应注意防止大量与长期使用该药。

3. 老年人、前列腺肥大病人服药过多和时间过久则可引起排尿困难，故应注意避免过量和长久使用。

4. 晚间服用该药可引起中枢神经兴奋和心悸等，故应加用适量镇静药用以防止失眠。

【病/证禁忌】

1. 甲亢、高血压、动脉硬化和心绞痛患者禁用。

2. 青光眼、前列腺肥大患者慎用。

镇咳宁糖浆

【西药成分】

盐酸麻黄碱

【主要成分】

甘草流浸膏、桔梗酊、桑白皮酊、盐酸麻黄碱。

【功能主治】

镇咳祛痰。用于伤风咳嗽，支气管炎，哮喘等。

【用法用量】

口服，一次5～10mL，一日3次。

【注意事项】

1. 本品含盐酸麻黄碱。不宜长期使用；运动员慎用。

2. 孕妇、老年患者慎用。

3. 服用后如有头晕、头痛、心动过速、多汗等症状应咨询医师或药师。

【相互作用】

本品含盐酸麻黄碱，可能发生以下作用：

1. 与肾上腺皮质激素合用，本品可增加其代谢清除率，需调整皮质激素的剂量。

2. 尿碱化剂，如制酸药、钙或镁的碳酸盐、枸橼酸盐、碳酸氢钠等，影响本品在尿中的排泄，增加本品的半衰期，延长作用时间，特别是当尿保持碱性几日或更长，患者易发生麻黄碱中毒，本品用量应调整。

3. 与α受体阻滞药如酚妥拉明、哌唑嗪、妥拉唑林以及酚噻嗪类药合用时，可对抗本品的升压作用。

4. 与全麻药如氯仿、氟烷、异氟烷等同用，可使心肌对拟交感胺类药反应更敏感，有发生室性心律失常危险，必须同用时，本品用量应减小。

5. 与三环类抗抑郁药如马普替林同用时，降低本品的升压作用。

6. 与洋地黄苷类合用，可致心律失常。

7. 与麦角新碱、麦角胺或缩宫素同用，可加剧血管收缩，导致严重高血压或外周组织缺血。

8. 与多沙普仑同用，两者的加压作用均可增强。

【不良反应】

本品含盐酸麻黄碱，可能发生以下不良反应：

1. 短期内反复使用可见药效逐渐减弱，此谓药物快速耐受现象，但只要停药数小时或3～4日即可以恢复原来对药物正常敏感的状态。由此可见，每日用药次数以不超过3次为宜，这样可使上述药物耐受现象减少到最低程度。

2. 大量与长期使用，可产生震颤、焦虑、失眠、头痛、心悸、心动过速、出汗以及有发热感，故应注意防止大量与长期使用该药。

3. 老年人、前列腺肥大病人服药过多和时间过久则可引起排尿困难，故应注意避免过量和长久使用。

4. 晚间服用该药可引起中枢神经兴奋和心悸等，故应加用适量镇静药用以防止失眠。

【病/证禁忌】

1. 甲亢、高血压、动脉粥样硬化和心绞痛患者禁用。

2. 青光眼、前列腺肥大患者慎用。

支气管炎片

【西药成分】

盐酸麻黄碱

【主要成分】

矮地茶、黄芩（酒质）、地龙、甘草、盐酸麻黄碱。

【功能主治】

清热化痰，定喘止咳。用于哮喘型慢性支气管炎。

【用法用量】

口服。一次5片，一日3次。

【注意事项】

1. 本品含盐酸麻黄碱。不宜长期使用；运动员慎用。

2. 孕妇、老年患者慎用。

3. 服用后如有头晕、头痛、心动过速、多汗等症状应咨询医师或药师。

【相互作用】

本品含盐酸麻黄碱，可能发生以下作用：

1. 与肾上腺皮质激素合用，本品可增加其代谢清除率，需调整皮质激素的剂量。

2. 尿碱化剂，如制酸药、钙或镁的碳酸盐、枸橼酸盐、碳酸氢钠等，影响本品在尿中的排泄，增加本品的半衰期，延长作用时间，特别是当尿保持碱性几日或更长，患者易发生麻黄碱中毒，本品用量应调整。

3. 与α受体阻滞药如酚妥拉明、哌唑嗪、妥拉唑林以及酚噻嗪类药合用时，可对抗本品的升压作用。

4. 与全麻药如氯仿、氟烷、异氟烷等同用，可使心肌对拟交感胺类药反应更敏感，有发生室性心律失常危险，必须同用时，本品用量应减小。

5. 与三环类抗抑郁药如马普替林同用时，降低本品的升压作用。

6. 与洋地黄苷类合用，可致心律失常。

7. 与麦角新碱、麦角胺或缩宫素同用，可加剧血管收缩，导致严重高血压或外周组织缺血。

8. 与多沙普仑同用，两者的升压作用均可增强。

【不良反应】

本品含盐酸麻黄碱，可能发生以下不良反应：

1. 短期内反复使用可见药效逐渐减弱，此谓药物快速耐受现象，但只要停药数小时或3～4日即可以恢复原来对药物正常敏感的状态。由此可见，每日用药次数以不超过3次为宜，这样可使上述药物耐受现象减少到最低程度。

2. 大量与长期使用，可产生震颤、焦虑、失眠、头痛、心悸、心动过速、出汗以及有发热感，故应注意防止大量与长期使用该药。

3. 老年人、前列腺肥大病人服药过多和时间过久则可引起排尿困难，故应注意避免过量和长久使用。

4. 晚间服用该药可引起中枢神经兴奋和心悸等，故应加用适量镇静药用以防止失眠。

【病/证禁忌】

1. 甲亢、高血压、动脉粥样硬化和心绞痛患者禁用。

2. 青光眼、前列腺肥大患者慎用。

桔远止咳片

【西药成分】

盐酸麻黄碱

【主要成分】

桔梗、远志流浸膏、百部流浸膏、盐酸麻黄碱、甘草、橘子油、薄荷脑。

【功能主治】

祛痰止咳。用于咳嗽痰多，咳痰不爽。

【用法用量】

口服，一次 2 片，一日 3 次；或遵医嘱。

【注意事项】

1. 本品含盐酸麻黄碱。不宜长期使用；运动员慎用。

2. 孕妇、老年患者慎用。

3. 服用后如有头晕、头痛、心动过速、多汗等症状应咨询医师或药师。

【相互作用】

本品含盐酸麻黄碱，可能发生以下作用：

1. 与肾上腺皮质激素合用，本品可增加其代谢清除率，需调整皮质激素的剂量。

2. 尿碱化剂，如制酸药、钙或镁的碳酸盐、枸橼酸盐、碳酸氢钠等，影响本品在尿中的排泄，增加本品的半衰期，延长作用时间，特别是当尿保持碱性几日或更长，患者易发生麻黄碱中毒，本品用量应调整。

3. 与 α 受体阻滞药如酚妥拉明、哌唑嗪、妥拉唑林以及酚噻嗪类药合用时，可对抗本品的升压作用。

4. 与全麻药如氯仿、氟烷、异氟烷等同用，可使心肌对拟交感胺类药反应更敏感，有发生室性心律失常危险，必须同用时，本品用量应减小。

5. 与三环类抗抑郁药如马普替林同用时，降低本品的升压

作用。

6. 与洋地黄苷类合用，可致心律失常。

7. 与麦角新碱、麦角胺或缩宫素同用，可加剧血管收缩，导致严重高血压或外围组织缺血。

8. 与多沙普仑同用，两者的升压作用均可增强。

【不良反应】

本品含盐酸麻黄碱，可能发生以下不良反应：

1. 短期内反复使用可见药效逐渐减弱，此谓药物快速耐受现象，但只要停药数小时或 3～4 日即可以恢复原来对药物正常敏感的状态。由此可见，每日用药次数以不超过 3 次为宜，这样可使上述药物耐受现象减少到最低程度。

2. 大量与长期使用，可产生震颤、焦虑、失眠、头痛、心悸、心动过速、出汗以及有发热感，故应注意防止大量与长期使用该药。

3. 老年人、前列腺肥大病人服药过多和时间过久则可引起排尿困难，故应注意避免过量和长久使用。

4. 晚间服用该药可引起中枢神经兴奋和心悸等，故应加用适量镇静药用以防止失眠。

【病/证禁忌】

1. 甲亢、高血压、动脉硬化和心绞痛患者禁用。

2. 青光眼、前列腺肥大患者慎用。

苏菲咳糖浆

【西药成分】

氯化铵、盐酸麻黄碱。

【主要成分】

百部流浸膏、甘草流浸膏、薄荷脑、桑白皮流浸膏、氯化铵、桔梗流浸膏、盐酸麻黄碱。

【功能主治】

祛痰镇咳。用于咳嗽，气喘，多痰。

【用法用量】

口服，一次10mL，一日3次。

【注意事项】

1. 本品适用于痰热阻肺，其表现为气粗喘促，喉中痰鸣如吼，咯吐不利，口渴喜饮。

2. 哮喘急性发作，伴呼吸困难、心悸、紫绀者，或是喘息明显，表现为端坐呼吸者，或是哮病持续状态等均应去医院诊治。

3. 服药期间，若患者出现高热，体温超过38℃，或是喘促气急加重，痰量明显增多者应到医院就诊。

4. 服用后如有头晕、头痛、心动过速、多汗等症状应咨询医师或药师；服用3天病证无改善，应停止服用，去医院就诊。

5. 老年、儿童、体质虚弱者慎用；孕妇及哺乳期妇女禁用。

6. 支气管扩张、肺脓肿、肺心病、肺结核患者应在医师指导下服用。

7. 本品含氯化铵，应随访检查：酸碱平衡分析指标；血氯、钾、钠浓度测定。

8. 应用过量可导致高氯性酸血症、低钾及低钠血症，故应注意按药品规定剂量服用。

9. 本品含盐酸麻黄碱。不宜长期使用；运动员慎用。

10. 肝肾功能异常者慎用。

11. 青光眼、前列腺肥大患者应在医师指导下使用。

【相互作用】

1. 本品含盐酸麻黄碱，可能发生以下作用：

（1）与肾上腺皮质激素合用，本品可增加其代谢清除率，需调整皮质激素的剂量。

（2）尿碱化剂，如制酸药、钙或镁的碳酸盐、枸橼酸盐、碳酸氢钠等，影响本品在尿中的排泄，增加本品的半衰期，延长作用时间，特别是当尿保持碱性几日或更长，患者易发生麻黄碱中毒，本品用量应调整。

（3）与α受体阻滞药如酚妥拉明、哌唑嗪、妥拉唑林以及酚噻嗪类药合用时，可对抗本品的加压作用。

（4）与全麻药如氯仿、氟烷、异氟烷等同用，可使心肌对拟交感胺类药反应更敏感，有发生室性心律失常危险，必须同用时，本品用量应减小。

（5）与三环类抗抑郁药如马普替林同用时，降低本品的升压作用。

（6）与洋地黄苷类合用，可致心律失常。

（7）与麦角新碱、麦角胺或缩宫素同用，可加剧血管收缩，导致严重高血压或外围组织缺血。

（8）与多沙普仑同用，两者的升压作用均可增强。

2. 本品含氯化铵，可能发生以下作用：

（1）与对氨基水杨酸钠、阿司匹林及安体舒通合用，可能增加后者的毒性。

（2）与苯丙胺、丙咪嗪、阿米替林或多虑平合用，可使后者疗效减弱。

（3）与优降宁等单胺氧化酶抑制剂、磺胺嘧啶、呋喃妥因、金霉素、新霉素、华法林等有配伍禁忌。

【不良反应】

本品含盐酸麻黄碱，可能发生以下不良反应：

1. 短期内反复使用可见药效逐渐减弱，此谓药物快速耐受现象，但只要停药数小时或3~4日即可以恢复原来对药物正常敏感的状态。由此可见，每日用药次数以不超过3次为宜，这样可使上述药物耐受现象减少到最低程度。

2. 大量与长期使用，可产生恶心、呕吐、震颤、焦虑、失眠、头痛、心悸、心动过速、出汗以及有发热感，可造成酸中毒和低钾血症，故应注意防止大量与长期使用该药。

3. 老年人、前列腺肥大病人服药过多和时间过久则可引起排尿困难，故应注意避免过量和长久使用。

4. 晚间服用该药可引起中枢神经兴奋和心悸等，故应加用适量镇静药用以防止失眠。

【病/证禁忌】

1. 心脏病、糖尿病、脾胃虚寒者慎用，严重肝肾功能不全者禁用。

2. 高血压、动脉硬化、心绞痛、甲状腺功能亢进、溃疡病、代谢性酸血症等患者禁用。

3. 右心衰竭和肝硬化伴有代谢性碱血症患者禁用。

4. 镰状细胞贫血患者服用，可引起缺氧或（和）酸中毒。

芒果止咳片

【西药成分】

马来酸氯苯那敏

【主要成分】

芒果叶、合成鱼腥草素、马来酸氯苯那敏。

【功能主治】

宣肺化痰，止咳平喘。用于咳嗽，气喘，多痰。

【用法用量】

口服，一次3~5片，一日2~3次。

【注意事项】

1. 不宜在服药期间同时服用滋补性中药。

2. 与食物、水或奶同服，可以减少对胃的刺激。

3. 儿童、孕妇及哺乳期妇女慎用。

4. 驾驶员、高空作业人员、机械操作者及参赛前的运动员不宜服用该药。

5. 有支气管扩张、肺脓肿、肺心病、肺结核患者出现咳嗽时应去医院就诊。

6. 肝功能不全者不宜长期使用本药。

7. 服药期间，若患者出现高热、体温超过38℃，或出现喘促气急者，或咳嗽加重、痰量明显增多，或痰色由白转黄者，应到医院就诊。

8. 本品不宜长期服用，服药 3 天症状无缓解，应去医院就诊。

9. 本品含马来酸氯苯那敏，故可能发生交叉过敏：对其他抗组织胺药或对下列药过敏者，也可能对本药过敏。如麻黄碱、肾上腺素、异丙肾上腺素、间羟异丙肾上腺素、去甲肾上腺素等拟交感神经药。对碘过敏者对本品也可能有过敏。

10. 如服用本品过量或出现严重不良反应时应立即就医。本品中毒时表现为：瞳孔散大，面色潮红，幻觉，兴奋，共济失调，惊厥，最后出现昏迷、心脏及呼吸衰竭而死亡。解救时应采取对症治疗和支持疗法。出现惊厥时，可酌情给予硫喷妥钠予以控制，切不可将组胺药物作为解毒剂。

【相互作用】

本品含马来酸氯苯那敏，可能发生下列作用：

1. 与其他解热镇痛药物同用，可增强其解热镇痛的作用。

2. 与中枢镇静药、催眠药或乙醇同用，可增加对中枢神经的抑制作用。

3. 与奎尼丁同用，可增强其抗胆碱的作用。

4. 本品不应与含抗组胺药（如马来酸氯苯那敏、苯海拉明等）的复方抗感冒药同服。

5. 本品不应与含抗胆碱药（如颠茄制剂、阿托品等）、哌替啶等药品同服。

6. 可增强金刚烷胺、氟哌啶醇、抗胆碱药、三环类抗抑郁药、吩噻嗪类以及拟交感神经药的药效。

7. 本品可抑制代谢苯妥英的肝微粒体酶的活性，合用时可引起苯妥英蓄积中毒，应注意监测苯妥英的浓度。

8. 本品与普萘洛尔有拮抗作用。

【不良反应】

本品含马来酸氯苯那敏，可能发生以下不良反应：

1. 消化系统：服药后可出现食欲减退、恶心、上腹不适感或胃痛等不良反应。

2. 泌尿系统：尿多。过量服用时可出现排尿困难、尿痛等症状。

3. 精神症状：过量时可出现先中枢抑制，可表现出嗜睡、疲劳、虚弱感，后中枢兴奋症状，表现为烦躁，甚至可导致抽搐、惊厥等表现。儿童易发生焦虑、入睡困难和神经过敏。

4. 有些人服药后还可出现胸闷、口鼻黏膜干燥、痰黏稠、咽喉痛、心悸或皮肤瘀斑、出血倾向。

【病/证禁忌】

1. 癫痫患者、接受单胺氧化酶抑制剂治疗者禁用。

2. 下列情况应慎用：膀胱颈部梗阻、幽门及十二指肠梗阻、消化性溃疡所致幽门狭窄、心血管疾病、青光眼（或有青光眼倾向者）、高血压及其危象、甲状腺功能亢进、前列腺肥大症状明显时。

祛痰平喘片

【西药成分】

盐酸麻黄碱

【主要成分】

远志、桔梗、盐酸麻黄碱。

【功能主治】

平喘祛痰。用于咳嗽、咳痰、痰喘。

【用法用量】

口服，一次1~2片，一日2次。

【注意事项】

1. 本品含盐酸麻黄碱。不宜长期使用；运动员慎用。

2. 孕妇忌服，老年患者慎用。

3. 服用后如有头晕、头痛、心动过速、多汗等症状应咨询医师或药师。

【相互作用】

本品含盐酸麻黄碱，可能发生以下作用：

1. 与肾上腺皮质激素合用，本品可增加其代谢清除率，需调整皮质激素的剂量。

2. 尿碱化剂，如制酸药、钙或镁的碳酸盐、枸橼酸盐、碳酸氢钠等，影响本品在尿中的排泄，增加本品的半衰期，延长作用时间，特别是当尿保持碱性几日或更长，患者易发生麻黄碱中毒，本品用量应调整。

3. 与α受体阻滞药如酚妥拉明、哌唑嗪、妥拉唑林以及酚噻嗪类药合用时，可对抗本品的升压作用。

4. 与全麻药如氯仿、氟烷、异氟烷等同用，可使心肌对拟交感胺类药反应更敏感，有发生室性心律失常危险，必须同用时，本品用量应减小。

5. 与三环类抗抑郁药如马普替林同用时，降低本品的升压作用。

6. 与洋地黄苷类合用，可致心律失常。

7. 与麦角新碱、麦角胺或缩宫素同用，可加剧血管收缩，导致严重高血压或外围组织缺血。

8. 与多沙普仑同用，两者的升压作用均可增强。

【不良反应】

本品含盐酸麻黄碱，可能发生以下不良反应：

1. 短期内反复使用可见药效逐渐减弱，此谓药物快速耐受现象，但只要停药数小时或3~4日即可以恢复原来对药物正常敏感的状态。由此可见，每日用药次数以不超过3次为宜，这样可使上述药物耐受现象减少到最低程度。

2. 大量与长期使用，可产生震颤、焦虑、失眠、头痛、心悸、心动过速、出汗以及有发热感，故应注意防止大量与长期使用该药。

3. 老年人、前列腺肥大病人服药过多和时间过久则可引起排尿困难，故应注意避免过量和长久使用。

4. 晚间服用该药可引起中枢神经兴奋和心悸等，故应加用适量镇静药用以防止失眠。

【病/证禁忌】

1. 甲亢、高血压、动脉粥样硬化和心绞痛患者禁用。

2. 青光眼、前列腺肥大患者慎用。

舒咳枇杷糖浆

【西药成分】

氯化铵

【主要成分】

枇杷叶、氯化铵、麻黄、薄荷脑、桔梗、远志。

【用法用量】

口服，一次10~20mL，一日3~4次；小儿减半。

【功效主治】

止咳祛痰。用于伤风引起的支气管炎咳嗽。

【注意事项】

1. 本品适用伤风咳嗽，其表现为咳嗽咽痒，咯痰不爽，鼻流清涕，头痛，恶风。

2. 支气管扩张、肺脓肿、肺心病、肺结核、糖尿病患者应在医师指导下服用。

3. 婴儿、孕妇禁用。

4. 服药期间，若患者出现高热，体温超过38℃，或出现喘促气急者，或咳嗽加重，痰量明显增多者应到医院就诊。

5. 服用3天病证无改善，应停止服用，去医院就诊。

6. 本品含氯化铵。随访检查：酸碱平衡分析指标；血氯、钾、钠浓度测定。

7. 应用过量可导致高氯性酸血症、低钾及低钠血症，故应注意按药品规定剂量服用。

8. 肝肾功能异常者慎用，严重肝肾功能不全者禁用。

【相互作用】

本品含氯化铵，不宜与以下药物合用：

1. 不宜与对氨基水杨酸钠、阿司匹林及安体舒通合用，以免使后者的毒性增加。

2. 不宜与苯丙胺、丙咪嗪、阿米替林或多虑平合用，以免造成后者疗效减弱。

3. 碱、金霉素、新霉素、呋喃妥因、磺胺嘧啶、华法林有配伍禁忌。

【不良反应】

本品含氯化铵，可能发生以下不良反应：

1. 服用后有恶心，偶出现呕吐。过量或长期服用可造成酸中毒和低钾血症。

2. 肝功能不全时，因肝脏不能将铵离子转化为尿素而发生氨中毒。

【病/证禁忌】

1. 糖尿病、溃疡病、代谢性酸血症患者禁用。

2. 右心衰竭和肝硬化伴有代谢性碱中毒患者禁用。

3. 镰状细胞贫血患者服用，可引起缺氧或（和）酸中毒。

4. 高血压、心脏病患者慎用。

远志糖浆

【西药成分】

浓氨溶液

【主要成分】

远志流浸膏、浓氨溶液。

【功能与主治】

祛痰药。用于咳痰不爽。

【用法与用量】

口服，一次 2~5mL，一日 3 次。

【注意事项】

1. 支气管扩张、肺脓肿、肺心病、肺结核患者应在医师指导下服用。

2. 服用一周病证无改善，应停止服用，去医院就诊。

3. 服药期间，若患者出现高热，体温超过38℃，或出现喘促气急者，或咳嗽加重，痰量明显增多者应到医院就诊。

4. 儿童、孕妇、老人、体质虚弱者慎用。

5. 严重肝肾功能不全者禁用。

【相互作用】

不能与磺胺嘧啶、呋喃妥因同用。

【不良反应】

可能发生恶心、呕吐等不良反应，过量或长期服用可造成酸中毒和低钾血症。

【病/证禁忌】

1. 溃疡病患者禁用。

2. 糖尿病患者、胃肠功能差者慎用。

紫桔止咳糖浆

【西药成分】

氯化铵

【主要成分】

紫菀、桔梗、氯化铵、薄荷脑（或薄荷油）。

【功能主治】

止咳，化痰。用于咳嗽痰多，咳痰不爽。

【用法用量】

口服，一次10～15mL，一日3次。

【注意事项】

1. 本品适用于伤风咳嗽，其表现为咳嗽咽痒，咯痰不爽，鼻流清涕，头痛，恶风。

2. 支气管扩张、肺脓肿、肺心病、肺结核、糖尿病患者应在医师指导下服用。

3. 老人、儿童、孕妇、哺乳期妇女应在医师指导下服用。

4. 服药期间，若患者出现高热，体温超过38℃，或出现喘促气急者，或咳嗽加重，痰量明显增多者应到医院就诊。

5. 服用3天病证无改善，应停止服用，去医院就诊。

6. 本品含氯化铵。随访检查：酸碱平衡分析指标；血氯、钾、钠浓度测定。

7. 肝肾功能异常者慎用，严重肝肾功能不全者禁用。

8. 应用过量可导致高氯性酸血症、低钾及低钠血症，故应注意按药品规定剂量服用。

【相互作用】

本品含氯化铵，不宜与以下药物合用：

1. 不宜与对氨基水杨酸钠、阿司匹林及安体舒通合用，以免使后者的毒性增加。

2. 不宜与苯丙胺、丙咪嗪、阿米替林或多虑平合用，以免造成后者疗效减弱。

3. 与碱、金霉素、新霉素、呋喃妥因、磺胺嘧啶、华法林有配伍禁忌。

【不良反应】

本品含氯化铵，可能发生以下不良反应：

1. 服用后有恶心，偶出现呕吐。过量或长期服用可造成酸中毒和低钾血症。

2. 肝功能不全时，因肝脏不能将铵离子转化为尿素而发生氨中毒。

3. 剂量过大时有呕吐，恶心，可引起胃肠道刺激或不适。

【病/证禁忌】

1. 糖尿病、溃疡病、代谢性酸血症患者禁用。

2. 右心衰竭和肝硬化伴有代谢性碱中毒患者禁用。

3. 镰状细胞贫血患者禁用，同用可引起缺氧或（和）酸中毒。

支气管哮喘

喘 舒 片

【西药成分】

盐酸双氯醇胺

【主要成分】

升华硫、大黄粉、盐酸双氯醇胺、黄芩提取物（以黄芩苷计）。

【功能主治】

温肾纳气，化痰定喘。用于慢性支气管炎，支气管哮喘，肺气肿，尤适于喘息型气管炎。

【用法用量】

口服，一次 2 片，一日 3 次，小儿酌减，饭后服或遵医嘱。

【注意事项】

处方中大黄有泻下作用，故孕妇慎用，妊娠前 3 月不应使用。它有抑制分娩的作用，故临分娩前不应使用。哺乳期妇女不宜用。

【相互作用】

1. 盐酸双氯醇胺与糖皮质激素和（或）利尿剂合用可引起低钾血症，从而导致心律失常；与茶碱合用更易发生以上不良反应。

2. 盐酸双氯醇胺与其他非选择性 β 受体激动剂配伍使用，可引起心律不齐、心动过速。

【不良反应】

本品含盐酸双氯醇胺，可能引起震颤、不安、期外收缩和心动过速；过量可引起不安、焦急、面部潮红、心动过速、明显震颤或血压升高。

【病/证禁忌】

1. 禁用于甲状腺毒症、瓣下自发性肥大性主动脉瓣狭窄、心动过速、心动过速性心律失常患者。

2. 高血压、心脏病、心功能不全的小儿、甲亢患者慎用。

3. 喘舒片含升华硫，阴虚火旺者忌服。

喘息灵胶囊

【西药成分】

盐酸克仑特罗、马来酸氯苯那敏。

【主要成分】

何首乌、知母、马兜铃、甘草、五味子、盐酸克仑特罗、马来酸氯苯那敏。

【功能主治】

平喘，止咳，祛痰。用于急慢性支气管炎，支气管哮喘等。

【用法用量】

口服，一次 2 粒，一日 2～3 次；哮喘发作时用量可加倍或遵医嘱。

【注意事项】

本品含马来酸氯苯那敏、盐酸克仑特罗，故应注意以下方面：

1. 交叉过敏：对其他抗组胺药或对下列药过敏者，也可能对本药过敏。如麻黄碱、肾上腺素、异丙肾上腺素、间羟异丙肾上腺素、去甲肾上腺素等拟交感神经药。对碘过敏者对本品也可能有过敏。

2. 新生儿、早产儿不宜用本品；孕妇及哺乳期妇女禁用。

3. 老人对常用剂量的反应较敏感，应注意减量。

4. 肝功能不良者不宜长期使用本药。

5. 驾驶员、高空作业人员、机械操作者及参赛前的运动员不宜服用该药。

6. 如服用本品过量或出现严重不良反应时应立即就医。抢救中毒病人切忌该用组胺注射解毒。

7. 与食物、水或奶同服，可以减少对胃的刺激。

8. 本品中毒时表现为：瞳孔散大，面色潮红，幻觉，兴奋，共济失调，惊厥，最后出现昏迷、心脏及呼吸衰竭而死亡。解救时应采取对症治疗和支持疗法。出现惊厥时，可酌情给予硫喷妥钠予以控制。组织胺作为解毒剂。

【药物相互作用】

本品含马来酸氯苯那敏，可能与下列成分发生作用：

1. 与其他解热镇痛药物同用，可增强其解热镇痛的作用。

2. 与中枢镇静药、催眠药或乙醇同用，可增加对中枢神经的抑制作用。

3. 与奎尼丁同用，可增强其抗胆碱的作用。

4. 本品不应与含抗组胺药（如马来酸氯苯那敏、苯海拉明等）的复方抗感冒药同服。

5. 本品不应与含抗胆碱药（如颠茄制剂、阿托品等）、哌替啶等药品同服。

6. 可增强金刚烷胺、氟哌啶醇、抗胆碱药、三环类抗抑郁药、吩噻嗪类以及拟交感神经药的药效。

7. 本品可抑制代谢苯妥英的肝微粒体酶的活性，合用时可引起苯妥英蓄积中毒，应注意监测苯妥英的浓度。

8. 本品与普萘洛尔有拮抗作用。

【不良反应】

本品含马来酸氯苯那敏、盐酸克仑特罗，可能发生以下不良反应：

1. 消化系统：服药后可出现食欲减退、恶心、上腹不适感或胃痛等不良反应。

2. 泌尿系统：过量服用时可出现排尿困难、尿痛等症状。

3. 精神症状：过量时可出现先中枢抑制，可表现为嗜睡、后中枢兴奋症状，主要表现为烦躁，甚至可导致抽搐、惊厥等表现。儿童易发生焦虑、入睡困难和神经过敏。

4. 有些人服药后还可出现胸闷、口鼻黏膜干燥、痰黏稠、咽喉痛、疲劳、虚弱感、心悸或皮肤瘀斑、出血倾向。

5. 少数病人可见轻度心悸、手指震颤、头晕等不良反应，一般于用药过程中自行消失。

【病/证禁忌】

1. 禁用于甲状腺毒症、瓣下自发性肥大性主动脉瓣狭窄、心动过速、心动过速性心律失常患者。

2. 下列情况应慎用：膀胱颈部梗阻、幽门及十二指肠梗阻、消化性溃疡所致幽门狭窄、心血管疾病、青光眼（或有青光眼倾向者）、高血压及其危象、甲状腺功能亢进、近期有心肌梗死的患者、前列腺肥大症状明显时。

3. 癫痫患者，接受单胺氧化酶抑制剂治疗者禁用。

胆龙止喘片

【西药成分】

氨茶碱、盐酸异丙嗪。

【主要成分】

猪胆粉、地龙、百部、乌梅、白矾、白芥子、生姜、氨茶碱、盐酸异丙嗪。

【功能主治】

止咳、平喘化痰。用于老年慢性气管炎、哮喘性支气管炎和肺气肿等。

【用法用量】

口服，一次3~4片，一日3次；或遵医嘱。

【注意事项】

本品含氨茶碱、盐酸异丙嗪，应注意以下方面：

1. 孕妇及哺乳期妇女、3个月以下儿童和早产儿慎用。

2. 老年人清除茶碱的功能减退，易发生中毒。

3. 用药期间应避免驾驶车辆、操纵机器或从事高空作业。

4. 急性中毒时可致嗜睡、眩晕和口、鼻、喉发干以及腹痛、腹泻、呕吐等。严重中毒者可致惊厥，继之中枢抑制。此时忌用中枢兴奋药。

5. 噻嗪类药物所需注意事项，均适用于本品。

6. 用量过大时症状和体征：手脚动作笨拙或行动古怪，严重时嗜睡或面色潮红、发热，气急或呼吸困难，心率加快（抗毒蕈碱 M 受体效应），肌肉痉挛，尤其好发于颈部和背部的肌肉。坐卧不宁，步履艰难，头面部肌肉痉挛性抽动或双手震颤（后者属锥体外系的效应）。

7. 因本品含有异丙嗪，故应特别注意有无肠梗阻，或药物的逾量、中毒等问题，因其症状体征可被异丙嗪的镇吐作用所掩盖。

8. 肝肾功能不全者慎用。

【相互作用】

1. 本品含氯苯碱可发生以下作用：

（1）与克林霉素、红霉素、林可霉素、诺氟沙星、环丙沙星、依诺沙星合用时，可降低本品在肝脏内清除率，使血药浓度升高。

（2）与锂合用时，可加速肾脏对锂的排出，后者疗效因而减低。

（3）与普萘洛尔合用时，本品的支气管扩张作用可能受到抑制。

（4）与其他茶碱类药合用时，不良反应可增多。

（5）静脉输液时，应避免与维生素 C、促皮质激素、去甲肾上腺素、四环素族盐酸盐配伍。

（6）增强氨茶碱清除的药物有：利福平、去甲肾上腺素、巴比妥类及苯妥英。

（7）与强地松龙合用，二者血浆浓度均减低。在地高辛血浓度正常范围内，它可诱发心律失常。先锋霉素或乙醇与它合用可产生戒酒硫反应。低蛋白饮食使它清除减少，而高蛋白饮食可增加它的清除。吸烟者茶碱的不良反应比其他人少。

2. 本品含有异丙嗪，可能发生以下作用：

（1）与中枢抑制药、抗胆碱药（如阿托品）或三环类抗抑郁药配伍，作用加强。

（2）忌与碱性及生物碱类药物配伍。

（3）避免与杜冷丁、阿托品多次合用。

【不良反应】

1. 因本品含有氨茶碱成分，故可能发生以下不良反应：

（1）常见的不良反应为：恶心、胃部不适、呕吐、食欲减退，也可见头痛、烦躁、易激动。

（2）心血管系统：患有心血管疾病者应用此药发生心脏毒性反应的危险性增大。心动过速是中毒的常见症状，呼吸困难者易发生室颤。有报告，血清浓度超过35μg/ml，半数患者发生危及生命的室性心率失常。

（3）呼吸系统：氨茶碱有时可使支气管痉挛加重。

（4）神经系统：应用双盲交叉法一次服氨茶碱500mg治疗部分可逆性气道梗阻12例，其中8例发生神经过敏、恶心、呕吐、头晕、头痛、烦躁、易激动心悸。一般剂量也可发生严重中毒，那是因为茶碱降解不全，除了常见有颤抖、头昏、焦虑、激动、失眠、视力紊乱、癫痫发作外，还可出现抑郁、精神错乱及中毒性精神病。

（5）剂量过大可引起惊厥，谵妄或谵语。

（6）中毒时其表现为心律失常、心率增快、肌肉颤动或癫痫。由于胃肠道受刺激，可见血性呕吐物或柏油样便。

2. 因本品含有盐酸异丙嗪成分，故可能发生以下不良反应：

（1）较常见的有嗜睡；较少见的有视力模糊或色盲（轻度），头晕目眩、口鼻咽干燥、耳鸣、皮疹、胃痛或胃部不适感、反应迟钝（儿童多见）、晕倒感（低血压）、恶心或呕吐（进行外科手术或并用其他药物时），甚至出现黄疸。

（2）增加皮肤对光的敏感性，多噩梦，易兴奋，易激动，幻觉，中毒性谵妄，儿童易发生锥体外系反应。

（3）心血管的不良反应很少见，可见血压增高，偶见血压轻度降低，白细胞减少、粒细胞减少症及再生不良性贫血少见。

（4）如超剂量使用可致口、鼻、喉发干，腹痛、腹泻、呕吐、嗜睡、眩晕。严重过量可致惊厥，继之中枢抑制。

【病/证禁忌】

1. 活动性消化溃疡、未经控制的惊厥性疾病患者和急性心梗伴有血压显著下降者禁用。

2. 下列情况应慎用：酒精中毒，心律失常，严重心脏病，充血性心力衰竭，肺源性心脏病，肝脏疾患，高血压，甲状腺功能亢进，严重低氧血症，急性心肌损害，幽门或十二指肠梗阻，前列腺肥大，膀胱颈阻塞，闭角型青光眼，骨髓抑制，昏迷，呼吸系统疾病，癫痫患者，黄疸等。

海珠喘息定片

【西药成分】

盐酸氯喘、盐酸去氯羟嗪。

【主要成分】

珍珠层粉、胡颓子叶、防风、天花粉、蝉蜕、冰片、甘草、盐酸氯喘、盐酸去氯羟嗪。

【功能主治】

平喘，祛痰，镇静，止咳。用于支气管哮喘，慢性气管炎。

【用法用量】

口服，一次2~4片，一日3次。

【注意事项】

1. 新生儿和早产儿禁用。

2. 老年人、妊娠及哺乳期妇女应慎用。

3. 服药期间不得驾驶机、车、船，从事高空作业，机械作业及操作精密仪器。

4. 因本品含盐酸氯喘，故可能用药初期1~3日，个别患者可见心悸、手指震颤、头痛及胃肠道反应，继续服药，多能自行消失。

【相互作用】

1. 本品含盐酸去氯羟嗪，故可能与酒精和其他中枢抑制药有相加作用，不应同服。

2. 因本品含有盐酸氯喘，故可能与下列成分发生反应：

（1）本药与肾上腺素及异丙肾上腺素等儿茶酚胺类并用时会引起心律失常、心率增加，故应避免与上述药物并用。

（2）本品有抑制过敏引起的皮肤反应的作用，故评估皮肤试验反应时，应考虑到本药对反应的影响。

（3）与茶碱类药并用时，可增加舒张支气管平滑肌作用，但不良反应也有所增加。

（4）避免与单胺氧化酶抑制剂及三环类抗抑郁药同时应用。

【不良反应】

少数患者可见口干、轻度心悸、手指震颤、头晕、嗜睡等。

【病/证禁忌】

甲亢、心律不齐或高血压合并症患者慎用。

化痰平喘片

【西药成分】

盐酸异丙嗪

【主要成分】

南沙参、地龙、暴马子皮、百部、浮海石、黄芩、盐酸异丙嗪。

【功能主治】

清热化痰，止咳平喘。用于急、慢性气管炎，肺气肿，咳嗽痰多，胸满气喘。

【用法用量】

口服，一次 4 ~6 片，一日 2 次。

【注意事项】

本品含盐酸异丙嗪，应注意以下方面：

1. 用药期间应避免驾驶车辆、操纵机器或从事高空作业。

2. 3 个月以下的小儿不宜使用；孕妇在临产前 1 ~ 2 周禁用。

3. 急性中毒时可致嗜睡、眩晕和口、鼻、喉发干以及腹痛、腹泻、呕吐等。严重中毒者可致惊厥，继之中枢抑制。此时可用安定静注，忌用中枢兴奋药。

4. 解救时可对症注射地西泮（安定）和毒扁豆碱。必要时给予吸氧和静脉输液。

5. 噻嗪类药物所需注意事项，均适用于本品。

6. 用量过大的症状和体征有：手脚动作笨拙或行动古怪，严重时嗜睡或面色潮红、发热，气急或呼吸困难，心率加快（抗毒蕈碱 M 受体效应），肌肉痉挛，尤其好发于颈部和背部的肌肉。坐卧不宁，步履艰难，头面部肌肉痉挛性抽动或双手震颤（后者属锥体外系效应）。

7. 应用异丙嗪时，应特别注意有无肠梗阻，或药物的逾量、中毒等问题，因其症状体征可被异丙嗪的镇吐作用所掩盖。

8. 对吩噻嗪类药高度过敏的人，也对本品过敏。

【相互作用】

本品含盐酸异丙嗪，可能与下列药物发生作用：

1. 与中枢抑制药、抗胆碱药（如阿托品）或三环类抗抑郁药配伍，作用加强。

2. 不宜与碱性及生物碱类药物配伍。

3. 避免与杜冷丁、阿托品多次合用。

【不良反应】

本品含盐酸异丙嗪，可能发生以下不良反应：

1. 常见的有嗜睡，较少见的有视力模糊或色盲（轻度）、头晕目眩、口鼻咽干燥、耳鸣、皮疹、胃痛或胃部不适感、反应迟钝（儿童多见）、晕倒感（低血压）、恶心或呕吐（进行外科手术和/或并用其他药物时），甚至出现黄疸。

2. 皮肤对光的敏感性增加，多噩梦，易兴奋，易激动，幻觉，中毒性谵妄，儿童易发生锥体外系反应。

3. 心血管不良反应少见，偶见血压增高，或血压轻度降低。极少见白细胞减少、粒细胞减少症及再生障碍性贫血。

4. 如超剂量使用可致腹痛、腹泻、呕吐、嗜睡、眩晕。严重过量可致惊厥，继之中枢抑制。

【病/证禁忌】

有下列情况应慎用：急性哮喘、膀胱颈部梗阻、骨髓抑制、心血管疾病、昏迷、闭角型青光眼、肝功能不全，高血压，胃溃疡、前列腺肥大症状明显者、幽门或十二指肠梗阻、呼吸系统疾病、癫痫患者、黄疸、各种肝病以及肾功能衰竭、Reye 综合征。

姜胆咳喘片

【西药成分】

氨茶碱、氯化铵。

【主要成分】

猪胆粉、乌梅肉、干姜、白矾、地龙、氨茶碱、陈皮、氯化铵、白芥子。

【功能主治】

祛风化痰，止咳平喘，舒风宣肺，益肺定喘。用于咳嗽气喘，支气管哮喘，胸闷气短，咽喉干痒不适等症；对肺气肿，慢性气管炎，胸闷肺热，咳喘也有较好疗效。

【用法用量】

口服，一次 4 片，一日 3 次。

【注意事项】

1. 孕妇忌用。

2. 肾功能不全者禁用。

3. 本品含氯化铵。随访检查：酸碱平衡分析指标；血氯、钾、钠浓度测定。

4. 应用过量可导致高氯性酸血症、低钾及低钠血症。

【相互作用】

1. 本品含氯化铵，不宜与以下药物合用：

（1）不宜与对氨基水杨酸钠、阿司匹林及安体舒通合用，以免后者的毒性增加。

（2）不宜与苯丙胺、丙咪嗪、阿米替林或多虑平合用，以免造成后者疗效减弱。

（3）与碱、金霉素、新霉素、呋喃妥因、磺胺嘧啶、华法林有配伍禁忌。

2. 本品含氨茶碱，故可能发生以下作用：

（1）与克林霉素、红霉素、林可霉素、诺氟沙星、环丙沙星、依诺沙星合用时，可降低本品在肝脏的清除率，使血药浓度升高。

（2）与锂合用时，可加速肾脏对锂的排出，后者疗效因而降低。

（3）与普萘洛尔合用时，本品的支气管扩张作用可能受到抑制。

（4）与其他茶碱类药合用时，不良反应可增多。

（5）静脉输液时，应避免与维生素 C、促皮质激素、去甲肾上腺素、四环素族盐酸盐配伍。

（6）增强茶碱清除的药物有：利福平、去甲肾上腺素、巴比妥类及苯妥英。

（7）它与强地松龙合用，二者血浆浓度均减低；在地高辛血浓度正常范围内，它可诱发心律失常。应用茶碱时可使咖啡因浓度累积增高达到中毒水平。先锋霉素或乙醇与它合用可产生戒酒硫反应。低蛋白饮食使它清除减少，而高蛋白饮食可增加它的清除。吸烟者茶碱的不良反应比其他人为少见。

【不良反应】

1. 本品含氯化铵，可能发生以下不良反应：

（1）服用后有恶心，偶出现呕吐。过量或长期服用可造成酸中毒和低钾血症。

(2) 肝功能不全时，因肝脏不能将铵离子转化为尿素而发生氨中毒。

2. 本品含氯茶碱，故可能发生以下不良反应：

(1) 心血管系统：血中茶碱浓度升高可致有心血管不良反应，而患有心血管疾病者应用此药，则发生心脏毒性反应的危险性增大。心动过速是中毒的常见症状，呼吸困难者易发生室颤。有报告，血清浓度超过 35μg/mL，半数患者发生危及生命的室性心率失常。

(2) 呼吸系统：氨茶碱有时可使支气管痉挛加重。

(3) 神经系统：应用双盲交叉法一次服氨茶碱 500mg 治疗部分可逆性气道梗阻 12 例，其中 8 例发生神经过敏、恶心、呕吐、头晕及心悸。一般的剂量也可发生严重中毒，这是因为茶碱降解不全，除了常见有颤抖、头昏、焦虑、激动、失眠、视力紊乱、癫痫发作外，还可出现抑郁、精神错乱及中毒性精神病。

(4) 消化系统：成人静注或肛门内给予氨茶碱，最常见的不良反应为恶心及胃肠道激惹现象。过敏反应：有人强调氨茶碱所致的过敏反应是乙二胺所致，因为它是致敏物质，可引起危及生命的血管神经性水肿。有报告，可发生延缓型过敏反应。

(5) 剂量过大可引起惊厥、谵妄。

(6) 中毒时其表现为心律失常、心率增快、肌肉颤动或癫痫。由于胃肠道受刺激，可见血性呕吐物或柏油样便。

【病/证禁忌】

1. 溃疡病、代谢性酸血症患者禁用。

2. 右心衰竭和肝硬化伴有代谢性碱血症患者禁用。

3. 镰状细胞贫血患者服用，可引起缺氧或（和）酸中毒。

咳喘清片

【西药成分】

盐酸苯海拉明

【主要成分】

麻黄（炙）、满山红、灵芝、苍术（炒）、附子（制）、连翘、千里光、盐酸苯海拉明。

【功能主治】

止咳、化痰、平喘，用于治疗慢性支气管炎及哮喘，用于各种原因（如感冒、上下呼吸道感染、急慢性支气管炎、肺部感染等）引起的咳嗽、咳痰、哮喘。

【用法用量】

口服，一次3片，一日3次，30天为一疗程；小儿酌减或遵医嘱。

【注意事项】

本品含有盐酸苯海拉明，应注意以下方面：

1. 对其他乙醇胺类高度过敏者，对本品也可能过敏。

2. 应用本药后避免驾驶车辆、高空作业或操作机器。

3. 肾功能衰竭时，给药间隔时间应延长。

4. 本品的镇吐作用可对某些疾病的诊断造成困难。

5. 孕妇、哺乳期妇女、新生儿和早产儿禁用，老年患者慎用。

6. 过量可能引起精神错乱、抽搐、震颤、呼吸困难、低血压。婴儿与儿童用药过量可致激动、幻觉、抽搐，甚至死亡。如过量服用导致中毒，应用生理盐水洗胃和导泻处理。抽搐时可静注地西泮控制。

7. 因本品含有苯海拉明，故支气管哮喘患者服用后可能使痰液黏稠，不易咳出而使病情加重。

【相互作用】

因本品含有苯海拉明，可能与下列药物发生作用：

1. 本品可短暂影响巴比妥类药和磺胺醋酰钠等的吸收。

2. 和对氨基水杨酸钠同用可降低后者血药浓度。

3. 与催眠、镇静、安定类药物合用，或饮酒可加重中枢抑制作用，应予避免。

【不良反应】

1. 常见中枢抑制作用，如嗜睡、头晕、头痛、口干、恶心、呕吐及有烧灼感、便秘或便溏等。

2. 少见气急、胸闷、咳嗽、肌张力障碍等不良反应。有报道，在给药后可发生牙关紧闭并伴有喉痉挛。

3. 老年人用药后容易发生长时间呆滞或头晕等现象。

【病/证禁忌】

1. 重症肌无力、闭角型青光眼、前列腺肥大者禁用。

2. 幽门及十二指肠梗阻、消化性溃疡所致幽门狭窄、膀胱颈狭窄、甲状腺功能亢进、心血管病、高血压、低血压以及下呼吸道感染（包括哮喘）者不宜服用本品。

平喘抗炎胶囊

【西药成分】

氨茶碱、氯化铵。

【主要成分】

桃儿七、桔梗、苦杏仁、氨茶碱、氯化铵、滑石粉。

【功能主治】

降气化痰，止咳平喘。用于痰浊阻肺证，症见咽喉肿痛，咳嗽气喘，胸满痰多，脘腹胀痛；或气管炎见以上证候者。

【用法用量】

口服，一次2粒，一日3次。

【注意事项】

本品含氨茶碱、氯化铵，应注意以下方面：

1. 孕妇及哺乳期妇女禁用，新生儿、早产儿、老年人慎用。

2. 肾功能不全患者禁用。

3. 本品含氯化铵。随访检查：酸碱平衡分析指标；血氯、钾、钠浓度测定。

4. 应用过量可导致高氯性酸血症、低钾及低钠血症。

含西药成分中成药的合理使用

【相互作用】

1. 本品含氨茶碱，可能与下列药物相互作用：

（1）与克林霉素、红霉素、林可霉素、诺氟沙星、环丙沙星、依诺沙星合用时，可降低本品在肝脏内清除率，使血药浓度升高；

（2）与锂合用时，可加速肾脏对锂的排出，后者疗效因而减低；

（3）与普萘洛尔合用时，本品的支气管扩张作用可能受到抑制；

（4）与其他茶碱类药合用时，不良反应可增多。

（5）静脉输液时，应避免与维生素 C、促皮质激素、去甲肾上腺素、四环素族盐酸盐配伍。

（6）增强茶碱清除的药物有：利福平、去甲肾上腺素、巴比妥类及苯妥英。

（7）与强地松龙合用，二者血浆浓度均减低；在地高辛血浓度正常范围内，它可诱发心律失常。应用茶碱时可使咖啡因浓度积累增高达到中毒水平。先锋霉素或乙醇与它合用可产生戒酒硫样反应。低蛋白饮食使它清除减少，而高蛋白饮食可增加它的清除。吸烟者茶碱的不良反应比其他人少见。

2. 本品含氯化铵，可能与下列药物相互作用：

（1）不宜与对氨基水杨酸钠、阿司匹林及安体舒通合用，以免增加后者的毒性。

（2）不宜与苯丙胺、丙咪嗪、阿米替林或多虑平合用，以免减弱后者疗效。

（3）与碱、金霉素、新霉素、呋喃妥因、磺胺嘧啶、华法林有配伍禁忌。

【不良反应】

1. 本品含氨茶碱，可能发生以下不良反应：

（1）心血管系统：血中茶碱浓度升高可致心血管不良反应，而患有心血管疾病者应用此药，则发生心脏毒性反应的危险性增大。心动过速是中毒的常见症状，呼吸困难者易发生室颤。有报告，血清浓度超过 35μg/mL，半数患者发生危及生命的室性心率失常。

（2）呼吸系统：氨茶碱有时可使支气管痉挛加重。

（3）神经系统：应用双盲交叉法一次服氨茶碱 500mg 治疗部分可逆性气道梗阻 12 例，其中 8 例发生神经过敏、恶心、呕吐、头晕、头痛、烦躁、易激动心悸。一般的剂量也可发生严重中毒，这是因为茶碱降解不全，除了常见有颤抖、头昏、焦虑、激动、失眠、视力紊乱、癫痫发作外，还可出现抑郁、精神错乱及中毒性精神病。

（4）消化系统：恶心、胃部不适、呕吐、食欲减退。

（5）剂量过大可引起惊厥，谵妄或谵语。

（6）中毒时其表现为心律失常、心率增快、肌肉颤动或癫痫。由于胃肠道受刺激，可见血性呕吐物或柏油样便。

2. 本品含氯化铵，可能发生以下不良反应：

（1）服用后有恶心，偶出现呕吐。过量或长期服用可造成酸中毒和低钾血症。

（2）肝功能不全时，因肝脏不能将铵离子转化为尿素而发生氨中毒。

【病/证禁忌】

1. 甲亢、高血压、动脉粥样硬化和心绞痛患者禁用。
2. 溃疡病、代谢性酸血症患者禁用。
3. 右心衰竭和肝硬化伴有代谢性碱中毒患者禁用。
2. 镰状细胞贫血患者服用，可引起缺氧或（和）酸中毒。

情安喘定片

【西药成分】

盐酸双氯醇胺

【主要成分】

榕树叶、鱼腥草、胡颓子叶、五指毛桃、珍珠层粉、冰片、盐酸双氯醇胺。

【功能主治】

平喘，止咳，祛痰，消炎。用于慢性支气管炎，支气管哮喘等。

【用法用量】

口服，一次 2 片，一日 3 次。

【注意事项】

尚不明确。

【相互作用】

1. 盐酸双氯醇胺与糖皮质激素和（或）利尿剂合用可引起低钾血症，从而导致心律失常；与茶碱合用更易发生以上不良反应。

2. 与其他非选择性 β 受体激动剂配伍使用，可引起心律不齐、心动过速。

【不良反应】

本品含盐酸双氯醇胺，可能引起震颤、不安、期外收缩和心动过速；过量可引起不安、焦急、面部潮红、心动过速、明显震颤或血压升高。

【病/证禁忌】

1. 禁用于甲状腺毒症、自发肥大性主动脉瓣狭窄、心动过速、心动过速性心律失常患者。

2. 甲亢、心律不齐或高血压合并症等心血管疾病患者慎用。

麝香心痛膏

【西药成分】

水杨酸甲酯、盐酸苯海拉明。

【主要成分】

人工麝香、白芷流浸膏、冰片、猪牙皂流浸膏、水杨酸甲酯、樟脑、盐酸苯海拉明。

【功能主治】

芳香开窍，理气止痛。用于气滞血瘀引起的胸痹心痛，症见胸痹、胸痛、憋气等。

【用法用量】

一次 2 片，一日 1 次，分别贴于心胸前区，疼痛处及心俞穴。

【注意事项】

1. 贴后局部感觉发痒或出现小红疹等均为药物反应，可继续贴敷，严重者需停药。

2. 应用本药后避免驾驶车辆、高空作业或操作机器。

3. 肾功能衰竭时，给药的间隔时间应延长。

4. 本品的镇吐作用可给某些疾病的诊断造成困难。

5. 孕妇及哺乳期妇女慎用，新生儿和早产儿禁用。

6. 过量可能引起精神错乱、抽搐、震颤、呼吸困难、低血压。婴儿与儿童用药过量可致激动、幻觉、抽搐，甚至死亡。如过量服用导致中毒，应用生理盐水洗胃和导泻处理。抽搐时可静注地西泮控制。

【相互作用】

因本品含有苯海拉明，可能与下列药物发生作用：

1. 本品可短暂影响机体对巴比妥类药和磺胺醋酰钠等药物的吸收。

2. 和对氨基水杨酸钠同用可降低后者血药浓度。

3. 可增强中枢神经抑制药的作用。

【不良反应】

因含有苯海拉明，可能发生不良反应：

1. 常见中枢抑制作用，如嗜睡、头晕、头痛、口干、恶心、呕吐及腹上区不适等。

2. 少见的不良反应有气急、胸闷、咳嗽、肌张力障碍等。有报道，在给药后可发生牙关紧闭并伴有喉痉挛。

3. 老年人用药后容易发生长时间的呆滞或头晕等现象。

【病/证禁忌】

1. 重症肌无力、闭角型青光眼、前列腺肥大者禁用。

2. 属血虚证型者忌用。

3. 幽门及十二指肠梗阻、消化性溃疡所致幽门狭窄、膀胱颈狭窄、甲状腺功能亢进、心血管病、高血压以及下呼吸道感染（包括哮喘）者不宜用本品。

息 喘 丸

【西药成分】

盐酸麻黄碱

【主要成分】

无患子根、墨旱莲、苦杏仁（去油）、五指柑、陈皮（蒸）、五指毛桃、白前、穿破石、桑白皮、枇杷叶、白花鬼灯笼、甘草、胡颓子叶、盐酸麻黄碱、党参。辅料为金礞石、蜂蜜、糊精、滑石粉。

【功能主治】

益气养阴，清肺平喘，止咳化痰。用于气阴不足，痰热阻肺，喘息气短，吐痰黄黏，咽干口渴。

【用法用量】

口服。一次2g（约33粒），一日3次。

【注意事项】

1. 孕妇和哺乳期妇女禁用。

2. 儿童和脾胃虚弱者慎用。

3. 本品适用于气阴两虚，痰热阻肺者，不适用于哮喘发作期。

4. 本品含盐酸麻黄碱、运动员慎用。

5. 服药期，若患者哮喘急性发作，或出现外感发热恶寒，或咳嗽喘息加重，痰量明显增多者，均应停药，并到医院就诊。

6. 本品不宜长期服用，服用3天病证无改善，应停用并去医院就诊。

7. 服用后如有头晕、头痛、心动过速、多汗等症状应咨询医师或药师。

【相互作用】

本品含盐酸麻黄碱，可能发生以下作用：

1. 与肾上腺皮质激素合用，本品可增加其代谢清除率，需调整皮质激素的剂量。

2. 尿碱化剂，如制酸药、钙或镁的碳酸盐、枸橼酸盐、碳酸氢钠等，影响本品在尿中的排泄，增加本品的半衰期，延长作用时间，特别是当尿保持碱性几日或更长，患者易发生麻黄碱中毒，本品用量应调整。

3. 与α受体阻滞药如酚妥拉明、哌唑嗪、妥拉唑林以及酚噻嗪类药合用时，可对抗本品的升压作用。

4. 与全麻药如氯仿、氟烷、异氟烷等同用，可使心肌对拟交感胺类药反应更敏感，有发生室性心律失常危险，必须同用时，本品用量应减小。

5. 与三环类抗抑郁药如马普替林同用时，降低本品的升压作用。

6. 与洋地黄苷类合用，可致心律失常。

7. 与麦角新碱、麦角胺或缩宫素同用，可加剧血管收缩，导致严重高血压或外围组织缺血。

8. 与多沙普仑同用，两者的升压作用均可增强。

【不良反应】

本品含盐酸麻黄碱，可能发生以下不良反应：

1. 短期内反复使用可见药效逐渐减弱，此谓药物快速耐受现象，但只要停药数小时或3~4日即可以恢复原来对药物正常敏感的状态。由此可见，每日用药次数以不超过3次为宜，这样可使上述药物耐受现象减少到最低程度。

2. 大量与长期使用，可产生震颤、焦虑、失眠、头痛、心悸、心动过速、出汗以及有发热感，故应注意防止大量与长期使用该药。

3. 老年人、前列腺肥大病人服药过多和时间过久则可引起排尿困难，故应注意避免过量和长久使用。

4. 晚间服用该药可引起中枢神经兴奋和心悸等，故应加用适量镇静药用以防止失眠。

【病/证禁忌】

1. 甲亢、高血压、动脉硬化和心绞痛患者禁用。

2. 青光眼、前列腺肥大患者慎用。

止喘灵气雾剂

【西药成分】

盐酸克仑特罗

【主要成分】

洋金花总生物碱、盐酸克仑特罗。

【功能主治】

本品为抗胆碱药和选择性β受体兴奋剂的中西药复方制剂、有舒张支气管作用。用于治疗支气管哮喘，哮喘型支气管炎等病症。

【用法用量】

哮喘发作或有预兆感时喷雾吸入，每次口腔吸入两下，不可过量；儿童酌减。具体步骤如下：

1. 取下吸嘴盖帽，尽量呼气。

2. 然后将吸嘴放入口中慢慢用口深呼气，同时用拇指和中指按压喷药，经口缓慢深深吸入。

3. 屏住呼吸，最好10秒钟以上，然后呼气（若需作另一次吸入要等候一分钟后才可重复以上步骤，用毕将盖帽套回气雾剂上）。

【注意事项】

尚不明确。

【相互作用】

由于本品含盐酸克仑特罗，故可能发生以下作用：

1. 盐酸克仑特罗与糖皮质激素和（或）利尿剂合用可引起低钾血症，从而导致心律失常；与茶碱合用更易发生以上不良反应。

2. 与其他非选择性β受体激动剂配伍使用，可引起心律不齐、心动过速。

【不良反应】

本品含盐酸克仑特罗，可能引起震颤、不安、期外收缩和心动过速；过量可引起不安、焦急、面部潮红、心动过速、明显震颤或血压升高。

【病/证禁忌】

高血压、心脏病、心功能不全的小儿、甲亢患者慎用。

止咳宝片

【西药成分】

氯化铵

【主要成分】

紫菀、橘红、桔梗、前胡、枳壳、百部、陈皮、干姜、荆芥、五味子、罂粟壳浸膏、甘草、薄荷素油、氯化铵。

【功能主治】

宣肺祛痰，止咳平喘。用于外感风寒所致的咳嗽、痰多清稀、咳甚而喘；慢性支气管炎、上呼吸道感染见上述证候者。

【用法用量】

口服。一次2片，一日3次；或遵医嘱。该药品连服七日为一疗程，可以连续服用3~5个疗程。

【注意事项】

1. 服药期间不宜再受风寒。

2. 不宜在服药期间同时服用滋补性中药。

3. 支气管扩张、肺脓肿、肺心病、肺结核、糖尿病、消化性溃疡患者应在医师指导下服用。

4. 孕妇、哺乳期妇女、婴儿忌服，老年患者慎用。

5. 肝肾功能异常者慎用，严重肝肾功能不全者禁用。

6. 服药期间，若患者出现高热，体温超过38℃，或出现喘促气急者，或咳嗽加重，痰量明显增多者应到医院就诊。

7. 严格按用法用量服用，不宜长期服用。服用3天病证无改善，应停止服用，去医院就诊。

8. 本品含氯化铵。随访检查：酸碱平衡分析指标；血氯、钾、钠浓度测定。

9. 应用过量可导致高氯性酸血症、低钾及低钠血症，故应注意使用适量为妥。

【相互作用】

本品含氯化铵，不宜与以下药物合用：

1. 不宜与对氨基水杨酸钠、阿司匹林及安体舒通合用，以免后者的毒性增加。

2. 不宜与苯丙胺、丙咪嗪、阿米替林或多虑平合用，以免造成后者疗效减弱。

3. 不宜与碱、金霉素、新霉素、呋喃妥因、磺胺嘧啶、华法林同用。

【不良反应】

本品含氯化铵，可能发生以下不良反应：

1. 服用后有恶心，偶出现呕吐。过量或长期服用可造成酸中毒和低钾血症。

2. 肝功能不全时，因肝脏不能将铵离子转化为尿素而发生氨中毒。

【病/证禁忌】

1. 溃疡病、代谢性酸血症患者禁用。

2. 右心衰竭和肝硬化伴有代谢性碱血中毒患者禁用。

3. 镰状细胞贫血患者服用，可引起缺氧或（和）酸中毒。

4. 肺热、肺燥干咳及咳痰带血者慎用。

止咳祛痰糖浆

【西药成分】

盐酸麻黄碱

【主要成分】

桔梗、百部、苦杏仁、盐酸麻黄碱。

【功能主治】

润肺化痰，止咳定喘。用于伤风咳嗽，慢性支气管炎和支气管哮喘。

【用法用量】

口服，一次 15mL，一日 3 次；或遵医嘱。

【注意事项】

1. 本品含盐酸麻黄碱。不宜长期使用。

2. 孕妇、运动员慎用。

3. 服用后如有头晕、头痛、心动过速、多汗等症状应咨询医师或药师。

【相互作用】

本品含盐酸麻黄碱，可能发生以下作用：

1. 与肾上腺皮质激素合用，本品可增加其代谢清除率，需调整皮质激素的剂量。

2. 尿碱化剂，如制酸药、钙或镁的碳酸盐、枸橼酸盐、碳酸氢钠等，影响本品在尿中的排泄，增加本品的半衰期，延长作用时间，特别是当尿保持碱性几日或更长，患者易发生麻黄碱中毒，本品用量应调整。

3. 与 α 受体阻滞药如酚妥拉明、哌唑嗪、妥拉唑林以及酚噻嗪类药合用时，可对抗本品的升压作用。

4. 与全麻药如氯仿、氟烷、异氟烷等同用，可使心肌对拟交感胺类药反应更敏感，有发生室性心律失常危险，必须同用时，本品用量应减小。

5. 与三环类抗抑郁药如马普替林同用时，有降低本品的升压作用。

6. 与洋地黄苷类合用，可致心律失常。

7. 与麦角新碱、麦角胺或缩宫素同用，可加剧血管收缩，导致严重高血压或外围组织缺血。

8. 与多沙普仑同用，两者的升压作用均可增强。

【不良反应】

本品含盐酸麻黄碱，可能发生以下不良反应：

1. 短期内反复使用可见药效逐渐减弱，此谓药物快速耐受现象，但只要停药数小时或3~4日即可以恢复原来对药物正常敏感的状态。由此可见，每日用药次数以不超过3次为宜，这样可使上述药物耐受现象减少到最低程度。

2. 大量与长期使用，可产生震颤、焦虑、失眠、头痛、心悸、心动过速、出汗以及有发热感，故应注意防止大量与长期使用该药。

3. 老年人、前列腺肥大病人服药过多和时间过久则可引起排尿困难，故应注意避免过量和长久使用。

4. 晚间服用该药可引起中枢神经兴奋和心悸等，故应加用适量镇静药用以防止失眠。

【病/证禁忌】

1. 甲亢、动脉硬化患者禁用。

2. 高血压、心脏病、青光眼、前列腺肥大患者慎用。

珠贝定喘丸

【西药成分】

氨茶碱、盐酸异丙嗪。

【主要成分】

珍珠、川贝母、琥珀、人工牛黄、细辛、葶苈子、肉桂油、陈皮、紫苏油、麻黄、五味子、猪胆粉、人参、氨茶碱、盐酸异丙嗪。

【功能主治】

理气化痰，镇咳平喘，补气温肾。用于治疗支气管哮喘、慢性支气管炎等久病喘咳，痰涎壅盛诸症。

【用法用量】

含服或用温开水送服，一次6丸，3~4岁儿童一次1丸，5~6岁一次2丸，7~8岁一次3丸，9~10岁一次4丸，11~12岁一次5丸，一日3次；或遵医嘱。

【注意事项】

本品含氨茶碱、盐酸异丙嗪，应注意以下方面：

1. 孕妇及哺乳期妇女、妇女经期、新生儿、早产儿、幼儿、老年人慎用。

2. 肝肾功能不全者慎用。

3. 用药期间应避免驾驶车辆、操纵机器或从事高空作业。

4. 急性中毒时可致嗜睡、眩晕和口、鼻、喉发干以及腹痛、腹泻、呕吐等。严重中毒者可致惊厥，继之中枢抑制。此时应用安定静注，忌用中枢兴奋药。

5. 噻嗪类药物所需注意事项，均适用于本品。

6. 用量过大的症状和体征有：手脚动作笨拙或行动古怪，严重时嗜睡或面色潮红、发热，气急或呼吸困难，心率加快（抗毒蕈碱M受体效应），肌肉痉挛，尤其好发于颈部和背部的肌肉。坐卧不宁，步履艰难，头面部肌肉痉挛性抽动或双手震颤（后者属锥体外系的效应）。

7. 因本品含有异丙嗪，故应特别注意有无肠梗阻，或药物的逾量、中毒等问题，因其症状体征可被异丙嗪的镇吐作用所掩盖。

【相互作用】

1. 本品含氨茶碱，可发生以下作用：

(1) 与克林霉素、红霉素、林可霉素、诺氟沙星、环丙沙星、依诺沙星合用时，可降低本品在肝脏的清除率，使血药浓度升高。

（2）与锂合用时，可加速肾脏对锂的排出，后者疗效因而减低。

（3）与普萘洛尔合用时，本品的支气管扩张作用可能受到抑制。

（4）与其他茶碱类药合用时，不良反应可增多。

（5）静脉输液时，应避免与维生素 C、促皮质激素、去甲肾上腺素、四环素族盐酸盐配伍。

（6）增强氨茶碱清除的药物有：利福平、去甲肾上腺素、巴比妥类及苯妥英。

（7）与强地松龙合用，二者血浆浓度均减低。在地高辛血浓度正常范围内，它可诱发心律失常。先锋霉素或乙醇与它合用可产生戒酒硫反应。低蛋白饮食使它清除减少，而高蛋白饮食可增加它的清除。吸烟者的茶碱不良反应比其他人为少见。

2. 本品含盐酸异丙嗪，可发生以下作用：

（1）中枢抑制药、抗胆碱药（如阿托品）或三环类抗抑郁药配伍，作用加强。

（2）忌与碱性及生物碱类药物配伍。

（3）避免与杜冷丁、阿托品多次合用。

【不良反应】

1. 因本品含有氨茶碱成分，故可能发生以下不良反应：

（1）心血管系统：血中茶碱浓度升高可致有心血管不良反应，而患有心血管疾病者应用此药，则发生心脏毒性反应的危险性增大。心动过速是中毒的常见症状，呼吸困难者易发生室颤。有报告，血清浓度超过 35μg/mL，半数患者发生危及生命的室性心率失常。

（2）呼吸系统：氨茶碱有时可使支气管痉挛加重。

（3）神经系统：应用双盲交叉法一次服氨茶碱 500mg 治疗部分可逆性气道梗阻 12 例，其中 8 例发生神经过敏、恶心、呕吐、头晕、头痛、烦躁、易激动心悸。一般的剂量也可发生严重中毒，那是因为茶碱降解不全，除了常见有颤抖、头昏、焦虑、激动、失眠、视力紊乱、癫痫发作外，还可出现抑郁、精神错乱及中毒性精神病。

（4）消化系统：恶心、胃部不适、呕吐、食欲减退。

（5）剂量过大可引起惊厥，谵妄或谵语。

（6）中毒时其表现为心律失常、心率增快、肌肉颤动或癫痫。由于胃肠道受刺激，可见血性呕吐物或柏油样便。

2. 因本品含有盐酸异丙嗪成分，故可能发生以下不良反应：

（1）较常见的有嗜睡；较少见的有视力模糊或色盲（轻度），头晕目眩、口鼻咽干燥、耳鸣、皮疹、胃痛或胃部不适感、反应迟钝（儿童多见）、晕倒感（低血压）、恶心或呕吐（进行外科手术和/或并用其他药物时），甚至出现黄疸。

（2）增加皮肤对光的敏感性，多噩梦，易兴奋，易激动，幻觉，中毒性谵妄，儿童易发生锥体外系反应。

（3）心血管的不良反应很少见，可见血压增高，偶见血压轻度降低。白细胞减少、粒细胞减少症及再生不良性贫血则属少见。

（4）如超剂量使用可致口、鼻、喉发干，腹痛、腹泻、呕吐、嗜睡、眩晕。严重过量可致惊厥，继之中枢抑制。

【病/证禁忌】

1. 活动性消化溃疡、未经控制的惊厥性疾病患者和急性心梗伴有血压显著下降者禁用。

2. 下列情况应慎用：酒精中毒，心律失常，严重心脏病，充血性心力衰竭，肺源性心脏病，肝脏疾患，高血压，甲状腺功能亢进，严重低氧血症，急性心肌损害，幽门或十二指肠梗阻，前列腺肥大，膀胱颈阻塞，闭角型青光眼，骨髓抑制，昏迷，呼吸系统疾病，癫痫患者，黄疸等。

第二节　消化系统用药

便　秘

四黄泻火片

【西药成分】

盐酸小檗碱

【主要成分】

盐酸小檗碱、黄芩浸膏、人工牛黄、大黄。辅料：硬脂酸镁、羧甲基淀粉钠、淀粉。

【功能主治】

清热燥湿，泻火解毒。用于火毒内盛，目赤肿痛，风火牙痛，口舌生疮，小便短赤，大便干结及外科疮疡等症。

【用法用量】

口服，一次 4 片，一日 3 次。

【不良反应】

偶有恶心、呕吐、皮疹和药热，停药后消失。

【注意事项】

1. 不宜在服药期间同时服用滋补性中药。

2. 孕妇禁用。

3. 有高血压、心脏病、糖尿病、肝病、肾病等慢性病者应在医师指导下服用。

4. 本品含盐酸小檗碱，严格按用法用量服用，儿童、哺乳期妇女、年老体弱者应在医师指导下服用，不宜长期服用。

5. 服药 3 天症状无缓解应去医院就诊。

【相互作用】

因本品含有盐酸小檗碱成分，故与含鞣质的中药合用时，由于鞣质是生物碱沉淀剂，生成难溶性鞣酸盐沉淀，将降低疗效。

【不良反应】

偶有轻度腹部或胃部不适、恶心、呕吐、皮疹、便秘、腹泻、药热，停药后即消失。

【病/证禁忌】

1. 脾胃虚寒者慎用。

2. 溶血性贫血患者及葡萄糖－6－磷酸脱氢酶缺乏患者禁用。

腹　泻

白连止痢胶囊

【西药成分】

盐酸小檗碱

【主要成分】

白头翁、石榴皮、木香、盐酸小檗碱。

【功能主治】

清热燥湿，涩肠止泻。用于痢疾，肠炎，属于大肠湿热证者。

【用法用量】

口服，一次4粒，一日3次。

【注意事项】

1. 孕妇、哺乳期妇女禁用。

2. 服用过量或出现严重不良反应，应立即就医。

【相互作用】

因本品含有盐酸小檗碱成分，故与含鞣质的中药合用时，由于鞣质是生物碱沉淀剂，生成难溶性鞣酸盐沉淀，将降低疗效。

【不良反应】

口服不良反应较少，偶有恶心、呕吐、皮疹和药热，停药后即消失。少数人有轻度腹部或胃部不适，便秘或腹泻。

【病/证禁忌】

1. 虚寒久泻者慎用。

2. 溶血性贫血患者及葡萄糖－6－磷酸脱氢酶缺乏患者禁用。

肠 康 片

【西药成分】

盐酸小檗碱

【主要成分】

木香、吴茱萸（制）、盐酸小檗碱。

【功能主治】

清热燥湿，理气止痛。用于湿热泄泻。

【用法用量】

口服，一次2～4片，一日2次。

【注意事项】

1. 孕妇、哺乳期妇女禁用。

2. 不宜在服药期间同时服用滋补性中药。

3. 有慢性结肠炎、溃疡性结肠炎、便脓血等病史者，患泄泻后应去医院就诊。

4. 有高血压、心脏病、糖尿病、肝病、肾病等病严重者应在医师指导下服用。

5. 本品不宜长期服用，服药3天症状无缓解，应去医院就诊。

6. 如服用过量或出现严重不良反应，应立即就医。

【相互作用】

因本品含有盐酸小檗碱成分，故与含鞣质的中药合用时，由于鞣质是生物碱沉淀剂，生成难溶性鞣酸盐沉淀，将降低疗效。

【不良反应】

恶心、呕吐、皮疹和药热，停药后即消失。少数人有轻度腹部或胃部不适，便秘或腹泻。

【病/证禁忌】

1. 脾胃虚寒者忌用。

2. 溶血性贫血患者及葡萄糖-6-磷酸脱氢酶缺乏患者禁用。

复方白头翁胶囊（片）

【西药成分】

盐酸小檗碱。

【主要成分】

白屈菜、白头翁、秦皮、盐酸小檗碱。

【功能主治】

清热解毒，燥湿止痢。用于大肠湿热引起的泻泄，痢疾等。

【用法用量】

口服。胶囊：一次4粒一日3~4次。片：一次4片，一日3~4次。

【注意事项】

1. 不宜长期服用。

2. 孕妇、哺乳期妇女禁用。

3. 如服用过量或出现严重不良反应，应立即就医。

【相互作用】

因本品含有盐酸小檗碱成分，故与含鞣质的中药合用时，由于鞣质是生物碱沉淀剂，生成难溶性鞣酸盐沉淀，将降低疗效。

【不良反应】

恶心、呕吐、皮疹和药热，停药后即消失。少数人有轻度腹部或胃部不适，便秘或腹泻。

【病/证禁忌】

1. 脾胃虚寒者忌用。

2. 溶血性贫血患者及葡萄糖-6-磷酸脱氢酶缺乏患者禁用。

复方黄连素片

【西药成分】

盐酸小檗碱

【主要成分】

盐酸小檗碱、木香、吴茱萸、白芍。

【功能主治】

清热燥湿，行气，止痛，止痢止泻。用于大肠湿热，赤白下利，里急后重或暴注下泻，肛门灼热。

【用法用量】

口服，一次4片，一日3次。

【注意事项】

因本品含有盐酸小檗碱成分，如服用过量或出现严重不良反应，应立即就医；孕妇、哺乳期妇女慎用。

【相互作用】

因含有盐酸小檗碱成分，故与含鞣质的中药合用时，由于鞣质是生物碱沉淀剂，生成难溶性鞣酸盐沉淀，将降低疗效。

【不良反应】

偶有便秘、腹泻、恶心、呕吐、皮疹和药热，停药后即消失。少数人有轻度腹部或胃部不适。

【病/证禁忌】

1. 脾胃虚寒者忌用。

2. 溶血性贫血患者及葡萄糖-6-磷酸脱氢酶缺乏患者禁用。

痢特敏胶囊（颗粒、片）

【西药成分】

甲氧苄啶

【主要成分】

仙鹤草、翻白草、甲氧苄氨嘧啶。

【功能主治】

清热解毒，抗菌止痢。用于急性痢疾、肠炎与腹泻属湿热证者。

【用法用量】

口服。胶囊：一次 4 粒，一日 3 次；或遵医嘱。颗粒：一次 5g，一日 3 次。片：一次 4 片，一日 3 次。

【注意事项】

1. 孕妇禁用。新生儿、早产儿及哺乳期妇女慎用。

2. 可引起白细胞及血小板减少，肝肾功能不全者慎用。

3. 较长期服用（超过 15 ~ 20 日）或按较大剂量连续用药时，应注意血象变化，如周围血象中白细胞或血小板等已有明显减少则需停用该品。

4. 该品可空腹服用，如有胃肠道刺激症状时也可与食物同服。

5. 老年患者应用该品易出现叶酸缺乏症，用药量应酌减。

6. 如因服用该品引起叶酸缺乏时，可同时服用叶酸制剂，后者并不干扰该品的抗菌活性，因细菌并不能利用已合成的叶酸。如有骨髓抑制征象发生，应立即停用该品，并给予叶酸 3 ~ 6mg 肌注，每日 1 次，使用 3 日或根据需要用药至造血功能恢复正常，对长期、过量使用该品者可给予高剂量叶酸并延长疗程。

7. 过量服用该品会出现恶心、呕吐、头晕、头痛、嗜睡、神志不清、骨髓抑制等。逾量的处理：①洗胃。②同时给尿液酸化药促进其排泄。③支持疗法。④血液透析。长期服用该品会引起骨髓抑制，造成血小板、白细胞的减少和巨幼红细胞性贫血。当出现骨髓抑制症状时，患者应立即停药同时每天肌内注射甲酰四氢叶酸 5 ~ 15mg，直至造血功能恢复正常。

【相互作用】

因本品含有甲氧苄氨嘧啶成分，故可能与下列药物发生作用：

1. 骨髓抑制剂与该品合用时发生白细胞、血小板减少的机会增多。

2. 氨苯砜与该品合用时，两者血药浓度均可升高，氨苯砜浓度的升高可使不良反应增多且加重，尤其是高铁血红蛋白血症的发生。

3. 该品不宜与抗肿瘤药、2,4－二氨基嘧啶类药物同时应用，也不宜在应用其他叶酸拮抗药治疗的疗程之间应用该品，因为有产生骨髓再生不良或巨幼红细胞贫血的可能。

4. 与利福平合用时可明显增加该品清除，血清半衰期缩短。

5. 与环孢素合用可增加肾毒性。

6. 该品可干扰苯妥英的肝内代谢，增加苯妥英的 $T_{1/2}$ 达 50%，并使其清除率降低 30%。

7. 与普鲁卡因胺合用时可减少普鲁卡因胺的肾清除，致普鲁卡因胺及其代谢物 NAPA 的血浓度增高。

8. 与华法林合用时可抑制该药的代谢而增强其抗凝作用。

【不良反应】

1. 血液系统：由于对叶酸代谢的干扰，可出现白细胞减少，血小板减少或高铁血红蛋白性贫血。一般白细胞及血小板减少系轻度，及时停药可望恢复，也可加用叶酸制剂。

2. 过敏反应：可发生瘙痒、皮疹，偶可呈严重的渗出性多形红斑。

3. 消化系统：恶心、呕吐、腹泻等胃肠道反应，一般症状轻微。

4. 偶可发生无菌性脑膜炎，有头痛、颈项强直、恶心等表现。

【病/证禁忌】

1. 虚寒型痢疾、泄泻患者禁用。

2. 严重肝肾疾病、血液病患者（如白细胞减少、血小板减少、紫癜症等）禁用。

消炎止痢灵片

【西药成分】

甲氧苄氨嘧啶

【主要成分】

苦参、甲氧苄氨嘧啶。

【功能主治】

清热燥湿，抗菌消炎。用于菌痢，胃肠炎等。

【用法用量】

口服，一次4~6片，一日3次。

【注意事项】

1. 肝肾功能不全者慎用。

2. 孕妇及哺乳期妇女、早产儿、新生儿禁用；妇女月经期停用。

3. 该品可空腹服用，如有胃肠道刺激症状时也可与食物同服。

4. 用药期间应定期进行周围血象检查，在疗程长、服用剂量大、老年、营养不良及服用抗癫痫药者易出现叶酸缺乏症，如周围血象中白细胞或血小板等已有明显减少则需停用该品。

5. 如因服用该品引起叶酸缺乏时，可同时服用叶酸制剂，后者并不干扰该品的抗菌活性，因细菌并不能利用已合成的叶酸。如有骨髓抑制征象发生，应立即停用该品，并给予叶酸3~6mg肌注，每日1次，使用3日或根据需要用药至造血功能恢复正常，对长期、过量使用该品者可给予高剂量叶酸并延长疗程。

6. 肝肾功能异常患者慎用。

7. 过量服用该品会出现恶心、呕吐、头晕、头痛、嗜睡、神志不清、骨髓抑制等。逾量的处理：①洗胃。②同时给尿液酸化药促进其排泄。③支持疗法。④血液透析。长期服用该品会引起骨髓抑制，造成血小板、白细胞的减少和巨幼红细胞性贫血。当出现骨髓抑制症状时，患者应立即停药，同时每天肌内注射甲酰四氢叶酸5~15mg，直至造血功能恢复正常。

【相互作用】

本品含甲氧苄啶，可能与下列药物发生相互作用：

1. 骨髓抑制剂与该品合用时发生白细胞、血小板减少的机会增多。

2. 氨苯砜与该品合用时，两者血药浓度均可升高，氨苯砜浓度的升高可使不良反应增多且加重，尤其是高铁血红蛋白血症的发生。

3. 该品不宜与抗肿瘤药、2,4－二氨基嘧啶类药物同时应用，也不宜在应用其他叶酸拮抗药治疗的疗程之间应用该品，因为有产生骨髓再生不良或巨幼红细胞贫血的可能。

4. 与利福平合用时可明显增加该品清除，血清半衰期缩短。

5. 与环孢素合用可增加肾毒性。

6. 该品可干扰苯妥英的肝内代谢，增加苯妥英的 $T_{1/2}$ 达50%，并使其清除率降低30%。

7. 与普鲁卡因胺合用时可减少普鲁卡因胺的肾清除，致普鲁卡因胺及其代谢物NAPA的血浓度增高。

8. 与华法林合用时可抑制该药的代谢而增强其抗凝作用。

【不良反应】

本品含甲氧苄啶，可能发生以下不良反应：

1. 由于该品对叶酸代谢的干扰可产生血液系统不良反应，可出现白细胞减少，血小板减少或高铁血红蛋白性贫血。一般白细胞及血小板减少系轻度，及时停药可望恢复，也可加用叶酸制剂。

2. 过敏反应：可发生瘙痒、皮疹，偶可呈严重的渗出性多形红斑。

3. 恶心、呕吐、腹泻等胃肠道反应，一般症状轻微。

4. 偶可发生无菌性脑膜炎，有头痛、颈项强直、恶心等表现。

【病/证禁忌】

1. 严重肝肾疾病、血液病（如白细胞减少；用小板减少、紫癜症等）禁用。

2. 下列情况应慎用：甲亢、心律不齐、高血压合并症、心血管疾病慎用。

消化不良

谷海生片

【西药成分】

甘珀酸钠、呋喃唑酮、盐酸小檗碱。

【主要成分】

黄芪、川芎、白及、海螵蛸、甘珀酸钠、呋喃唑酮、盐酸小檗碱、洋金花。

【功能主治】

补气健脾，行气止痛，活血和肌。用于脾虚气滞血瘀所致的胃脘胀痛，食少体倦，嗳气吞酸以及消化性溃疡。

【用法用量】

口服，一次5片，一日4次。

【注意事项】

1. 治疗期间宜予以低钠饮食，并适当补充钾盐。

2. 服用本品期间饮酒，则可引起双硫仑样反应，表现为皮肤潮红、瘙痒、发热、头痛、恶心、腹痛、心动过速、血压升高、胸闷、烦躁等，故服药期间和停药后5天内，禁止饮酒。

3. 葡萄糖－6－磷酸脱氢酶（G－6PD）缺乏者可致溶血性贫血。

4. 孕妇及哺乳期妇女、新生儿禁用。

5. 心、肝、肾功能不全者慎用。

【相互作用】

1. 因本品含有呋喃唑酮，故可能与药品发生以下反应：

(1）与三环类抗抑郁药合用可引起急性中毒性精神病，应予避免。

(2）本品可增强左旋多巴的作用。

(3）拟交感胺、富含酪胺食物、食欲抑制药、单胺氧化酶抑制剂等可增强本品作用。

2. 因本品含有盐酸小檗碱成分，若含鞣质的中药与该药品合用，由于鞣质是生物碱沉淀剂，二者结合，可生成难溶性鞣酸盐沉淀，降低疗效。

3. 因含甘珀酸钠成分，可发生相互作用：

(1）抗酸药及抗胆碱药可能减少其吸收；

(2）正在使用洋地黄药物的患者不宜服用本品。

【不良反应】

因本品含有甘珀酸钠、呋喃唑酮、盐酸小檗碱，可能发生以下不良反应：

1. 消化系统：恶心，呕吐，腹或胃部不适，便秘或腹泻。

2. 神经系统：头痛、头晕等。

3. 皮肤及附件：潮红、药物热、皮疹、肛门瘙痒及多发性神经炎。

4. 其他：哮喘、直立性低血压、低血糖、肺浸润，偶可出现溶血性贫血、黄疸等。

【病/证禁忌】

1. 不宜用于溃疡病或支气管哮喘患者。

2. 溶血性贫血患者及葡萄糖－6－磷酸脱氢酶缺乏患者禁用。

3. 醛固酮增多症、低血钾等病人禁用。

活胃胶囊（散）

【西药成分】

碳酸氢钠、酒石酸、碳酸镁。

【主要成分】

砂仁、小茴香、肉桂、红曲、大黄、滑石粉、薄荷脑、碳酸氢钠、酒石酸、碳酸镁。辅料为淀粉、糖粉。

【功能主治】

理气和胃，降逆止呕。用于肝郁气逆，脾胃不和引起的胸胁胀满，胃脘疼痛，气逆嘈杂，呕吐吞酸；消化不良见上述证候者。

【用法用量】

胶囊：口服，一次 4 粒，一日 2 次；散：口服，一次 1g，一日 2 次。

【注意事项】

1. 孕妇禁用。

2. 忌情绪激动及生气恼怒。不宜在服药期间同时服用滋补性中药。

3. 有高血压、心脏病、肝病、糖尿病、肾病等慢性病严重者应在医师指导下服用。

4. 因本品含有碳酸氢钠成分，与大量牛奶或奶制品同时服用时，可产生乳 - 碱综合征。

5. 服药 3 天症状无缓解应去医院就诊。

6. 应避免与其他药物在 1 ~2 小时内同时服用。

7. 儿童、年老体弱者应在医师指导下使用。

【相互作用】

因本品含有碳酸氢钠成分，与口服四环素同用时，可因胃液 pH 值升高，以致使其吸收减少。

【不良反应】

因含有碳酸氢钠，故可能出现以下不良反应：

1. 肾功能不全患者用量偏大时，可出现精神症状，肌疼痛或抽搐，口内异味，呼吸缓慢等。

2. 长期应用可出现尿频、尿急、头痛、食欲不振以及恶心呕吐等碱中毒症状。

3. 可有呃逆，胃胀，较少见的有胃痉挛，口渴（细胞外钠浓度过高时引起细胞脱水）。

【病/证禁忌】

1. 胃阴虚者不宜用，其表现为口干欲饮、大便干结、小便短少。

2. 因本品含有碳酸氢钠成分，故下列情况应禁用：

（1）限钠疾病。

（2）阑尾炎早期，胃区痛尚未明确诊断时。

神曲胃痛胶囊（片）

【西药成分】

氢氧化铝、碳酸氢钠。

【主要成分】

神曲茶、大黄、姜粉、颠茄浸膏、氢氧化铝、碳酸氢钠。

【功能主治】

理气止痛，健脾消食。用于胃酸过多，胃痛，食欲不振；消化不良见上述症状者。

【用法用量】

胶囊：口服，一次2~3粒，一日3次；片剂：嚼碎服，一次2~4片，一日3次。

【注意事项】

1. 孕妇及哺乳期妇女禁用。

2. 忌情绪激动及生闷气。

3. 不宜在服药期间同时服用滋补性中药。

4. 有肝病、糖尿病、肾病等慢性病严重者应在医师指导下服用。

5. 服药后1小时内应避免服用其他药物，因氢氧化铝可与其他药物结合而降低吸收，影响疗效。

6. 服药3天症状无缓解，应去医院就诊。

【相互作用】

1. 本品与金刚烷胺、阿托品类药等同用时，本品的不良反应可加剧。

2. 碳酸氢钠与口服四环素同用时，可因胃液 pH 值升高，以致使其吸收减少。

3. 该药品与肠溶片同服，可使肠溶片加快溶解。

【不良反应】

1. 肾功能不全患者长期应用可能会有铝蓄积中毒，出现精神症状。

2. 口干、便秘、出汗减少、口鼻咽喉及皮肤干燥、视力模糊、排尿困难等。

3. 老年人长期服用，可致骨质疏松。

【病/证禁忌】

1. 前列腺肥大、青光眼患者禁用。

2. 阑尾炎或急腹症时，服用本品可使病情加重，可增加阑尾穿孔的危险，应禁用。

3. 高血压、心脏病、返流性食管炎、胃肠道阻塞性疾患、长期便秘者、溃疡性结肠炎、甲状腺功能亢进患者应慎用。

4. 本品含氢氧化铝、碳酸氢钠，骨折患者不宜服用。这是由于不溶性磷酸铝复合物的形成，会导致血清磷酸盐浓度降低及磷自骨内移出。

5. 能妨碍磷的吸收，长期服用能引起低磷血症；低磷血症（如吸收不良综合征）患者慎用。

胃 宁 [illegible]

【西药成分】

碳酸氢钠、三硅酸镁。

【主要成分】

麦芽、龙胆、碳酸氢钠、三硅酸镁、颠茄流浸膏、薄荷脑。

【功能主治】

和胃止痛。用于胃胀，腹痛，消化不良。

【用法用量】

口服，一次1袋，一日3次。

【注意事项】

1. 孕妇禁服。

2. 儿童、年老体弱者应在医师指导下使用。

3. 严重肾功能不全者禁用。

【相互作用】

1. 碳酸氢钠与口服四环素同用时，可因胃液 pH 值升高，以致使其吸收减少；该药品可加速酸性药物的排泄（如阿司匹林）。

2. 因本品含有三硅酸镁，故可能与下列药物发生反应：

（1）该药品与阿托品类药物合用时，后者吸收可能降低而影响疗效。

（2）该药品与地高辛合用时，后者吸收可被抑制，血药浓度降低。

（3）该药品与苯二氮䓬类药物（如安定）合用时，后者吸收率降低。

（4）该药品与异烟肼合用时，后者吸收可能延迟与减少，一般异烟肼应于该药摄入前1小时服用。

（5）与左旋多巴合用时，该药品吸收可能增加，胃排空缓慢者尤其明显。

（6）应避免氯丙嗪类药与该药品同时应用，后者可抑制前者的吸收。

【不良反应】

因本品含有碳酸氢钠、三硅酸镁成分，故可能发生以下不良反应：

1. 胃肠道反应：腹泻，消化不良等。

2. 长期服用本品，少量二氧化硅被吸收并经尿道排泄，可能发生肾硅酸盐结石。

3. 肾功能不全患者长期大量服用还可出现眩晕、昏厥、心律失常或精神症状，以及异常疲乏无力（约10%的镁自肠道吸收，致高镁血症或其他电解质失调）。

4. 中和胃酸时所产生的二氧化碳可能引起嗳气、继发性胃酸分泌增加。

【病/证禁忌】

1. 因本品能与磷酸根结合而阻碍磷酸盐的吸收，故低磷血症患者（如吸收不良综合征），不宜服用本品。

2. 阑尾炎、急腹症或肠梗阻、溃疡性结肠炎、慢性腹泻者禁用。

3. 因本品含有碳酸氢钠成分，故下列情况慎用：

①少尿或无尿时；②钠潴留合并水肿；③肝硬化；④充血性心力衰竭；⑤肾功能不全；⑥妊娠毒血症；⑦高血压。

消化性溃疡

复方陈香胃片

【西药成分】

碳酸氢钠、重质碳酸镁、氢氧化铝。

【主要成分】

陈皮、木香、石菖蒲、大黄、碳酸氢钠、重质碳酸镁、氢氧化铝。

【功能主治】

行气和胃，制酸止痛。用于气滞型胃脘疼痛、脘腹痞满、嗳气吞酸等症，胃及十二指肠溃疡、慢性胃炎见上述症状者。

【用法用量】

口服，一次2片，一日3次。

【注意事项】

1. 孕妇禁服。

2. 因本品含有碳酸氢钠成分，与大量牛奶或奶制品同时服用时，可产生乳－碱综合征复发。

3. 服药后1小时内应避免服用其他药物，因氢氧化铝可与其他药物结合而降低吸收，影响疗效。

【相互作用】

1. 因本品含有碳酸氢钠成分：

（1）可加速酸性药物的排泄（如阿司匹林）。

（2）与口服四环素同用时，可因胃液pH值升高，以致使其吸收减少。

2. 因本品含有氢氧化铝成分，与肠溶片同服，可使肠溶片加快溶解，不应同用。

【不良反应】

1. 极少数病人服药后有便溏现象，不需处理，药物反应自行消失。

2. 因本品含有氢氧化铝、碳酸氢钠成分，故可能发生下列不良反应：

（1）老年人长期服用，可致骨质疏松。

（2）长期应用可出现尿频、尿急、头痛、食欲不振以及恶心呕吐等碱中毒症状。

（3）可发生呃逆，胃胀，较少见的有胃痉挛，口渴（细胞外钠浓度过高时引起细胞脱水）。

（4）肾功能不全患者长期应用或用量偏大时，可能会有铝蓄积中毒，出现精神症状，肌肉疼痛或抽搐，口内异味，呼吸缓慢等。

【病/证禁忌】

1. 吐血患者慎服。

2. 脏腑燥热，胃气虚弱者，气阴两虚燥咳患者及腹泻者禁用。

3. 因含氢氧化铝成分，故阑尾炎或急腹症时，可使病情加重，增加阑尾穿孔的危险，应禁用。

4. 因本品含有碳酸氢钠成分，故：

（1）下列情况应禁用：①限钠疾病；②避免与其他药物在1～2小时内同时服用；③阑尾炎早期，胃区痛尚未明确诊断者。

（2）下列情况慎用：①少尿或无尿时；②钠潴留合并水肿；③肝硬化；④充血性心力衰竭；⑤肾功能不全；⑥妊娠毒血症；⑦高血压。

复方猴头颗粒

【西药成分】

硫糖铝、次硝酸铋、三硅酸镁。

【主要成分】

猴头子实体、硫糖铝、次硝酸铋、三硅酸镁。

【功能主治】

治疗消化道溃疡。用于胃溃疡，十二指肠溃疡，慢性胃炎。

【用法用量】

口服，一次1袋，一日3～4次，饭前半小时及睡前用温开水吞服或冲服或遵医嘱。

一般胃病半个月为一疗程；胃、十二指肠溃疡一个月为一疗程；慢性胃炎两个月为一疗程。

【注意事项】

1. 孕妇、哺乳妇女及过敏体质者慎用。

2. 本品含有硫糖铝、次硝酸铋、三硅酸镁成分，故应注意可使大便变黑，这是正常现象。

【相互作用】

1. 本品含有硫糖铝，故可能与下列药物发生作用：

（1）能与多酶片中的胃蛋白酶、胰酶和淀粉酶形成复合物，药理作用相互拮抗，影响溃疡愈合。因此两药不宜合用。

（2）可以减少华法林（也可能还有苯妥英、地高辛、四环素等）的吸收，当两者共同服用时，华法林的抗凝血活性降低50%。

2. 本品含有三硅酸镁，故可能与下列药物发生作用：

（1）与阿托品类药物合用时，使后者吸收降低而影响疗效。

（2）与地高辛合用时，后者吸收可被抑制，血药浓度降低。

（3）与苯二氮䓬类药物（如安定）合用时，后者吸收率降低。

（4）与异烟肼合用时，后者吸收可能延迟与减少，一般异烟肼应于该药摄入前1小时服用。

（5）与左旋多巴合用时，吸收可能增加，胃排空缓慢者尤其明显。

（6）应避免氯丙嗪类药与该药品同时应用，后者可抑制前者的吸收。

【不良反应】

1. 本品会引起胃部不适，便秘、腹泻、恶心、呕吐、食欲不振、口干、心悸、眩晕、昏睡、皮疹、瘙痒等不良反应，一般症状较轻，停药后消失。

2. 因含硫糖铝成分，偶见腰痛。长期使用大剂量可出现铝中毒。硫糖铝引起血浆内磷酸盐含量下降，长期使用可能出现骨软化。

3. 因本品含有三硅酸镁，长期大剂量服用该药品，偶见肾硅酸盐结石。

【病/证禁忌】

1. 本品含三硅酸镁，能与磷酸根结合而阻碍磷酸盐的吸收，导致骨软化、骨质疏松症，甚至骨折。故低磷血症患者（如吸收不良综合征），不宜服用本品。

2. 骨折患者不宜服用。这是由于可溶性磷酸铝复合物的形成，导致血清磷酸盐浓度降低及磷自骨内移出。

3. 严重肾功能不全、阑尾炎、急腹症或肠梗阻、溃疡性结肠炎、慢性腹泻者禁用。慢性肾功能不全者慎用。

4. 急性胃黏膜病变者不宜服用。

复方田七胃痛胶囊（片）

【西药成分】

氧化镁、碳酸氢钠。

【主要成分】

延胡索、香附、吴茱萸、瓦楞子、枯矾、甘草、白芍、白及、川楝子、氧化镁、碳酸氢钠、颠茄流浸膏。辅料为淀粉、滑石粉、硬脂酸镁。

【功能主治】

制酸止痛，理气化瘀，温中健脾，收敛止血。用于胃酸过多，胃脘痛，胃溃疡，十二指肠球部溃疡及慢性胃炎。

【用法用量】

复方田七胃痛胶囊（片）：口服，一次3~4粒/片，一日3次。

【注意事项】

1. 孕妇及月经过多者禁用。儿童、年老体弱者在医师指导下使用。

2. 忌情绪激动及生闷气。

3. 本品含氧化镁、碳酸氢钠，不宜长时间服用。

4. 因本品含有碳酸氢钠，应避免与其他药物在1~2小时内同时服用。

5. 因本品含有碳酸氢钠，与大量牛奶或奶制品同时服用时，可产生乳-碱综合征。

6. 不宜在服药期间同时服用滋补性中药。

7. 服药3天症状无缓解，应去医院就诊。

8. 有肝病、糖尿病、肾病等慢性病严重者应在医师指导下服用。

【相互作用】

1. 本品与金刚烷胺、阿托品类药等同用时，本品的不良反应可加剧。

2. 因本品含有碳酸氢钠，与口服四环素同用时，可因胃液pH值升高，以致使其吸收减少。

【不良反应】

1. 口干、便秘、出汗减少、口鼻咽喉及皮肤干燥（细胞外钠浓度过高时引起细胞脱水）、视力模糊、排尿困难。

2. 长期应用可出现尿频、尿急、头痛、食欲不振以及恶心呕吐等碱中毒症状。

3. 刺激肠道蠕动，具有轻泻作用。

【病/证禁忌】

1. 前列腺肥大、青光眼患者禁用。

2. 高血压、心脏病、返流性食管炎、胃肠道阻塞性疾患、甲状腺功能亢进、溃疡性结肠炎患者慎用。

3. 胃热痛者不宜用，其表现为口渴、口臭、胃中嘈杂易饥、大便秘结，甚则口腔糜烂、牙周肿痛。

4. 因含有碳酸氢钠，下列情况应禁用：

(1) 限钠疾病。

(2) 阑尾炎早期，胃区痛尚未明确诊断。

海贝胃疡胶囊

【西药成分】

盐酸普鲁卡因

【主要成分】

海螵蛸、浙贝母、盐酸普鲁卡因、延胡索、甘草浸膏。

【功能主治】

行气，制酸，止痛。用于气滞胃脘所致的胃及十二指肠溃疡，胃炎。

【用法用量】

口服，一次5~7粒，一日3次。

【注意事项】

严格按照本说明书给药。营养不良、饥饿状态易出现毒性反应，应予减量。

【相互作用】

本品不能与磺胺类、对氨基苯甲酸、毒扁豆碱及新斯的明等同时服用。

【不良反应】

可引起恶心、出汗、脉速、呼吸困难、颜面潮红、谵妄、兴奋、惊厥。

【病/证禁忌】

因含有盐酸普鲁卡因成分，故应注意：

1. 肾功能不全患者禁用。

2. 重症肌无力患者禁用。

海甘胃片

【西药成分】

溴丙胺太林

【主要成分】

甘草总黄酮、叶绿素铜钠、溴丙胺太林、海螵蛸。辅料：淀粉、硬脂酸镁。

【功能主治】

健脾疏肝，和胃止痛。用于脾虚肝郁证之消化性溃疡。

【用法用量】

一次3片，一日3次。

【注意事项】

孕妇及哺乳期妇女慎用。肝、肾功能损害者慎服。

【相互作用】

1. 该药品与甲氧氯普胺、多潘立酮不能同用。

2. 由于该药品可延长胃排空时间，会对一些药物的吸收产生影响。如红霉素可因在胃内停留过长而受到胃酸分解，降低疗效，对乙酰氨基酚的吸收可被延迟，血浆峰浓度降低；地高辛的血浆浓度可因同用该药品而提高。

【不良反应】

常见口干、面红、视力模糊、尿潴留、便秘、头痛、心悸等，减量或停药后可消失。

【病/证禁忌】

因含有溴丙胺太林成分，故应注意：

1. 青光眼患者禁用。

2. 出血性疾病及术前、尿潴留、前列腺肥大禁用。

3. 心脏病、高血压、呼吸道疾病、消化道阻塞性疾病、重症肌无力等患者慎用。

溃疡宁片

【西药成分】

维生素 U、硫酸阿托品、氢氯噻嗪、盐酸普鲁卡因。

【主要成分】

甘草浸膏、海螵蛸、维生素 U、硫酸阿托品、氢氯噻嗪、盐酸普鲁卡因。

【功能主治】

制酸、解痉，止痛，止血，调整胃肠功能，促进溃疡面的愈合。用于胃及十二指肠溃疡。

【用法用量】

口服，一次 4 ~ 6 片，一日 3 次，或遵医嘱。

【注意事项】

1. 因本品含有硫酸阿托品成分，故应注意以下方面：

（1）对其他颠茄生物碱不耐受者，对本品也不耐受。

（2）本品可随乳汁分泌，并有抑制泌乳作用。

（3）婴幼儿对本品的毒性反应极敏感，特别是痉挛性麻痹与脑损伤的小儿反应更强，环境温度较高时，因导致闭汗有体温急骤升高的危险，应用时要严密观察。

（4）老年人容易发生抗 M 胆碱样副作用，如排尿困难、便秘、口干（特别是男性），也易诱发未经诊断的青光眼，一经发现，应立即停药。本品对老年人尤易致汗液分泌减少，影响散热，故夏天慎用。

（5）对诊断的干扰：酚磺酞试验时可减少酚磺酞的排出量。

2. 因本品含有氢氯噻嗪成分，故应注意以下方面：

（1）交叉过敏：与磺胺类药物、呋塞米、布美他尼、碳酸酐酶抑制剂有交叉反应。

（2）对诊断的干扰：可致糖耐量降低，血糖、尿糖、血胆红素、血钙、血尿酸、血胆固醇、甘油三酯、低密度脂蛋白浓度升高，血镁、钾、钠及尿钙降低。

（3）随访检查：①血电解质；②血糖；③血尿酸；④血肌酶，尿素氮；⑤血压。

（4）应从最小有效剂量开始用药，以减少副作用的发生，减少反射性肾素和醛固酮分泌。

（5）有低钾血症倾向的患者，应酌情补钾或与保钾利尿药合用。

【相互作用】

1. 本品含有硫酸阿托品，与M胆碱受体结合，有对抗乙酰胆碱和其他拟胆碱药的毒蕈碱样作用。

2. 因本品含有盐酸普鲁卡因成分，不能与磺胺类、对氨基苯甲酸、毒扁豆碱及新斯的明等同时服用。

3. 本品含有氢氯噻嗪，故可能与下列药物发生作用：

（1）与拟交感胺类药物合用，利尿作用减弱。

（2）与多巴胺合用，利尿作用加强。

（3）与降压药合用时，利尿降压作用均加强。

（4）与抗痛风药合用时，后者应调整剂量。洋地黄类药物、胺碘酮等与本药合用时，应慎防因低钾血症引起的副作用。

（5）与锂制剂合用，因本药可减少肾脏对锂的清除，增加锂的肾毒性。

（6）乌洛托品与本药合用，可转化为甲醛，疗效下降。

（7）与碳酸氢钠合用，发生低氯性碱中毒机会增加。

【不良反应】

因本品含有维生素 U、硫酸阿托品、氢氯噻嗪、盐酸普鲁卡因成分，故可能发生以下不良反应：

1. 消化系统：可见口干、恶心等。

2. 神经系统：剂量过大，有中枢神经兴奋症状如烦躁不安、谵妄，以致惊厥。兴奋过度转入抑制，呼吸困难，可致死亡。

3. 皮肤损害：可引起颜面潮红、皮肤干燥。

4. 内分泌代谢系统：①水、电解质紊乱较常见：口干、恶心、呕吐和极度疲乏无力、肌肉痉挛、肌痛、腱反射消失等。②高糖血症。③高尿酸血症，停药后即可恢复。④长期用药可致血胆固醇、三酰甘油、低密度脂蛋白和极低密度脂蛋白水平升高，高密度脂蛋白降低，有促进动脉粥样硬化的可能。

5. 心血管系统：心悸、脉速，由于利尿而引起器官血流量减少，常会出现头晕。老年人可有局部缺血，如肠系膜梗死或瞬间脑缺血。少见直立性低血压。

6. 血液系统：较少出现溶血性贫血、再生障碍性贫血、血小板减少、骨髓发育不良及粒细胞减少或增加症等。

7. 其他：瞳孔散大、视力模糊、体温升高及尿潴留等。

【病/证禁忌】

1. 因本品含有硫酸阿托品成分，故青光眼及前列腺肥大、高热者禁用。下列情况应慎用：

（1）脑损害，尤其是儿童；

（2）心脏病，特别是心律失常、充血性心力衰竭、冠心病、二尖瓣狭窄等；

（3）反流性食管炎、食管与胃的运动减弱、下食管括约肌松弛，可使胃排空延迟，从而促使胃潴留，并增加胃－食管的反流；

（4）溃疡性结肠炎用量大时，肠能动度降低，可导致麻痹性肠梗阻，并可诱发加重中毒性巨结肠症；

2. 因本品含有盐酸普鲁卡因成分，故肾功能不全患者、重症肌无力患者禁用。

3. 因本品含有氢氯噻嗪成分，故下列情况慎用：

(1) 无尿或严重肾功能减退者，因本类药效果差，应用大剂量时可致药物蓄积，毒性增加；

(2) 糖尿病；

(3) 高尿酸血症或有痛风病史者；

(4) 严重肝功能损害者，水、电解质紊乱可诱发肝昏迷；

(5) 高钙血症；

(6) 低钠血症；

(7) 红斑狼疮，可诱发加重病情；

(8) 胰腺炎；

(9) 交感神经切除者（降压作用加强）；

(10) 有黄疸的婴儿。

龙七胃康片

【西药成分】

氢氧化铝、氧化镁、次硝酸铋。

【主要成分】

蛟龙木、七叶莲、陈皮、甘草、木香、氢氧化铝、氧化镁、次硝酸铋。

【功效主治】

健脾，止血止痛，制酸，收敛。用于治胃痛，胃及十二指肠溃疡，慢性胃炎，属脾胃气虚证者。

【用法用量】

口服，一次 3 片，一日 3 次。

【注意事项】

因本品含有氢氧化铝、氧化镁和次硝酸铋成分，故应注意以下方面：

1. 孕妇慎用。

2. 服药期间大便黑色属正常现象。

3. 本品不宜大剂量长期服用，尤其是肾功能减退者。

【相互作用】

1. 本品含有氢氧化铝，故可能与其他药物结合而降低吸收，影响疗效。

2. 该药品与肠溶片同服，可使肠溶片加快溶解，不应同用。

【不良反应】

因本品含有氢氧化铝、氧化镁、次硝酸铋成分，故可能发生以下不良反应：

1. 老年人长期服用，可致骨质疏松；

2. 肾功能不全患者长期应用可能会有铝蓄积中毒，出现精神症状。

【病/证禁忌】

因本品含有氢氧化铝、氧化镁、次硝酸铋成分，故应注意：

1. 因本品含有氢氧化铝成分，阑尾炎或急腹症时，服用该药品可使病情加重，可增加阑尾穿孔的危险，应禁用。

2. 因本品含有次硝酸铋成分，故急性胃黏膜病变者最好不用。

3. 骨折患者不宜服用，这是由于不溶性磷酸铝复合物的形成，导致血清磷酸盐浓度降低及磷自骨内移出。

4. 该药品能妨碍磷的吸收，长期服用能引起低磷血症；低磷血症（如吸收不良综合征）患者慎用。

胃泰康胶囊

【西药成分】

氢氧化铝、三硅酸镁、维生素 U、硫酸四氢帕马丁。

【主要成分】

氢氧化铝、三硅酸镁、维生素 U、甘草浸膏粉、白及、硫酸四氢帕马丁。

【功效主治】

用于胃及十二指肠球部溃疡，高酸性、糜烂性胃炎，胃痛以及胃酸过多引起的胃部不适等。

【用法用量】

口服。一次4粒，一日4次，饭后、睡前服，连服4周，或遵医嘱。

【注意事项】

因本品含有氢氧化铝、三硅酸镁、维生素U、硫酸四氢帕马丁成分，故应注意：

1. 不宜长期服用；

2. 妊娠期头3个月慎用；

3. 严重肝肾功能不全者禁用。

【相互作用】

1. 因含有氢氧化铝成分，故可能与以下药物发生反应：

（1）可与其他药物结合而降低吸收，影响疗效；

（2）该药品与肠溶片同服，可使肠溶片加快溶解，不应同用；

2. 因含有三硅酸镁成分，故可能与以下药物发生反应：

（1）该药品与阿托品类药物合用时，影响后者吸收而影响疗效；

（2）该药品与地高辛合用时，后者吸收可被抑制，血药浓度降低；

（3）该药品与苯二氮䓬类药物（如安定）合用时，后者吸收率降低；

（4）该药品与异烟肼合用时，后者吸收可能延迟与减少；

（5）该药品与左旋多巴合用时，吸收可能增加，胃排空缓慢者尤其明显；

（6）应避免氯丙嗪类药与该药品同时并用，后者可抑制前者的吸收。

【不良反应】

1. 有少数患者有轻度口干和异味感。

2. 因本品含有氢氧化铝成分，故可能发生以下不良反应：

（1）老年人长期服用，可致骨质疏松；

（2）肾功能不全患者长期大量应用可能会有铝蓄积中毒，出现精神症状，以及异常疲乏无力感；

（3）长期服用能引起低碳血症。

3. 因本品含有三硅酸镁，故可能发生以下不良反应：

（1）轻泻作用；

（2）长期大剂量服用，偶见肾硅酸盐结石；

（3）食用该物质可能导致胃酸分泌低者，出现消化不良的症状。

4. 因本品含有硫酸四氢帕马丁，故可能发生以下不良反应：偶有眩晕、恶心。大剂量对呼吸中枢有一定抑制作用。有时可引起锥体外系症状。

【病/证禁忌】

1. 缺酸性萎缩性胃炎患者慎用。

2. 低磷血症（如吸收不良综合征）患者慎用。

3. 因本品含有氢氧化铝成分，阑尾炎或急腹症时，服用该药品可使病情加重，可增加阑尾穿孔的危险，应禁用。

4. 急腹症或肠梗阻、溃疡性结肠炎、慢性腹泻者禁用。

5. 由于不溶性磷酸铝复合物的形成，导致血清磷酸盐浓度降低及磷自骨内移出，故骨折患者不宜服用。

胃友新片

【西药成分】

氢氧化铝

【主要成分】

大黄、龙胆、生姜、马钱子、氢氧化铝。

【功能主治】

泄热和胃，制酸止痛。用于肝胃郁热引起的胃脘灼痛，脘腹胀满，吞酸嘈杂，嗳气呃逆，口干口苦，恶心呕吐，大便干燥，舌红苔黄等及消化性溃疡、慢性胃炎等见上述证候者。

【用法用量】

口服，一次4～5片，一日3次；亦可嚼碎服用。

【注意事项】

1. 孕妇禁服。

2. 如服用过量或出现严重不良反应，应立即就医。

3. 该药品连续使用不得超过7天，症状未缓解，请咨询医师或药师。

【相互作用】

本品含有氢氧化铝成分，可与其他药物结合而降低吸收，影响疗效，故服药后1小时内应避免服用其他药物。与肠溶片同服，可使肠溶片加快溶解，不应同用。

【不良反应】

1. 老年人长期服用，可致骨质疏松。

2. 肾功能不全患者长期应用可能会有铝蓄积中毒，出现精神症状。

3. 该药品能妨碍磷的吸收，长期服用能引起低磷血症。

【病/证禁忌】

1. 脾胃虚寒者禁服。

2. 阑尾炎或急腹症时，服用该药品可使病情加重，可增加阑尾穿孔的危险，应禁用。

3. 由于不溶性磷酸铝复合物的形成，导致血清磷酸盐浓度降低及磷自骨内移出，故骨折患者不宜服用。

4. 该药有便秘作用，故长期便秘者应慎用。

5. 低磷血症（如吸收不良综合征）患者慎用。

陈香露白露片

【西药成分】

次硝酸铋、碳酸氢钠、碳酸镁、氧化镁。

【主要成分】

陈皮、川木香、大黄、石菖蒲、甘草、次硝酸铋、碳酸氢钠、碳酸镁、氧化镁。

【功能主治】

健胃和中，理气止痛。用于胃酸过多及慢性胃炎引起的胃脘痛。

【用法用量】

口服，一次3~5片，一日3次。

【注意事项】

1. 孕妇、哺乳期妇女禁用。

2. 忌情绪激动及生闷气。

3. 不宜在服药期间同时服用滋补性中药。

4. 本品含次硝酸铋、碳酸镁、氧化镁、碳酸氢钠。服用本品期间不得服用其他铋制剂，且本品不宜长期大量服用，尤其是肾功能减退者。

5. 有高血压、心脏病、肝病、肾病、糖尿病等慢性病严重者应在医师指导下服用。

6. 服本品期间大便可能变黑色，这是正常现象。

7. 服药3天症状无缓解，应去医院就诊。

8. 因本品含有次硝酸铋、碳酸氢钠、碳酸镁、氧化镁，故还应注意以下方面：

（1）与大量牛奶或奶制品同时服用时，可产生乳-碱综合征。

（2）应避免与其他药物在1~2小时内同时服用。

【相互作用】

1. 碳酸氢钠可加速酸性药物的排泄（如阿司匹林）。

2. 碳酸氢钠与口服四环素同用时，可因胃液pH值升高，以致使其吸收减少。

【不良反应】

1. 长期应用可出现尿频、尿急、头痛、食欲不振以及恶心呕吐等碱中毒症状。

2. 可有呃逆，胃胀，较少见的有胃痉挛，口渴（细胞外钠浓度过高时引起细胞脱水）。

3. 肾功能不全患者用量偏大时，可出现精神症状，肌肉疼痛或抽搐，口内异味，呼吸缓慢等。

【病/证禁忌】

1. 胃阴虚者不适用，其表现为唇燥口干、喜饮、大便干结。

2. 急性胃黏膜病变者慎用。

3. 因本品含有碳酸氢钠成分，故：限钠疾病，阑尾炎早期，胃区痛尚未明确诊断者禁用。钠潴留合并水肿，充血性心力衰竭，妊娠毒血症者慎用。

救必应胃痛片

【西药成分】

碳酸氢钠、三硅酸镁。

【主要成分】

木香、救必应、高良姜、肉桂、陈皮、甘草流浸膏、碳酸氢钠、三硅酸镁。

【功能主治】

健胃止痛。用于肝胃不和所致的胃脘痛；慢性浅表性胃炎见上述症状者。

【用法用量】

口服。一次4～6片，一日3次。

【注意事项】

1. 孕妇禁用；哺乳期妇女慎用。

2. 忌情绪激动及生闷气。

3. 有高血压、心脏病、糖尿病、肝病、肾病等慢性病严重者应在医师指导下服用。

4. 服药3天症状无缓解，应去医院就诊。

5. 与大量牛奶或奶制品同时服用时，可产生乳－碱综合征。

【相互作用】

1. 因本品含有碳酸氢钠成分：

（1）该药品可加速酸性药物的排泄（如阿司匹林）。

（2）与口服四环素同用时，可使其吸收减少。

2. 因本品含有三硅酸镁，故与下列药物可能发生作用：

（1）该药品与阿托品类药物合用时，后者吸收可能降低而影响疗效。

（2）该药品与地高辛合用时，后者吸收可被抑制，血药浓度降低。

（3）该药品与苯二氮䓬类药物（如安定）合用时，后者吸收率降低。

（4）该药品与异烟肼合用时，后者吸收可能延迟与减少。

（5）该药品与左旋多巴合用时，吸收可能增加，胃排空缓慢者尤其明显。

（6）应避免氯丙嗪类药与该药品同时并用，后者可抑制前者的吸收。

【不良反应】

因本品含有碳酸氢钠成分，故可能发生：

1. 肾功能不全患者用量偏大时，可出现精神症状，肌疼痛或抽搐，口内异味，呼吸缓慢等。

2. 长期应用可出现尿频、尿急、水肿、头痛、食欲不振以及恶心呕吐等碱中毒症状。

3. 可有呃逆，胃胀，较少见的有胃痉挛，口渴（细胞外钠浓度过高时引起细胞脱水）。

【病/证禁忌】

1. 胃阴虚者不宜用。

2. 因本品含有碳酸氢钠成分，故：属限钠疾病；阑尾炎早期，胃区痛尚未明确诊断者禁用。

3. 钠潴留合并水肿，充血性心力衰竭，妊娠毒血症者慎用。

野苏颗粒

【西药成分】

碳酸氢钠

【主要成分】

野木瓜、白矾、陈皮、碳酸氢钠。

【功能主治】

理气调中，和胃止痛。用于气滞寒凝所致胃脘疼痛，腹胀，嗳气。

【用法用量】

口服，用温开水冲服，一次6g，一日3～4次。

【注意事项】

1. 孕妇、哺乳期妇女禁用；肝肾功能不全者禁用。

2. 忌情绪激动及生闷气。

2. 不宜在服药期间同时服用滋补性中药。

4. 有高血压、心脏病等慢性病严重者应在医师指导下服用。

5. 因含有碳酸氢钠成分，故与大量牛奶或奶制品同时服用时，可产生乳－碱综合征。

6. 服药3天症状无缓解，应去医院就诊。

7. 儿童、年老体弱者在医师指导下使用。

【不良反应】

1. 肾功能不全患者用量偏大时，可出现精神症状，肌疼痛或抽搐，口内异味，呼吸缓慢等。

2. 长期应用可出现尿频、尿急、水肿、头痛、食欲不振以及恶心呕吐等碱中毒症状。

3. 可有呃逆，胃胀，较少见的有胃痉挛，口渴（细胞外钠浓度过高时引起细胞脱水）。

【相互作用】

本品含有碳酸氢钠成分，故可能与下列药物发生作用：

1. 该药品可加速酸性药物的排泄（如阿司匹林）。

2. 与口服四环素同用时，致使其吸收减少。

【病/证禁忌】

1. 糖尿病患者禁服。

2. 胃痛、口渴、口臭、胃中嘈杂易饥、大便秘结，甚则口腔糜烂、牙周肿痛者不适用。

3. 因含有碳酸氢钠成分，故：属限钠疾病；阑尾炎早期，胃区痛尚未明确诊断者禁用。

4. 少尿或无尿时，钠潴留合并水肿，妊娠毒血症者慎用。

珍黄胃片

【西药成分】

碳酸钙

【主要成分】

珍珠层粉、大黄、樟树子、三七、白及、木香、砂仁、石菖蒲、瓦楞子（煅）、碳酸钙。

【功能主治】

芳香健胃，行气止痛，止血生肌。用于气滞血瘀、湿浊中阻所致的胃脘胀痛、纳差吞酸以及慢性胃炎见上述症状者。

【用法用量】

口服，饭前一小时或睡前嚼碎或研末服用，一次 2 片，一日 4 次。

【注意事项】

1. 孕妇忌服。

2. 儿童、年老体弱者及肾结石患者应在医师指导下服用。

【相互作用】

因本品含碳酸钙可能发生如下相互作用：

1. 本品不宜与洋地黄类药物合用。

2. 大量饮用含酒精和咖啡因的饮料以及大量吸烟，均会抑制钙剂的吸收。

3. 大量进食富含纤维素的食物能抑制钙的吸收，因钙与纤维素结合成不易吸收的化合物。

4. 本品与苯妥英钠类及四环素类同用，二者吸收减低。

5. 维生素 D、避孕药、雌激素能增加钙的吸收。

6. 本品与噻嗪类利尿药合用时，因增加肾小管对钙的重吸收而易发生高钙血症。

7. 本品与含钾药物合用时，应注意心律失常。

【不良反应】

1. 嗳气、便秘。

2. 过量服用可发生高钙血症，乳－碱综合征，表现为高血钙，碱中毒及肾功能不全。

【病/证禁忌】

1. 高钙血症、高尿酸血症禁用。

2. 脾胃阴虚者不适用，主要表现为口干，舌红少津，大便干。

正 胃 片

【西药成分】

次硝酸铋、氧化镁、氢氧化铝。

【主要成分】

猴耳环、木香、七叶莲、陈皮、甘草、次硝酸铋、氧化镁、氢氧化铝。

【功能主治】

清热凉血，健脾和胃，制酸止痛。用于胃热烧灼，脘腹刺痛，呕恶吞酸，食少倦怠。

【用法用量】

口服，一次 2 片，一日 3 次，嚼碎服。

【注意事项】

1. 孕妇慎用，哺乳期妇女应在医师指导下服用。

2. 服用本品期间不得服用其他铋制剂，且本品不宜长期大量服用。当血铋浓度超过 0.1μg/mL 时，有可能导致铋性脑疝。

3. 服本品期间大便可能变黑色，这是正常现象。

4. 因氢氧化铝可与其他药物结合而降低吸收，影响疗效，服药后1小时内应避免服用其他药物。

【相互作用】

1. 该药品与肠溶片同服，可使肠溶片加快溶解，不应同用。

2. 本品可干扰西咪替丁、地高辛、铁剂、异烟肼及四环素类的吸收，应避免同时服用。

【不良反应】

1. 老年人长期服用，可致骨质疏松。

2. 肾功能不全患者长期应用可能会有铝蓄积中毒，出现精神症状。

3. 肾功能不全者长期服用可能产生镁滞留性中毒。

4. 该药品能妨碍磷的吸收，长期服用能引起低磷血症。

【病/证禁忌】

1. 不适用于脾胃阴虚者，主要表现为口干，舌红少津，大便干。

2. 长期便秘者慎用。

3. 低磷血症（如吸收不良综合征）患者慎用。

4. 急性胃黏膜病变者慎用。

5. 阑尾炎或急腹症时，服用本品可使病情加重，可增加阑尾穿孔的危险，应禁用。

6. 本品含氢氧化铝、次硝酸铋、氧化镁成分，故骨折患者不宜服用。这是由于不溶性磷酸铝复合物的形成，导致血清磷酸盐浓度降低及磷自骨内移出。

胆 囊 炎

胆益宁片

【西药成分】

胆酸钠

【主要成分】

梅根、胆酸钠。

【功能主治】

疏肝止痛，清热利胆。用于急慢性胆囊炎、胆道感染、胆囊和胆道结石。

【用法用量】

口服。一次4~6片，一日3次。

【注意事项】

尚不明确。

【药物相互作用】

尚不明确。

【不良反应】

尚不明确。

【病/证禁忌】

尚不明确。

第三节　循环系统用药

高血压

降压避风片

【西药成分】

盐酸甲基丙炔苄胺、氢氯噻嗪。

【主要成分】

黄芩、盐酸甲基丙炔苄胺、槐角、氢氯噻嗪、落花生枝叶。

【功能主治】

清热平肝，用于肝胆火盛而致的头痛眩晕诸症，原发性高血压而见此症者。

【用法用量】

口服，一次3~6片，一日2次。

【注意事项】

因本品含有丙炔甲基苄胺、氢氯噻嗪成分，故应注意以下方面：

（1）降压作用出现较慢，作用时间较长，病人反应有较大的个体差异。

（2）服药期间，忌食含酪胺量高的食物（如扁豆、红葡萄酒、干酪等），因食物中的酪胺在正常情况下被肝和肠内的单胺氧化酶破坏，但当此酶被本品抑制时，酪胺即在体内大量贮积，因而可引起高血压危象，甚至死亡。

（3）交叉过敏：与磺胺类药物、呋塞米、布美他尼、碳酸酐酶抑制剂有交叉反应。

（4）对诊断的干扰：可致糖耐量降低，血糖、尿糖、血胆红素、血钙、血尿酸、血胆固醇、甘油三酯、低密度脂蛋白浓度升高，血镁、钾、钠及尿钙降低。

（5）随访检查：①血电解质；②血糖；③血尿酸；④血肌酶，尿素氮；⑤血压。

（6）有低钾血症倾向的患者，应酌情补钾或与保钾利尿药合用。

（7）用药过量，应尽早洗胃，给予支持、对症处理，并密切随访血压、电解质和肾功能。

【相互作用】

1. 因本品含有丙炔甲基苄胺成分，故不宜与麻黄碱、苯丙胺、丙咪嗪、乙醇、甲多巴、利血平、降压灵、胍乙啶等合用。

2. 因本品含有氢氯噻嗪成分，故可能与下列药物发生作用：

（1）肾上腺皮质激素、促肾上腺皮质激素、雌激素、两性霉素 B（静脉用药），能降低本药的利尿作用，增加发生电解质紊乱的机会，尤其是低钾血症。

（2）非甾体类消炎镇痛药尤其是吲哚美辛，能降低本药的利尿作用，与前者抑制前列腺素合成有关。

（3）与拟交感胺类药物合用，利尿作用减弱。

(4) 考来烯胺(消胆胺)能减少胃肠道对本药的吸收,故应在口服考来烯胺1小时前或4小时后服用本药。

(5) 与多巴胺合用,利尿作用加强。

(6) 与降压药合用时,利尿降压作用均加强。

(7) 与抗痛风药合用时,后者应调整剂量。

(8) 使抗凝药作用减弱,主要是由于利尿后机体血浆容量下降,血中凝血因子水平升高,加上利尿使肝脏血液供应改善,合成凝血因子增多。

(9) 降低降糖药药效的作用。

(10) 洋地黄类药物、胺碘酮等与本药合用时,应慎防因低钾血症引起的副作用。

(11) 与锂制剂合用,因本药可减少肾脏对锂的清除,增加锂的肾毒性。

(12) 乌洛托品与本药合用,疗效下降。

(13) 增强非去极化肌松药的作用,与血钾下降有关。

(14) 与碳酸氢钠合用,发生低氯性碱中毒机会增加。

(15) 肝肾功能障碍者忌用,严重肝功能损害者慎用。

【不良反应】

因本品含有氢氯噻嗪成分,故可能发生以下不良反应:

1. 内分泌代谢系统:①水、电解质紊乱较常见:口干、恶心、呕吐和极度疲乏无力、肌肉痉挛、肌痛、腱反射消失等。②高糖血症。③高尿酸血症。④长期用药可致血胆固醇、三酰甘油、低密度脂蛋白和极低密度脂蛋白水平升高,高密度脂蛋白降低,有促进动脉粥样硬化的可能。

2. 心血管系统:由于利尿而引起器官血流量减少,常会引起头晕。老年人可有局部缺血,如肠系膜梗死或瞬间脑缺血。少见直立性低血压。

3. 血液系统:较少出现溶血性贫血、再生障碍性贫血、血小板减少、骨髓发育不良及粒细胞减少或增加症等。

【病/证禁忌】

1. 患有甲状腺功能亢进、嗜铬细胞瘤病人忌用。

2. 因本品含有盐酸甲基丙炔苄胺、氢氯噻嗪成分，故下列情况慎用：

(1) 无尿或严重肾功能减退者，因本类药效果差，应用大剂量时可致药物蓄积，毒性增加；

(2) 糖尿病；

(3) 高尿酸血症或有痛风病史者；

(4) 水、电解质紊乱者可诱发肝昏迷；

(5) 高钙血症；

(6) 低钠血症；

(7) 红斑狼疮，可诱发加重病情；

(8) 胰腺炎；

(9) 交感神经切除者（降压作用加强）；

(10) 有黄疸的婴儿。

罗己降压片

【西药成分】

硫酸胍乙啶、硫酸双肼屈嗪、氯氮、盐酸异丙嗪、氢氯噻嗪、三硅酸镁、维生素 B_1、维生素 B_6。

【主要成分】

罗布麻叶浸膏、防己浸膏、野菊花浸膏、硫酸胍乙啶、硫酸双肼屈嗪、氯氮、盐酸异丙嗪、氢氯噻嗪、维生素 B_1、三硅酸镁、维生素 B_6、泛酸钙。

【功能主治】

平肝，清热，降压。适用于高血压病。

【用法用量】

口服，一次 2 片，一日 3 次；维持量一日 2 片。

【注意事项】

1. 患者对本品的反应个体差异大，剂量应因人而定。

2. 孕妇、哺乳期妇女、肝肾功能不全者慎用。3 个月以下的小儿不宜使用。

3. 老年人对降压作用敏感，且可随年龄增长而肾功能减低，故用量易酌减。

4. 本品可能加重窦性心动过缓。

5. 肾功能不全者或长期大剂量服用者可出现眩晕、惊厥、心律失常或精神症状，以及异常疲乏无力。

6. 由于本品含有硫酸胍乙啶成分，半衰期较长，长期应用有蓄积作用。同时长期应用本品，会因体液潴留血容量增加而发生耐药性，降压作用减弱，此时易加用利尿药。

7. 本品含有硫酸胍乙啶成分，小量本品可随乳汁排泄，但在人体未证实发生问题。

8. 因本品含有硫酸双肼屈嗪，食品可增加其生物利用度，故宜在餐后服用。

9. 对中度原发性高血压，肼屈嗪合并利尿药和 β 受体阻滞剂的应用则可以获得良好疗效。但本药不宜单独应用。

10. 动物研究中发现本品大剂量有致肿瘤作用。已有的研究未发现本品有致突变的作用。

11. 应用本药时，应特别注意有无肠梗阻，或药物的逾量、中毒等问题，因其症状体征可被异丙嗪的镇吐作用所掩盖。

12. 因本品含有盐酸异丙嗪成分，用药期间应避免驾驶车辆、操纵机器或从事高空作业。

13. 有低钾血症倾向的患者，应酌情补钾或与保钾利尿药合用。

14. 因本品含有氢氯噻嗪成分，故可对下列诊断有干扰：可致糖耐量降低，血糖、尿糖、血胆红素、血钙、血尿酸、血胆固醇、甘油三酯、低密度脂蛋白浓度升高，血镁、钾、钠及尿钙降低。

15. 服药期间应随访检查：①血电解质；②血糖；③血尿酸；④血肌酶，尿素氮；⑤血压。

16. 过量服用本品，可能发生以下反应：

（1）因含有硫酸双肼屈嗪，故会使血压下降、心率增快，严重时发生休克。如有过量，应停药，将胃排空，给活性炭，若有休克，应予扩容治疗。

（2）因含有盐酸异丙嗪成分，故急性中毒时可致嗜睡、眩晕和口、鼻、喉发干以及腹痛、腹泻、呕吐等。严重中毒者可致惊厥，继之中枢抑制。此时可用安定静注，忌用中枢兴奋药。解救时可对症注射地西泮（安定）和毒扁豆碱。必要时给予吸氧和静脉输液。

（3）因本品含有盐酸异丙嗪，故用量过大的症状和体征有：手脚动作笨拙或行动古怪，严重时嗜睡或面色潮红、发热，气急或呼吸困难，心率加快（抗毒蕈碱 M 受体效应），肌肉痉挛，尤其好发于颈部和背部的肌肉，坐卧不宁，步履艰难，头面部肌肉痉挛性抽动或双手震颤（后者属锥体外系的效应）。

【相互作用】

1. 因本品含有硫酸胍乙啶成分，故可能与以下药物发生反应：

（1）与乙醇、巴比妥类、安眠药同用，可加重体位性低血压。

（2）与苯丙胺或其他食欲抑制药，或吩噻嗪类、三环类抗忧郁药等同用，体位性降压作用减弱。

（3）与降糖药同用，可强化降血糖作用，同用剂量需调整。

（4）与非甾体抗炎镇痛药同用，本品的降压作用减弱，由于前者可能抑制肾合成前列腺素，并使水钠潴留。

（5）与其他降压药如利血平、α 或 β 阻滞剂同用使体位性低血压增加，一般不推荐与米诺地尔同用。

（6）与拟交感类药同用使本品的降压作用减弱，也可使拟交感类药的升压作用增强，间羟胺与本品同用可致高血压危象。

2. 因本品含有盐酸异丙嗪成分，故可能与下列药物发生作用：

（1）中枢抑制药、抗胆碱药（如阿托品）或三环类抗抑郁药配伍，作用加强。

（2）忌与碱性及生物碱类药物配伍。

（3）避免与杜冷丁、阿托品多次合用。

3. 本药含有硫酸双肼屈嗪，故可能与利舍平、利尿药合用有协同作用

4. 因本品含有氢氯噻嗪成分，故可能与下列药物发生作用：

（1）肾上腺皮质激素、促肾上腺皮质激素、雌激素、两性霉素 B（静脉用药），能降低本药的利尿作用，增加发生电解质紊乱的机会，尤其是低钾血症。

（2）非甾体类消炎镇痛药尤其是吲哚美辛，能降低本药的利尿作用，与前者抑制前列腺素合成有关。

（3）与拟交感胺类药物合用，利尿作用减弱。

（4）考来烯胺（消胆胺）能减少胃肠道对本药的吸收，故应在口服考来烯胺 1 小时前或 4 小时后服用本药。

（5）与多巴胺合用，利尿作用加强。

（6）与抗痛风药合用时，后者应调整剂量。

（7）使抗凝药作用减弱，主要是由于利尿后机体血浆容量下降，血中凝血因子水平升高，加上利尿使肝脏血液供应改善，合成凝血因子增多。

（8）降糖药药效降低。

（9）洋地黄类药物、胺碘酮等与本药合用时，应慎防因低钾血症引起的副作用。

（10）与锂制剂合用，因本药可减少肾脏对锂的清除，增加锂的肾毒性。

（11）乌洛托品与本药合用，疗效下降。

（12）增强非去极化肌松药的作用，与血钾下降有关。

（13）与碳酸氢钠合用，发生低氯性碱中毒机会增加。

（14）交叉过敏：与磺胺类药物、呋塞米、布美他尼、碳酸酐酶抑制剂有交叉反应。

5. 因本品含有三硅酸镁，故与下列药物可能发生作用：

（1）该药品与阿托品类药物合用时，影响后者疗效。

（2）该药品与地高辛合用时，后者血药浓度降低。

（3）该药品与苯二氮䓬类药物（如安定）合用时，后者吸收率降低。

（4）该药品与异烟肼合用时，后者吸收可能延迟与减少。

（5）该药品与左旋多巴合用时，吸收可能增加，胃排空缓慢者尤其明显。

（6）应避免氯丙嗪类药与该药品同时应用，后者可抑制前者的吸收。

（7）如与其他药物同时使用可能会发生药物相互作用，详情请咨询医师或药师。

6. 因本品含有维生素 B_1 成分，故可能与下列药物发生反应：

（1）维生素 B_1 在碱性溶液中容易分解，与碱性药物如苯巴比妥纳、碳酸氢钠、枸橼酸钠等合用，易引起变质。

（2）含鞣质类的中药与维生素 B_1 合用后，可在体内产生永久性的结合，使其排出体外而失去作用。若需长期服用含鞣质类中药，应适当补充维生素 B_1。

7. 因本药含有维生素 B_6 成分，故可能与以下药物发生反应：

（1）小剂量维生素 B_6（一日 5mg）与左旋多巴合用，可降低后者治疗帕金森病的疗效。但制剂中若含有脱羧酶抑制剂如卡比多巴时，对左旋多巴无影响。

（2）氯霉素、盐酸肼屈嗪、异烟肼、青霉胺及免疫抑制剂包括糖皮质激素、环磷酰胺、环孢素等药物可拮抗维生素 B_6 或增强维生素 B_6 经肾排泄，甚至可引起贫血或周围神经炎。

（3）服用雌激素时应增加维生素 B_6 的用量，因为雌激素可使维生素 B_6 在体内的活性降低。

【不良反应】

1. 内分泌代谢系统：①水、电解质紊乱较常见：口鼻喉发干、恶心、呕吐、极度疲乏无力、气短、视力模糊、肌肉痉挛、肌痛、腱反射消失等。可见由体液潴留所致下肢浮肿。②高糖血症。③高尿酸血症。停药后即可恢复。④长期用药可致血胆固醇、三酰甘油、低密度脂蛋白和极低密度脂蛋白水平升高，高密度脂蛋白降低，有促进动脉粥样硬化的可能。

2. 消化系统：腹泻、恶心、呕吐、夜尿。

3. 免疫系统：皮疹、全身性红斑狼疮样综合征，类风湿关节炎，骨髓抑制等现象。

4. 神经系统：眩晕、头昏、昏厥（体位性低血压）、嗜睡、头痛、眩晕、忧郁、焦虑、震颤、周围神经炎，严重可致惊厥和中枢抑制。较少见视力模糊或色盲、耳鸣。

5. 心血管系统：由于利尿而引起器官血流量减少，常会出现头晕。老年人可有局部缺血，如肠系膜梗死或瞬间脑缺血。血压增高、直立性低血压、心绞痛、心悸、心动过速、心绞痛、充血性心衰。

6. 血液系统：较少出现溶血性贫血、再生障碍性贫血、血小板减少、骨髓发育不良、白细胞减少、粒细胞减少症、再生不良性贫血。

7. 本品含有异丙嗪成分，故可增加皮肤对光的敏感性，多噩梦，易兴奋，易激动，幻觉，中毒性谵妄，儿童易发生锥体外系反应。上述反应发生率不高。

8. 因本品含有维生素 B_1，大剂量用药时，可干扰血清茶碱浓度测定，测定尿酸浓度可呈假性增高，尿胆原可产生假阳性。

9. 因含有维生素 B_6 成分，长期、过量应用该药品可致严重的周围神经炎，出现神经感觉异常、步态不稳、手足麻木。

10. 长期大剂量服用该药品，偶见肾硅酸盐结石。

11. 可能导致胃酸分泌低者，出现消化不良的症状。

【病/证禁忌】

1. 充血性心力衰竭、高血压危象及嗜铬细胞瘤患者禁用。

2. 有主动脉瘤、脑中风及严重肾功能障碍的患者禁用。

3. 阑尾炎、急腹症或肠梗阻、溃疡性结肠炎、慢性腹泻者禁用。

4. 因本品含有三硅酸镁成分，能与磷酸根结合而阻碍磷酸盐的吸收，故低磷血症患者（如吸收不良综合征），不宜服用本品。

心脑血管病、心绞痛、心肌梗死、冠心病、幽门梗阻或十二指肠梗阻、前列腺肥大、膀胱颈阻塞、闭角型青光眼、甲亢、糖尿病、骨髓抑制、昏迷、急性哮喘等呼吸系统疾病（尤其是儿童，服用本品后痰液黏稠，影响排痰，并可抑制咳嗽反射）、无尿或严重肾功能减退者、高尿酸血症或有痛风病史者、高钙血症、低钠血症、红斑狼疮、有黄疸的婴儿、交感神经切除者（降压作用加强）、Reye 综合征、有癫痫史者慎用。

脉君安片

【西药成分】

氢氯噻嗪

【主要成分】

葛根、钩藤、氢氯噻嗪。

【功能主治】

平肝息风，解肌止痛。用于高血压，头痛眩晕，颈项强痛，失眠心悸，冠心病。

【用法用量】

口服，一次 4～5 片，一日 3～4 次。

【注意事项】

1. 运动员、年老体弱者慎用，或在医师指导下使用。

2. 规律用药，不可随意停药或减量。

3. 服药期间宜进低盐、低脂、清淡易消化食品。

4. 常备缓解心绞痛的药物，以便随时服用。

5. 头痛患者注意保持环境安静，光线不宜过强。

6. 服药期间，注意休息，避免劳累，保证充足的睡眠。保持心情舒畅，避免精神刺激，适当运动，但不要过度强烈的体力活动。

7. 本品含有氢氯噻嗪成分，故可能发生交叉过敏：与磺胺类药物、呋塞米、布美他尼、碳酸酐酶抑制剂有交叉反应。

8. 对诊断的干扰：可致糖耐量降低，血糖、尿糖、血胆红素、血钙、血尿酸、血胆固醇、甘油三酯、低密度脂蛋白浓度升高，血镁、钾、钠及尿钙降低。

9. 随访检查：①血电解质；②血糖；③血尿酸；④血肌酶，尿素氮；⑤血压。

10. 应从最小有效剂量开始用药，以减少副作用的发生，减少反射性肾素和醛固酮分泌。

11. 有低钾血症倾向的患者，应酌情补钾或与保钾利尿药合用。

12. 用药过量，应尽早洗胃，给予支持、对症处理，并密切随访血压、电解质和肾功能。

【相互作用】

因本品含有氢氯噻嗪成分，故可能与下列药物发生作用：

1. 肾上腺皮质激素、促肾上腺皮质激素、雌激素、两性霉素 B（静脉用药），能降低本药的利尿作用，增加发生电解质紊乱的机会，尤其是低钾血症。

2. 非甾体类消炎镇痛药尤其是吲哚美辛，能降低本药的利尿作用，与前者抑制前列腺素合成有关。

3. 与拟交感胺类药物合用，利尿作用减弱。

4. 考来烯胺（消胆胺）能减少胃肠道对本药的吸收，故应在口服考来烯胺 1 小时前或 4 小时后服用本药。

5. 与多巴胺合用，利尿作用加强。

6. 与降压药合用时，利尿降压作用均加强。

7. 与抗痛风药合用时，后者应调整剂量。

8. 使抗凝药作用减弱，主要是由于利尿后机体血浆容量下降，血中凝血因子水平升高，加上利尿使肝脏血液供应改善，合成凝血因子增多。

9. 降糖药药效降低。

10. 洋地黄类药物、胺碘酮等与本药合用时，应慎防因低钾血症引起的副作用。

11. 与锂制剂合用，因本药可减少肾脏对锂的清除，增加锂的肾毒性。

12. 乌洛托品与本药合用，疗效下降。

13. 增强非去极化肌松药的作用，与血钾下降有关。

14. 与碳酸氢钠合用，发生低氯性碱中毒机会增加。

【不良反应】

因本品含有氢氯噻嗪成分，故可能发生以下不良反应：

1. 内分泌系统：

（1）水、电解质紊乱较常见：口干、恶心、呕吐和极度疲乏无力、肌肉痉挛、肌痛、腱反射消失等。

（2）高血糖。

（3）高尿酸血症。

（4）长期用药可致血胆固醇、三酰甘油、低密度脂蛋白和极低密度脂蛋白水平升高，高密度脂蛋白降低，有促进动脉粥样硬化的可能。

2. 心血管系统：由于利尿而引起器官血流量减少，常会引起头晕。老年人可有局部缺血，如肠系膜梗死或瞬间脑缺血。少见直立性低血压。

3. 血液系统：较少出现溶血性贫血、再生障碍性贫血、血小板减少、骨髓发育不良及粒细胞减少或增加症等。

【病/证禁忌】

本品含有氢氯噻嗪成分，下列情况慎用：

1. 无尿或严重肾功能减退者。

2. 糖尿病。

3. 高尿酸血症或有痛风病史者。

4. 严重肝功能损害者，水、电解质紊乱可诱发肝昏迷。

5. 高钙血症。

6. 低钠血症。

7. 红斑狼疮，可加重或诱发病情。

8. 胰腺炎。

9. 交感神经切除者（降压作用加强）。

10. 有黄疸的婴儿。

珍菊降压片

【西药成分】

盐酸可乐定、氢氯噻嗪。

【主要成分】

野菊花膏粉、珍珠层粉、盐酸可乐定、氢氯噻嗪、芦丁。

【功能主治】

降压。用于高血压。

【用法用量】

口服，一次1片，一日3次或遵医嘱。

【注意事项】

因本品含有氢氯噻嗪成分，故应注意以下方面：

1. 交叉过敏：与磺胺类药物、呋塞米、布美他尼、碳酸酐酶抑制剂有交叉反应。

2. 对诊断的干扰：可致糖耐量降低，血糖、尿糖、血胆红素、血钙、血尿酸、血胆固醇、甘油三酯、低密度脂蛋白浓度升高，血镁、钾、钠及尿钙降低。

3. 随访检查：①血电解质；②血糖；③血尿酸；④血肌酶，尿素氮；⑤血压。

4. 应从最小有效剂量开始用药，以减少副作用的发生，减少反射性肾素和醛固酮分泌。

5. 有低钾血症倾向的患者，应酌情补钾或与保钾利尿药合用。

6. 用药过量，应尽早洗胃，给予支持、对症处理，并密切随访血压、电解质和肾功能。

【相互作用】

1. 因本品含有盐酸可乐定成分，故可能与以下药物发生作用：

（1）与乙醇、巴比妥类或镇静药等中枢神经抑制药合用，可加强中枢抑制作用。

（2）与其他降压药合用可加强降压作用。

（3）与β受体阻滞剂合用后停药，可增加可乐定的撤药综合征危象，故宜先停用β受体阻滞剂，再停可乐定。

（4）与三环类抗抑郁药合用，会减弱可乐定的降压作用。可乐定需加量。

（5）与非甾体类抗炎药合用，减弱可乐定的降压作用。

（6）盐酸可乐定或氢氯噻嗪与非甾体抗炎镇痛药、抗痛风药、激素类、拟交感胺类、降糖药、镇静药、乙醇、三环类抗抑郁药等有广泛的药物相互作用，可影响药物疗效，使中枢抑制、电解质及代谢紊乱等不良反应发生几率增加。联合用药中的严重不良反应病例报告比例为4.76%，单独用药中的严重不良反应病例报告比例为0.63%。

2. 因本品含有氢氯噻嗪成分，故可能与下列药物发生作用：

（1）肾上腺皮质激素、促肾上腺皮质激素、雌激素、两性霉素B（静脉用药），能降低本药的利尿作用，增加发生电解质紊乱的机会，尤其是低钾血症。

（2）非甾体类消炎镇痛药尤其是吲哚美辛，能降低本药的利尿作用，与前者抑制前列腺素合成有关。

（3）与拟交感胺类药物合用，利尿作用减弱。

（4）考来烯胺（消胆胺）能减少胃肠道对本药的吸收，故应在口服考来烯胺1小时前或4小时后服用本药。

（5）与多巴胺合用，利尿作用加强。

（6）与降压药合用时，利尿降压作用均加强。

（7）与抗痛风药合用时，后者应调整剂量。

（8）使抗凝药作用减弱，主要是由于利尿后机体血浆容量下降，血中凝血因子水平升高，加上利尿使肝脏血液供应改善，合成凝血因子增多。

（9）降糖药药效降低。

（10）洋地黄类药物、胺碘酮等与本药合用时，应慎防因低钾血症引起的副作用。

（11）与锂制剂合用，因本药可减少肾脏对锂的清除，增加锂的肾毒性。

（12）乌洛托品与本药合用，疗效下降。

（13）增强非去极化肌松药的作用，与血钾下降有关。

（14）与碳酸氢钠合用，发生低氯性碱中毒机会增加。

（15）与磺胺类药物、呋塞米、布美他尼、碳酸酐酶抑制剂等有交叉过敏反应。

【不良反应】

1. 消化系统损害表现为肝功能异常、黄疸、胰腺炎、便秘、性功能降低和夜尿多等。

2. 精神神经系统损害表现为头晕、视物模糊、运动障碍、麻木、精神抑郁。

3. 皮肤损害表现为剥脱性皮炎、全身水疱疹伴瘙痒等。

4. 代谢和营养障碍表现为低钾血症、低氯血症、低钠血症；有肾功能异常、心前区疼痛、心律失常、白细胞减少等个例报告。

5. 因本品含有盐酸可乐定成分，故还可能发生以下不良反应：

（1）最常见口干（与剂量有关），昏睡，头晕，精神抑郁，便秘和镇静，性功能降低和夜尿多，瘙痒，恶心，呕吐，失眠，荨麻疹，血管神经性水肿和风疹，疲劳，直立性症状，紧张和焦躁，脱发，皮疹，厌食和全身不适，体重增加，头痛，乏力，戒断综合征，短暂肝功能异常。

（2）少见：肌肉关节痛，心悸，心动过速，心动过缓，下肢痉挛，排尿困难，男性乳房发育，尿潴留，更少见有多梦、夜游症、烦躁不安、兴奋、幻视幻听、谵妄、雷诺现象、心力衰竭，心电图异常（如传导紊乱、心律失常）、乙醇过敏、发烧、短暂血糖升高、血清肌酸磷酸激酶升高、肝炎和腮腺炎等。

（3）盐酸可乐定能引起撤药反应，临床表现包括精神紧张、情绪激动、头痛、震颤，伴血压急剧升高和血浆中的儿茶酚胺浓度升高；与β受体阻滞剂合用后停药可增加盐酸可乐定的撤药反应。盐酸可乐定还可能导致心血管、精神神经、皮肤及附件、泌尿生殖及血液等系统的严重不良反应。

2. 因本品含有氢氯噻嗪成分，故可能发生以下不良反应：

（1）内分泌系统：①水、电解质紊乱较常见：口干、恶心、呕吐和极度疲乏无力、肌肉痉挛、肌痛、腱反射消失等。②高糖血症。③高尿酸血症。停药后即可恢复。④长期用药可致血胆固醇、三酰甘油、低密度脂蛋白和极低密度脂蛋白水平升高，高密度脂蛋白降低，有促进动脉粥样硬化的可能。

（2）心血管系统：利尿引起器官血流量减少，常会引起头晕。老年人可有局部缺血，如肠系膜梗死或瞬间脑缺血。少见直立性低血压。

（3）血液系统：较少出现溶血性贫血、再生障碍性贫血、血小板减少、骨髓发育不良及粒细胞减少或增加症等。

3. 氢氯噻嗪为排钾利尿药，可能导致低钾血症、低钠血症、高钙血症、低氯性碱中毒、低氯低钾性碱中毒，引起糖耐量降低、血糖升高、高尿酸血症，使用本品可能使已有的水、电解质及代谢紊乱加重或恶化。氢氯噻嗪还可能导致视觉、泌尿生殖、消化、血液等系统的严重不良反应。

【病/证禁忌】

本品含有盐酸可乐定、氢氯噻嗪成分，故下列情况慎用：

1. 无尿或严重肾功能减退者，因本类药效果差，应用大剂量时可致药物蓄积，毒性增加。

2. 糖尿病。

3. 高尿酸血症或有痛风病史者。

4. 严重肝功能损害者，水、电解质紊乱可诱发肝昏迷。

5. 高钙血症。

6. 低钠血症。

7. 红斑狼疮，可加重病情或诱发活动。

8. 胰腺炎。

9. 交感神经切除者（降压作用加强）。

10. 有黄疸的婴儿。

高脂血症

冠通片

【西药成分】

维生素 C、异去氧胆酸。

【主要成分】

葛根、海金沙藤、陈皮、野菊花、抗坏血酸、异去氧胆酸。

【功能主治】

增加冠状动脉血流量，降低冠状动脉阻力，减少心肌耗氧量，并有降低血压的作用。用于冠状动脉粥样硬化，心肌梗死，心绞痛及高血压等。

【用法用量】

口服。一次 5 片，一日 3 次。

【注意事项】

因本品含有维生素 C 成分，故应注意以下方面：

1. 妊娠期服用过量的维生素 C，可能影响胚胎的发育，导致胎儿出生后对维生素 C 产生依赖作用，若不继续给新生胎儿使用维生素 C，可能出现坏血病。

2. 停药反应：长期过量使用维生素 C，若骤然停止，导致维生素 C 缺乏。

3. 当每日摄入的维生素 C 在 2～8g 时，可出现恶心、腹部痉挛、铁吸收过度、红细胞破坏及泌尿结石等不良反应。小儿长期过量服用，容易患骨骼疾病。

4. 大量服用将影响以下诊断性试验的结果：

(1) 大便隐血可致假阳性。

(2) 能干扰血清乳酸脱氢酶和血清转氨酶浓度的自动分析结果。

(3) 尿糖（硫酸铜法）、葡萄糖（氧化酶法）均可致假阳性。

(4) 尿中草酸盐、尿酸盐和半胱氨酸等浓度增高。

(5) 血清胆红素浓度上升。

(6) 尿 pH 下降。

5. 该品可通过胎盘，可分泌入乳汁。妊娠妇女每日大量摄入该品可能对胎儿有害，但未经动物实验证实。

6. 过量服用的表现：

(1) 短期内服用维生素 C 补充品过量，会产生多尿、下痢、皮肤发疹等副作用。

(2) 长期服用过量维生素 C 补充品，可能导致草酸及尿酸结石。

(3) 小儿生长时期过量服用，容易产生骨骼疾病。

(4) 一次性摄入维生素 C2500 ~ 5000mg 以上时，可能会导致红细胞大量破裂，出现溶血等危重现象。

(5) 奥地利科学家发现，滥用维生素 C 会削弱人体免疫力。

(6) 美国研究人员发现，滥用维生素 C 可能会加快动脉硬化。

【相互作用】

因本品含有维生素 C 成分，故可能与以下药物发生作用：

1. 口服大剂量（一日量大于 10g）维生素 C 可干扰抗凝药的抗凝效果。

2. 与巴比妥或扑米酮等合用，可促使维生素 C 的排泄增加。

3. 纤维素磷酸钠可促使维生素 C 代谢为草酸盐。

4. 长期或大量应用维生素 C 时，能干扰双硫仑对乙醇的作用。

5. 水杨酸类能增加维生素 C 的排泄。

6. 与左旋多巴合用，可降低左旋多巴的药效。

7. 与肝素或华法林并用，可引起凝血酶原时间缩短。

8. 不宜和磺胺类药物同时使用，可以促使磺胺药在肾脏形成结石。

【不良反应】

因含有异去氧胆酸、维生素 C 成分，故能发生以下不良反应：

1. 维生素 C 长期服用每日 2 ~3g 可引起停药后坏血病。

2. 维生素 C 大量应用（每日用量 1g 以上）可引起腹泻、皮肤红而亮、头痛、尿频（每日用量 600mg 以上时）、恶心呕吐、胃痉挛。

3. 有研究发现，过量使用维生素 C，极易形成泌尿结石（尿酸盐、半胱氨酸盐或草酸盐结石）。

4. 有研究表明：长期过量服用维生素 C，可减少肠道对维生素 B_{12} 的吸收，导致巨幼红细胞性贫血的病情加剧恶化。若病人先天性缺乏 6 - 磷酸葡萄糖脱氢酶，每日服用维生素超过 5g 会促使红细胞破裂，发生溶血现象，从而导致贫血。

5. 不孕症。过量的维生素 C 还可引起子宫颈黏液中糖蛋白二硫键改变，阻止精子的穿透，造成不育。育龄妇女长期过量服用维生素 C（日剂量大于 2g），会使生育能力和免疫力减低。

【病/证禁忌】

因本品含有维生素 C 成分，故下列情况应慎用：

1. 半胱氨酸尿症。

2. 痛风。

3. 高草酸盐尿症。

4. 草酸盐沉积症。

5. 尿酸盐性肾结石。

6. 糖尿病（因维生素 C 可能干扰血糖定量）。

7. 葡萄糖－6－磷酸脱氢酶缺乏症（可引起溶血性贫血）。

8. 血色病。

9. 铁粒幼细胞性贫血或地中海贫血（可致铁吸收增加）。

10. 镰形红细胞贫血（可致溶血危象）。

11. 胃溃疡患者。

玉金方胶囊（片）

【西药成分】

盐酸普鲁卡因、苯甲酸、偏重亚硫酸钾、维生素 B_1、维生素 C、维生素 E、磷酸三钙。

【主要成分】

人参、海马、制何首乌干浸膏、黄精干浸膏、猕猴桃原汁干粉、猪脑粉、盐酸普鲁卡因、苯甲酸、偏重亚硫酸钾、维生素 B_1、维生素 E、磷酸三钙、维生素 C。

【功能主治】

补益元气，滋补肝肾，调气和血。主治因元气亏虚，肝肾不足所致的心悸、胸痹，用于冠心病，动脉硬化，高脂血症，高血糖及精力不足，老年斑，早衰症。

【用法用量】

胶囊（片）：口服，一次 2 粒（片），一日 3 次，饭前服用，或遵医嘱。

【注意事项】

1. 个别患者服用初期有咽干，轻度腹泻，可继续服用。

2. 该品与铁盐和重金属盐有配伍禁忌。

3. 不宜与胃酸抑制剂合用。

4. 因本品含有维生素 B_1，故应注意以下方面：

（1）抽烟、喝酒、常摄取砂糖的人要增加维生素 B_1 的摄取量；

（2）妊娠、哺乳期或是服用避孕药的女性需要增加的维生

素 B_1 摄入；

5. 因本品含有维生素C成分，故应注意以下方面：

(1) 有报告指出，成人维生素C的摄入量超过2g，可引起渗透性腹泻，此时维生素加速小肠蠕动，导致出现腹痛、腹泻等症状。

(2) 有研究发现，过量使用维生素C，极易形成泌尿结石。

(3) 有研究表明：长期过量服用维生素C，可减少肠道对维生素 B_{12} 的吸收，导致巨幼红细胞性贫血的病情加重。若病人先天性缺乏6－磷酸葡萄糖脱氢酶，每日服用维生素超过5g会促使红细胞破裂，发生溶血现象，从而导致贫血。

(4) 不孕症，过量的维生素C还可引起子宫颈黏液中糖蛋白二硫键改变，阻止精子的穿透，造成不育。育龄妇女长期过量服用维生素C（日剂量大于2g），会使生育能力和免疫力减低。

(5) 妊娠期服用过量的维生素C，可能影响胚胎的发育，导致胎儿出生后对维生素C产生依赖作用，若不继续给新生胎儿使用维生素C，可能出现坏血病。

(6) 停药反应：长期过量使用维生素C，若骤然停止，导致维生素C缺乏，

(7) 当每日摄入的维生素C在2～8g时，可出现恶心、腹部痉挛、铁吸收过度、红细胞破坏及泌尿结石等不良反应。小儿长期过量服用，容易患骨骼疾病。

(8) 胃溃疡患者慎用。不可与本药同时服用，而应错开两个小时服用。

(9) 大量服用将影响以下诊断性试验的结果：

①大便隐血可致假阳性。

②能干扰血清乳酸脱氢酶和血清转氨酶浓度的自动分析结果。

③尿糖（硫酸铜法）、葡萄糖（氧化酶法）均可致假阳性。

④尿中草酸盐、尿酸盐和半胱氨酸等浓度增高。

⑤血清胆红素浓度上升。

⑥尿 pH 下降。

(10) 该品可通过胎盘，可分泌入乳汁。妊娠妇女每日大量摄入该品可能对胎儿有害，但未经动物实验证实。

(11) 过量服用的表现：

①短期内服用维生素 C 补充品过量，会产生多尿、下痢、皮肤发疹等副作用

②长期服用过量维生素 C 补充品，可能导致草酸及尿酸结石

③小儿生长时期过量服用，容易产生骨骼疾病。

④一次性摄入维生素 C2500 ~ 5000mg 以上时，可能会导致红细胞大量破裂，出现溶血等危重现象。

⑤奥地利科学家发现，滥用维生素 C 会削弱人体免疫力。

⑥美国研究人员发现，滥用维生素 C 可能会加快动脉硬化。

6. 因本品含有维生素 E 成分，故应注意下列方面：

(1) 每日服用维生素 E400mg 以上，会发生头痛、眩晕、恶心、视力模糊以及月经过多或闭经，甚至因血小板聚集而引起血栓性静脉炎与肺栓塞。

(2) 每日服用维生素 E800mg 以上并连续使用 3 周后。会出现肌酸尿和血清肌酸激酶活性升高，可使高血压、心绞痛、糖尿病等疾病病情加重。

(3) 每日服用维生素 E2000 ~ 12000mg 时，会发生生殖功能障碍。

(4) 与过氧化物和金属离子（尤其是铁、铜和银离子）有配伍禁忌。

【相互作用】

1. 因本品含有维生素 C 成分，故可能与以下药物发生作用：

(1) 与巴比妥或扑米酮等合用，可促使维生素 C 的排泄增加。

(2) 纤维素磷酸钠可促使维生素 C 代谢为草酸盐。

(3) 水杨酸类能增加维生素 C 的排泄。

(4) 与左旋多巴合用，可降低左旋多巴的药效。

(5) 与肝素或华法林并用，可引起凝血酶原时间缩短。

(6) 不宜和磺胺类药物同时使用，可以促使磺胺药在肾脏形成结石。

2. 因本品含有维生素 B_1 成分，故可能与下列药物发生反应：

(1) 维生素 B_1 在碱性溶液中容易分解，与碱性药物如苯巴比妥纳、碳酸氢钠、枸橼酸钠等合用，易引起变质。

(2) 含鞣质类的中药与维生素 B_1 合用后，可在体内产生永久性的结合，使其排出体外而失去作用。

3. 本品含有维生素 E，故与下列药物同用可能发生以下反应：

(1) 阿司匹林：维生素 E 与阿司匹林都能降低血液黏稠度，所以当维生素 E 与阿司匹林同时服用时，医生应根据具体情况调整病人的服用剂量。

(2) 维生素 K：维生素 E 对维生素 K 有拮抗作用，并且能够抑制血小板的凝聚，降低血液凝固性。因此，在做外科手术之前或是在服用抗凝血药物时，请不要服用该药。

(3) 洋地黄：维生素 E 可增强洋地黄的强心作用。

(4) 新霉素：新霉素会影响人体对维生素 E 的吸收，因此同时服用可能会降低两者的药物作用。

【不良反应】

1. 因含有盐酸普鲁卡因成分，故可引起恶心、出汗、脉速、呼吸困难、颜面潮红、谵妄、兴奋、惊厥。

2. 因含有维生素 E 成分，在服用高剂量时，它可引起反胃，胃肠气胀，腹泻和心脏急速跳动的不良反应。

3. 因本品含有维生素 B_1，大剂量用药时，可干扰血清茶碱浓度测定，尿酸浓度可呈假性增高，尿胆原可产生假阳性。

4. 因本品含有维生素 C 成分，故可能发生以下不良反应：

（1）长期服用每日 2～3g 可引起停药后坏血病。

（2）长期应用大量维生素 C 偶可引起尿酸盐、半胱氨酸盐或草酸盐结石。

（3）大量应用（每日用量 1g 以上）可引起腹泻、皮肤红而亮、头痛、尿频（每日用量 600mg 以上时）、恶心呕吐、胃痉挛。

【病/证禁忌】

因本品含有维生素 C 成分，故下列情况应慎用：

1. 半胱氨酸尿症。
2. 痛风。
3. 高草酸盐尿症。
4. 草酸盐沉积症。
5. 尿酸盐性肾结石。
6. 糖尿病（因维生素 C 可能干扰血糖定量）。
7. 葡萄糖－6－磷酸脱氢酶缺乏症（可引起溶血性贫血）。
8. 血色病。
9. 铁粒幼细胞性贫血或地中海贫血（可致铁吸收增加）。
10. 镰形红细胞贫血（可致溶血危象）。

脂降宁片

【西药成分】

氯贝酸铝、维生素 C。

【主要成分】

山楂、制何首乌、丹参、葛根、瓜蒌、决明子、氯贝酸铝、维生素 C。

【功能主治】

行气散瘀，活血通经，益精血，降血脂。用于胸痹心痛，眩晕耳鸣，肢体麻木，高脂血症或合并高血压、冠心病、动脉硬化等。

【用法用量】

口服，一次3～4片，一日3次。

【注意事项】

1. 禁止与碱性药物同时使用。但胃溃疡患者应注意，维生素C禁与溃疡药同服，而应错开两个小时服用。

2. 不能和磺胺类药物同时使用，因为维生素C可以促使磺胺药在肾脏形成结石。

3. 因本品含有氯贝酸铝成分，故应注意以下方面：

（1）在使用本品过程中，如有血清淀粉酶增高、肝功能试验异常、血胆固醇、低密度脂蛋白增高，需停药。

（2）对诊断的干扰：

①血肌酸磷酸激酶可能升高，尤其在肾功能衰竭或低白蛋白血症时；

②血浆β脂蛋白可能升高，此时血极低密度脂蛋白极低，但血低密度脂蛋白反而增高；

③血浆纤维蛋白原可能降低；

④血清门冬氨酸氨基转移酶和丙氨酸氨基转移酶可能增高。

（4）本品可导致肌痛、肌炎、肌病及横纹肌溶解，有时可合并血肌酸磷酸激酶升高，因此对于具有某些危险因素可导致继发横纹肌溶解的肾衰竭患者，应考虑停药，如急性严重感染、低血压、大型手术、创伤、严重代谢、内分泌或电解质失调、癫痫活动等；如血肌酸磷酸激酶显著升高或肌炎诊断成立，则应停药。

（5）在治疗高脂血症的同时，还需关注和治疗可引起高脂血症的各种原发病，如甲状腺机能减退、糖尿病等。

（6）鉴于本品可导致肿瘤发生，加重胆囊疾病等方面的不良反应，应严格限制其适应证。并且在没有显著疗效的情况下，应予以停药。

4. 因本品含有维生素C成分，故应注意以下方面：

（1）有报告指出，成人维生素C的摄入量超过2g，可引起渗透性腹泻，此时维生素加速小肠蠕动，导致出现腹痛、腹泻等症状。

（2）有研究发现，过量使用维生素C，极易形成泌尿结石。

（3）有研究表明：长期过量服用维生素C，可减少肠道对维生素 B_{12} 的吸收，导致巨幼红细胞性贫血的病情加剧恶化。若病人先天性缺乏6－磷酸葡萄糖脱氢酶，每日服用维生素超过5g会促使红细胞破裂，发生溶血现象，从而导致贫血。

（4）不孕症，过量的维生素C还可引起子宫颈黏液中糖蛋白二硫键改变，阻止精子的穿透，造成不育。育龄妇女长期过量服用维生素C（日剂量大于2g），会使生育能力和免疫力减低。

（5）妊娠期服用过量的维生素C，可能影响胚胎的发育，导致胎儿出生后对维生素C产生依赖作用，若不继续给新生胎儿使用维生素C，可能出现坏血病。

（6）停药反应：长期过量使用维生素C，若骤然停止，导致维生素C缺乏，

（7）当每日摄入的维生素C在2～8g时，可出现恶心、腹部痉挛、铁吸收过度、红细胞破坏及泌尿结石等不良反应。小儿长期过量服用，容易患骨骼疾病。

（8）大量服用将影响以下诊断性试验的结果：

①大便隐血可致假阳性。

②能干扰血清乳酸脱氢酶和血清转氨酶浓度的自动分析结果。

③尿糖（硫酸铜法）、葡萄糖（氧化酶法）均可致假阳性。

④尿中草酸盐、尿酸盐和半胱氨酸等浓度增高。

⑤血清胆红素浓度上升。

⑥尿pH下降。

（9）该品可通过胎盘，可分泌入乳汁。妊娠妇女每日大量摄入该品可能对胎儿有害，但未经动物实验证实。

（10）过量服用的表现：

①短期内服用维生素 C 补充品过量，会产生多尿、下痢、皮肤发疹等副作用。

②长期服用过量维生素 C 补充品，可能导致草酸及尿酸结石。

③小儿生长时期过量服用，容易产生骨骼疾病。

④一次性摄入维生素 C2500～5000mg 以上时，可能会导致红细胞大量破裂，出现溶血等危重现象。

⑤奥地利科学家说，滥用维生素 C 会削弱人体免疫力。

⑥美国研究人员发现，滥用维生素 C 可能会加快动脉硬化。

【相互作用】

因本品含有维生素 C 成分，故可能与以下药物发生作用：

1. 口服大剂量（一日量大于 10g）维生素 C 可干扰抗凝药的抗凝效果。

2. 与巴比妥或扑米酮等合用，可促使维生素 C 的排泄增加。

3. 纤维素磷酸钠可促使维生素 C 代谢为草酸盐。

4. 长期或大量应用维生素 C 时，能干扰双硫仑对乙醇的作用。

5. 水杨酸类能增加维生素 C 的排泄。

6. 与左旋多巴合用，可降低左旋多巴的药效。

7. 与肝素或华法林并用，可引起凝血酶原时间缩短。

8. 不宜和磺胺类药物同时使用，可以促使磺胺药在肾脏形成结石。

【不良反应】

1. 因本品含有氯贝酸铝成分，故可能发生以下不良反应：

（1）轻度消化道不适、恶心、腹泻、呕吐、食欲不振、胀气等。

（2）长期应用本品可明显增加胆石症发生的危险；使胆囊疾患症状加剧而需手术。

（3）有增加周围血管病、肺栓塞、血栓性静脉炎、心绞痛、心律失常和间歇性跛行发生的危险。临床上偶见胸痛、气短、心绞痛；血肌酸磷酸激酶和血氨基转移酶增加，但并非由于心肌梗死。

（4）心律失常，白细胞减少或贫血而有发热、寒战、声哑、背痛、排尿困难；因肾脏毒性作用而见血尿、尿少、脚与下肢浮肿。

（5）临床上少见，但持续存在时需加注意的不良反应有：流感样综合征（肌痛、乏力、痉挛，其实质是血肌酸磷酸激酶升高，与药物引起的肌炎、肌病、横纹肌溶解等有关，常见于肾病患者）、头痛、胃痛、性功能减退、呕吐等。

（6）用本品治疗高脂血症，可降低非致命性心肌梗死发生率，但并不一定减少心血管病的死亡率和致命性心肌梗死的发生。

（7）本品有增加非心血管原因引起死亡的危险。

2. 因本品含有维生素 C 成分，故可能发生以下不良反应：

（1）长期服用每日 2 ~ 3g 可引起停药后坏血病。

（2）长期应用大量维生素 C 偶可引起尿酸盐、半胱氨酸盐或草酸盐结石。

（3）大量应用（每日用量 1g 以上）可引起腹泻、皮肤红而亮、头痛、尿频（每日用量 600mg 以上时）、恶心呕吐、胃痉挛。

【病/证禁忌】

1. 对氯贝酸铝过敏者禁用。

2. 原发性胆汁性肝硬化的患者禁用，因本品可促进胆固醇排泄增多，使原已较高的胆固醇水平增高。

3. 有肝肾功能不全的患者禁用，因为在肾功不全的患者服用本品有可能导致横纹肌溶解和严重高血钾。

4. 因本品含有维生素 C 成分，故下列情况应慎用：

（1）半胱氨酸尿症。

（2）痛风。

（3）高草酸盐尿症。

(4) 草酸盐沉积症。

(5) 尿酸盐性肾结石。

(6) 糖尿病(因维生素C可能干扰血糖定量)。

(7) 葡萄糖-6-磷酸脱氢酶缺乏症(可引起溶血性贫血)。

(8) 血色病。

(9) 铁粒幼细胞性贫血或地中海贫血(可致铁吸收增加)。

(10) 镰形红细胞贫血(可致溶血危象)。

(11) 胃溃疡患者慎用。

5. 因本品含有氯贝酸铝成分,故下列情况慎用:

(1) 胆石症。

(2) 肝功能不全。

(3) 甲状腺功能亢进。

(4) 溃疡病。

(5) 肾功能不全。

(6) 对本品不耐受者。

心脑血管病

脉络通颗粒

【西药成分】

维生素C、碳酸氢钠。

【主要成分】

党参、当归、丹参、红花、木贼、川芎、地龙、葛根、槐米、山楂、维生素C、柠檬酸、碳酸氢钠。

【功能主治】

益气活血,化瘀止痛。用于胸痹引起的心胸疼痛、胸闷气短、头痛眩晕及冠心病、心绞痛具有上述诸症,中风引起的肢体麻木、半身不遂等症。

【用法用量】

开水冲服,搅匀后服用,一次1袋,一日3次。

【注意事项】

1. 孕妇忌服。

2. 禁止与碱性药物同时使用。但胃溃疡患者应注意，因维生素 C 不可与溃疡药同服，应用本品应间隔两个小时服用。

3. 不能和磺胺类药物同时使用，因为维生素 C 可以促使磺胺药在肾脏形成结石。

4. 因本品含有维生素 C 成分，故应注意以下方面：

（1）有报告指出，成人维生素 C 的摄入量超过 2g，可引起渗透性腹泻，此时维生素加速小肠蠕动，导致出现腹痛、腹泻等症状。

（2）有研究发现，过量使用维生素 C，极易形成泌尿结石。

（3）有研究表明：长期过量服用维生素 C，可减少肠道对维生素 B_{12} 的吸收，导致巨幼红细胞性贫血的病情加剧恶化。若病人先天性缺乏 6 - 磷酸葡萄糖脱氢酶，每日服用维生素超过 5g 会促使红细胞破裂，发生溶血现象，从而导致贫血。

（4）不孕症，过量的维生素 C 还可引起子宫颈黏液中糖蛋白二硫键改变，阻止精子的穿透，造成不育。育龄妇女长期过量服用维生素 C（日剂量大于 2g），会使生育能力和免疫力减低。

（5）妊娠期服用过量的维生素 C，可能影响胚胎的发育，导致胎儿出生后对维生素 C 产生依赖作用，若不继续给新生胎儿使用维生素 C，可能出现坏血病。

（5）停药反应：长期过量使用维生素 C，若骤然停止，导致维生素 C 缺乏，

（6）当每日摄入的维生素 C 在 2 ~ 8g 时，可出现恶心、腹部痉挛、铁吸收过度、红细胞破坏及泌尿结石等不良反应。小儿长期过量服用，容易患骨骼疾病。

（7）大量服用将影响以下诊断性试验的结果：

①大便隐血可致假阳性。

②能干扰血清乳酸脱氢酶和血清转氨酶浓度的自动分析

结果。

③尿糖（硫酸铜法）、葡萄糖（氧化酶法）均可致假阳性。

④尿中草酸盐、尿酸盐和半胱氨酸等浓度增高。

⑤血清胆红素浓度上升。

⑥尿 pH 下降。

（8）该品可通过胎盘，可分泌入乳汁。妊娠妇女每日大量摄入该品可能对胎儿有害，但未经动物实验证实。

（9）过量服用的表现：

①短期内服用维生素 C 补充品过量，会产生多尿、下痢、皮肤发疹等副作用。

②长期服用过量维生素 C 补充品，可能导致草酸及尿酸结石。

③小儿生长时期过量服用，容易产生骨骼疾病。

④一次性摄入维生素 C 2500～5000mg 以上时，可能会导致红细胞大量破裂，出现溶血等危重现象。

⑤奥地利科学家发现，滥用维生素 C 会削弱人体免疫力。

⑥美国研究人员发现，滥用维生素 C 可能会加快动脉硬化。

【相互作用】

因本品含有维生素 C 成分，故可能与以下药物发生作用：

1. 与巴比妥或扑米酮等合用，可促使维生素 C 的排泄增加。
2. 纤维素磷酸钠可促使维生素 C 代谢为草酸盐。
3. 水杨酸类能增加维生素 C 的排泄。
4. 与左旋多巴合用，可降低左旋多巴的药效。
5. 与肝素或华法林并用，可引起凝血酶原时间缩短。

【不良反应】

因本品含有维生素 C 成分，故可能发生以下不良反应：

1. 长期服用每日 2～3g 可引起停药后坏血病。
2. 长期应用大量维生素 C 偶可引起尿酸盐、半胱氨酸盐或草酸盐结石。
3. 大量应用（每日用量 1g 以上）可引起腹泻、皮肤红而亮、头痛、尿频（每日用量600mg 以上时）、恶心呕吐、胃痉挛。

【病/证禁忌】

1. 痰火内盛者忌服。

2. 因本品含有维生素 C 成分，故下列情况应慎用：

（1）半胱氨酸尿症。

（2）痛风。

（3）高草酸盐尿症。

（4）草酸盐沉积症。

（5）尿酸盐性肾结石。

（6）糖尿病（因维生素 C 可能干扰血糖定量）。

（7）葡萄糖－6－磷酸脱氢酶缺乏症（可引起溶血性贫血）。

（8）血色病。

（9）铁粒幼细胞性贫血或地中海贫血（可致铁吸收增加）。

（10）镰形红细胞贫血（可致溶血危象）。

（11）胃溃疡。

脑络通胶囊

【西药成分】

盐酸托哌酮、维生素 B_6。

【主要成分】

丹参、川芎、黄芪、甲基橙皮苷、盐酸托哌酮、维生素 B_6。

【功能主治】

补气活血，通经活络。具有扩张血管，增加脑血流量作用。用于脑血栓、脑动脉硬化、中风后遗症等各种脑血管疾病属气虚血瘀证者，症见头痛、眩晕、半身不遂、肢体发麻、神疲乏力等症。

【用法用量】

口服，一次 1～2 粒，一日 3 次。疗程 4 周，或遵医嘱。

【注意事项】

不良反应多为一过性，一般停药 1～2 天即消失。

【相互作用】

因本药含有维生素 B_6 成分，故可能与以下药物发生反应：

1. 小剂量维生素 B_6（一日 5mg）与左旋多巴合用，可降低后者治疗帕金森病的疗效。但制剂中若含有脱羧酶抑制剂如卡比多巴时，对左旋多巴无影响。

2. 氯霉素、盐酸肼屈嗪、异烟肼、青霉胺及免疫抑制剂（包括糖皮质激素、环磷酰胺、环孢素）等药物可拮抗维生素 B_6 或增强维生素 B_6 经肾排泄，甚至可引起贫血或周围神经炎。

3. 服用雌激素时应增加维生素 B_6 的用量，因为雌激素可使维生素 B_6 在体内的活性降低。

【不良反应】

因含有盐酸托哌酮，故可能发生食欲不振、腹痛、头晕、嗜睡、面部潮红、患肢肿痛、下肢无力、乏力等症状。

【病/证禁忌】

尚不明确。

益康胶囊

【西药成分】

维生素 E、维生素 A。

【主要成分】

人参、三七、黄芪、黄精、天花粉、何首乌、灵芝、丹参泽泻、珍珠层粉、维生素 E、维生素 A、甲基橙皮苷。

【功能主治】

调节全身代谢，恢复细胞活力，改善心血管功能，健脑健身，延缓衰老，扶正固本。用于冠心病，高脂血症，脑动脉硬化，老年性视力减退。对甲状腺机能减退和慢性老年性支气管炎有辅助治疗作用。

【用法用量】

口服，一次 2 粒，一日 3 次；三个月为一个疗程。

【注意事项】

1. 因本品含有维生素 A 成分，故应注意以下方面：

(1) 矿物油及肠道寄生虫，不利于本药吸收。

(2) 维生素 C 对维生素 A 有破坏作用。尤其是大量服用维生素 C 以后，会促进体内维生素 A 的排泄。

(3) 正在服用口服避孕药时，必须减少本药的用量。

2. 因本品含有维生素 E 成分，故应注意下列方面：

(1) 本品含有维生素 E，其与过氧化物和金属离子（尤其是铁、铜和银离子）有配伍禁忌。

(2) 每日服用维生素 E400mg 以上，会发生头痛、眩晕、恶心、视力模糊以及月经过多或闭经，甚至因血小板聚集而引起血栓性静脉炎与肺栓塞。

(3) 每日服用维生素 E800mg 以上并连续使用 3 周后。会出现肌酸尿和血清肌酸激酶活性升高，可使高血压、心绞痛、糖尿病等疾病病情加重。

(4) 每日服用维生素 E2000 ~ 12000mg 时，会发生生殖功能障碍。

【相互作用】

本品含有维生素 E，故与下列药物同时可能发生：

1. 阿司匹林：维生素 E 与阿司匹林都能降低血液黏稠度，所以与阿司匹林同时服用时，医生应根据具体情况调整病人的服用剂量。

2. 维生素 K：维生素 E 对维生素 K 有拮抗作用，并且能够抑制血小板的凝聚，降低血液凝固性。

3. 洋地黄：维生素 E 可增强洋地黄的强心作用。

4. 新霉素：新霉素会影响人体对维生素 E 的吸收，因此同时服用可能会降低两者的药物作用。

【不良反应】

因含有维生素 E 成分，在服用高剂量时，它可引起反胃，胃肠气胀，腹泻和心脏急速跳动等不良反应。

【病/证禁忌】

尚不明确。

第四节 血液系统用药

参芪力得康片

【西药成分】

维生素 E

【主要成分】

黄芪、党参、白术、当归、陈皮、柴胡、白芍、升麻、葛根、刺五加、苍术、北五味子、炙甘草、维生素 E。

辅料为氢氧化铝、淀粉、硬脂酸镁、蔗糖、滑石粉、虫蜡、明胶、柠檬黄、胭脂红。

【功能主治】

补气养血，升阳益胃。用于气血不足，中气虚陷，体倦乏力，食欲不振，睡眠不良，大便溏泄。

【用法用量】

口服，一次 4~6 片，一日 2 次。

【注意事项】

1. 本品宜饭前服用。

2. 高血压、糖尿病患者应在医师指导下服用。

3. 服药 2 周症状无改善，或症状加重，或出现新的严重症状，应立即停药并去医院就诊。

4. 因本品含有维生素 E 成分，故应注意下列方面：

（1）每日服用维生素 E400mg 以上，会发生头痛、眩晕、恶心、视力模糊以及月经过多或闭经，甚至因血小板聚集而引起血栓性静脉炎与肺栓塞。

（2）每日服用维生素 E800mg 以上并连续使用 3 周后。会出现肌酸尿和血清肌酸激酶活性升高，可使高血压、心绞痛、糖尿病等病情加重。

（3）每日服用维生素 E2000～12000mg 时，会发生生殖功能障碍。

【相互作用】

本品含有维生素 E，故与下列药物同时可能发生以下反应：

1. 阿司匹林：维生素 E 与阿司匹林都能降低血液黏稠度，所以当维生素 E 与阿司匹林同时服用时，医生应根据具体情况调整病人的服用剂量。

2. 维生素 K：维生素 E 对维生素 K 有拮抗作用，并且能够抑制血小板的凝聚，降低血液凝固性。因此，在做外科手术之前或是在服用抗凝血药物时，请不要与维生素 E 同时服用。

3. 洋地黄：维生素 E 可增强洋地黄的强心作用，使用此类药物的病人请慎用维生素 E，以免发生洋地黄中毒。

4. 新霉素：会影响人体对维生素 E 的吸收，因此同时服用可能会降低两者的药物作用。

5. 雌激素：长期大剂量（每天用量超过 400mg）服用维生素 E，特别是与雌激素合用，可以诱发血栓性静脉炎，应给予警惕。

6. 与过氧化物和金属离子，尤其是铁、铜和银离子有配伍禁忌。

【不良反应】

因含有维生素 E 成分，大剂量服用可引起反胃，胃肠胀气，腹泻和心脏急速跳动等不良反应。

【病/证禁忌】

1. 感冒病人不宜服用。

2. 凡脾胃虚弱，呕吐泄泻，腹胀便溏，咳嗽痰多者慎用。

健脾生血颗粒（片）

【西药成分】

硫酸亚铁

【主要成分】

党参、茯苓、白术（炒）、鸡内金（炒）、硫酸亚铁等。

【功能主治】

健脾和胃，养血安神。用于小儿脾胃虚弱及心脾两虚型缺铁性贫血；成人气血两虚型缺铁性贫血。症见面色萎黄或无华，食少纳呆，腹胀脘闷，大便不调，烦躁多汗，倦怠乏力。

【用法用量】

颗粒剂：饭后用开水冲服，1 岁以内一次 2.5g；1～3 岁一次 5g；3～5 岁一次 7.5g；5～12 岁一次 10g；成人一次 15g；一日 3 次或遵医嘱，四周为一疗程。

片剂：饭后口服。成人一次 3 片；1 岁以内一次 0.5 片；1～3 岁一次 1 片；3～5 岁一次 1.5 片；52 岁一次 2 片。

【注意事项】

1. 本品宜饭后服用。

2. 勿与含鞣酸类药物合用。

3. 高血压、心脏病、肝病、肾病等慢性病严重者应在医师指导下服用。

4. 服药 2 周症状无改善，或症状加重，或出现新的严重症状，应立即停药并去医院就诊。

5. 该药品不应与浓茶同服。

6. 不得长期使用，应在医师确诊为缺铁性贫血后使用，且治疗期间应定期检查血象和血清铁水平。

7. 肝肾功能不全者慎用，严重者禁用。

【相互作用】

因本品含有硫酸亚铁成分，故可能与以下药物发生反应：

1. 维生素 C 与该药品同服，有利于吸收。

2. 该药品与磷酸盐类、四环素类及鞣酸等同服，可妨碍铁的吸收。

3. 该药品可减少左旋多巴、卡比多巴、甲基多巴及喹诺酮类药物的吸收。

【不良反应】

1. 可发生虚弱、腹痛、恶心、便血、肺及肝受损、休克、昏迷等，严重者可致死亡。

2. 少数患儿服药后，可见短暂性食欲下降、恶心、呕吐、轻度腹泻，多可自行缓解。

3. 部分患儿可出现牙齿颜色变黑，停药后可逐渐消失。

4. 该药品可减少肠蠕动，引起便秘。

5. 可排黑便，因铁与肠内硫化氢结合生成黑色硫化铁，从而使大便变黑，患者无须顾虑。

【病/证禁忌】

1. 感冒病人不宜服用。

2. 凡脾胃虚弱，呕吐泄泻，腹胀便溏，咳嗽痰多者慎用。

3. 非缺铁性贫血（如地中海贫血）患者禁用。

4. 肝肾功能严重损害，尤其是伴有未经治疗的尿路感染者禁用。

5. 铁负荷过高、血色病或含铁血黄素沉着症患者禁用。

6. 下列情况慎用：酒精中毒、急性感染、肠道炎症、胰腺炎、胃与十二指肠溃疡、溃疡性肠炎。

维血康糖浆

【西药成分】

硫酸亚铁

【主要成分】

党参、熟地黄、黑豆、山药、陈皮、砂仁、何首乌、硫酸亚铁、山楂。

【功能主治】

补肾健脾，补血养阴。适用于脾肾不足，精血亏虚，面色萎黄，眩晕耳鸣，腰膝酸软，倦怠体瘦及营养性贫血、缺铁性贫血属上述证候者。

【用法用量】

口服，成人一次 20mL，小儿一次 10mL，一日 3 次。15 ~ 20 天为一疗程。

【注意事项】

1. 本品宜在饭后或饭时服用，以减轻胃部刺激。

2. 孕妇、高血压、糖尿病患者应在医师指导下服用。

3. 服药 2 周症状无改善，或症状加重，或出现新的严重症状，应立即停药并去医院就诊。

4. 不得长期使用，应在医师确诊为缺铁性贫血后使用，且治疗期间应定期检查血象和血清铁水平。

5. 该药品不应与浓茶同服。

【相互作用】

因本品含有硫酸亚铁成分，故可能与以下药物发生反应：

1. 维生素 C 与该药品同服，有利于吸收。

2. 该药品与磷酸盐类、四环素类及鞣酸等同服，可妨碍铁的吸收。

3. 该药品可减少左旋多巴、卡比多巴、甲基多巴及喹诺酮类药物的吸收。

【不良反应】

1. 可引起虚弱、腹痛、便血、恶心、呕吐、上腹疼痛、肺及肝受损、休克、昏迷等现象。

2. 可排黑便，因铁与肠内硫化氢结合生成黑色硫化铁，从而使大便变黑，患者无须顾虑。

3. 该药品可减少肠蠕动，引起便秘。

【病/证禁忌】

1. 感冒病人不宜服用。

2. 凡脾胃虚弱，呕吐泄泻，腹胀便溏，咳嗽痰多者慎用。

3. 肝肾功能严重损害，尤其是伴有未经治疗的尿路感染者禁用。

4. 铁负荷过高、血色病或含铁血黄素沉着症患者禁用。

5. 非缺铁性贫血（如地中海贫血）患者禁用。

6. 下列情况慎用：酒精中毒、肝炎、急性感染、肠道炎症、胰腺炎、胃与十二指肠溃疡、溃疡性肠炎。

新血宝胶囊

【西药成分】

硫酸亚铁

【主要成分】

黄芪、当归、鸡血藤、白术、陈皮、大枣、硫酸亚铁。

【功能主治】

补血益气，健脾和胃。用于痔疮出血、月经过多、偏食等原因所致的缺铁性贫血。

【用法用量】

口服，一次 2 粒，一日 3 次，10 ~ 20 天为一疗程。

【注意事项】

1. 本品宜饭后服用，以减轻胃部刺激。

2. 忌与茶、咖啡及含鞣酸类药物合用。

3. 高血压、心脏病、肝病、糖尿病、肾病等慢性病患者应在医师指导下服用。

4. 在医师确诊为缺铁性贫血后使用，且治疗期间应定期检查血象和血清铁水平。

5. 不得长期使用，服药 2 周症状无缓解，应去医院就诊。

【相互作用】

因本品含有硫酸亚铁成分，故可能与以下药物发生反应：

1. 维生素 C 与该药品同服，有利于吸收。

2. 该药品与磷酸盐类、四环素类及鞣酸等同服，可妨碍铁的吸收。

3. 该药品可减少左旋多巴、卡比多巴、甲基多巴及喹诺酮类药物的吸收。

【不良反应】

因本品含有硫酸亚铁成分，故可能发生以下不良反应：

1. 可引起虚弱、腹痛、恶心、便血、肺及肝受损、休克、昏迷等症状。

2. 可引起胃肠道不良反应，如恶心、呕吐、上腹疼痛、便秘等。

3. 因铁与肠内硫化氢结合生成黑色硫化铁，从而使大便变黑，患者无须顾虑。

【病/证禁忌】

1. 感冒发热病人不宜服用。

2. 胃溃疡进行性出血者忌服。

3. 非缺铁性贫血（如地中海贫血）患者禁用。

4. 肝肾功能严重损害，尤其是伴有未经治疗的尿路感染者禁用。

5. 铁负荷过高、血色病或含铁血黄素沉着症患者禁用。

6. 下列情况慎用：酒精中毒、肝炎、急性感染、肠道炎症、胰腺炎、胃与十二指肠溃疡、溃疡性肠炎。

第五节　内分泌系统用药

十味降糖颗粒

【西药成分】

格列本脲

【主要成分】

人参、黄芪、地骨皮、葛根、知母、山药、天花粉、五味子、鸡内金、格列本脲。

【功能主治】

益气养阴，生津止渴。用于非胰岛素依赖型糖尿病气阴两虚证者，表现为倦怠乏力，自汗盗汗，气短懒言，口渴喜饮，五心烦热，心悸失眠，溲赤便秘，舌红少津，舌体胖大，苔薄或花剥，脉弦细或细数。

【用法用量】

温开水冲服，一次6g，一日3次。

【注意事项】

因本品含有格列本脲成分，故应注意以下方面：

1. 少数病人有胃肠道不适、发热、皮肤过敏及低血糖症状，应减量或停药。

2. 此药有轻度利尿作用。

3. 妊娠及肝肾功能不良者禁用。

4. 用药期间应定期测血糖、尿糖、尿酮体、尿蛋白和肝、肾功能，并进行眼科检查等。

5. 本类药物可由乳汁排出，哺乳期妇女不宜服用，以免婴儿发生低血糖。

6. 老年病人及有肾功能不全者不宜用该品。

【相互作用】

本品含有格列本脲成分，故可能与以下药物发生相互作用：

1. 不宜与水杨酸类、磺胺类、普萘洛尔、单胺氧化酶抑制剂、青霉素、丙磺舒、保泰松、吲哚美辛、双香豆素类抗凝血药、甲氨蝶呤等合用，会增强降血糖的作用，引起低血糖反应。磺酰脲类，特别是氯磺丙脲和甲苯磺丁脲可以抑制肝脏乙醇酶的降解，导致心动过速、头痛、心绞痛和皮肤反应。

2. 与酒精同服时，可以引起腹部绞痛、恶心、呕吐、头痛、面部潮红和低血糖。

3. 与β受体阻滞剂合用，可增加低血糖的危险，而且可掩盖低血糖的症状，如脉率增快、血压升高；小量用选择性β受体阻滞剂如阿替洛尔（atenolol）和美托洛尔（metoprolol）造成此种情况的可能性较小。

4. 氯霉素、胍乙啶、胰岛素、单胺氧化酶抑制剂、保泰松、羟保泰松、丙磺舒、水杨酸盐、磺胺类与该品同时用，可加强降血糖作用。与肾上腺皮质激素、肾上腺素、苯妥英钠、噻嗪类利尿剂、甲状腺素同用时，可能需增加本类药的用量。香豆素类抗凝剂与本类药同用时，最初彼此血浆浓度皆升高，但以后彼此血浆浓度皆减少，故需要调整两者的用量。

【不良反应】

因本品含有格列本脲成分，故可能发生以下不良反应：

1. 偶见腹部或胃部不适，发热，皮肤过敏，低血糖，应减量或停药，有胃肠道不适、发热、皮肤过敏、血象改变等。

2. 使用剂量不当，会产生严重的低血糖反应，特别是服用过量时，有致死的危险，应及时纠正。

3. 格列本脲可引起血小板减少性紫癜，过敏性血管炎。

4. 该品有肝脏毒性，且是与用药剂量相关的。

5. 比较少见的不良反应为无黄疸性或细胞溶解性肝炎、胆汁郁积型黄疸，其症状易于与病毒性肝炎混淆。

6. 长期大量地服用格列本脲，会造成病人低血糖和肾病，甚至导致死亡。

【病/证禁忌】

1. 体质虚弱、高热、恶心和呕吐、甲状腺功能亢进者禁用。

2. 严重的代偿失调性酸中毒、糖尿病性昏迷、糖尿病酮症者慎用。

3. 胰岛素依赖型糖尿病合并急性并发症者禁用。

消渴丸

【西药成分】

格列本脲

【主要成分】

葛根、地黄、黄芪、天花粉、玉米须、南五味子、山药、格列本脲。

【功能主治】

滋肾养阴，益气生津。用于多饮，多尿，多食，消瘦，体倦无力，眠差腰痛，尿糖及血糖升高之气阴两虚型消渴症。

【用法用量】

口服，一次5～10丸，一日2～3次，饭前用温开水送服，或遵医嘱。

【注意事项】

1. 本品服用量应根据病情从每次5丸起逐渐递增。每次服用量不超过10丸，可逐渐减少每次服用量或减少服用次数至每日2次的维持剂量。每日服用2次时，应在早餐及午餐前各服用1次，晚餐前尽量不服用。请在医生指导下，进行服量控制。

2. 年龄超过65岁对低血糖耐受差的糖尿病患者，用药时应密切注意避免低血糖反应。其血糖控制标准略宽于一般人，空腹血糖7.8mmol/L，餐后2小时血糖11.1mmol/L即可。

3. 本品不宜与其他磺脲类药物合用。

4. 用药期间应定期监测血糖、尿糖、尿酮体、尿蛋白和肝肾功能、血象，并进行眼科检查。

5. 出现低血糖症状时，可采用以下措施：

（1）补充葡萄糖：轻者立即口服葡萄糖，如无葡萄糖，可予口服甜果汁、糖水；重者静脉注射葡萄糖。要观察到患者意识恢复。

（2）胰升糖素治疗：胰升糖素皮下、肌肉或静脉注射，由于其作用时间较短，且会再次出现低血糖，因此在注射后仍要补充葡萄糖或进食，需继续观察，以保证患者安全脱离危险期。

6. 少数病人有胃肠道不适、发热、皮肤过敏及低血糖症状，应减量或停药。

7. 此药有轻度利尿作用。

8. 妊娠及肝肾功能不良者禁用。

9. 哺乳期妇女不宜服用。以免婴儿发生低血糖。

10. 用药期间应定期测血糖、尿糖、尿酮体、尿蛋白和肝、肾功能，并进行眼科检查等。

11. 老年病人及有肾功能不全者对本类药的代谢和排泄能力

下降，该品降血糖作用相对较强，不宜用该品，可用其他作用时间较短的磺酰脲类降糖药。

【相互作用】

1. 下列药物合用，可增加低血糖的发生：

（1）抑制磺脲类药物由尿中排泄，如治疗痛风的丙磺舒、别嘌醇。

（2）延迟磺脲类药物的代谢，如酒精，H_2 受体阻滞剂（西咪替丁、雷尼替丁）、氯霉素、咪康唑、抗凝药。磺脲类与酒精同服可引起腹痛、恶心、呕吐、头痛以及面部潮红（尤以使用氯磺丙脲时），与香豆素类抗凝剂合用时，开始二者血浆浓度皆升高，以后二者血浆浓度皆减少，故应按情况调整两药的用量。

（3）促使与血浆白蛋白结合的磺脲类药物分离出来，如水杨酸盐、贝特类降血脂药。

（4）药物本身具有致低血糖作用：酒精、水杨酸类、胍乙啶、单胺氧化酶抑制剂、奎尼丁。

（5）合用其他降糖药物：胰岛素、二甲双胍、阿卡波糖、胰岛素增敏剂。

（6）β 肾上腺受体阻滞剂可干扰低血糖时机体的升血糖反应，阻碍肝糖酵解，同时又可掩盖低血糖的警觉症状。

2. 本品与下列药物合用，可增加高血糖的发生：

（1）糖皮质激素、雌激素、噻嗪类利尿剂、苯妥英钠、利福平。

（2）β 肾上腺受体阻滞剂可拮抗磺脲类药物的促胰岛素分泌作用，故也可致高血糖。

【不良反应】

1. 低血糖反应，其诱因为进餐延迟、剧烈体力活动，或药物剂量过大，以及合用一些可增加低血糖发生的药物。发生低血糖反应后，进食、饮糖水通常均可缓解。在肝肾功能不全，年老、体弱者，若剂量偏大（对成年患者的一般剂量对年老、体弱者即可能过量），则可引起严重低血糖。

2. 偶见轻度恶心、呕吐等消化道反应。

3. 罕见脱发。

4. 因本品含有格列本脲成分，故还可能发生以下不良反应：

（1）偶见腹部或胃部不适，发热，皮肤过敏，低血糖，有胃肠道不适、发热、皮肤过敏、血象改变等。应减量或停药。

（2）格列本脲可引起血小板减少性紫癜，过敏性血管炎。

（3）该品有肝脏毒性，并且是与用药剂量相关的。

（4）无黄疸性或细胞溶解性肝炎、胆汁郁积型黄疸，其症状易于与病毒性肝炎混淆。

（5）长期大量地服用格列本脲，最终会造成病人的低血糖和肾病，甚至导致死亡。另外，诱导患者服药时不需要控制饮食，也会导致病人死亡。

【病/证禁忌】

1. 严重代偿失调性酸中毒、糖尿病性昏迷、肾功能不全、严重肾功能不全、少年糖尿病、酮体糖尿、妊娠期糖尿病、糖尿性昏迷症禁用。

2. 体质虚弱、高热、恶心和呕吐、甲状腺功能亢进、肝炎、肾上腺皮质功能减退或垂体前叶功能减退者慎用。

3. 胰岛素依赖型糖尿病合并急性并发症者禁用。

消糖灵胶囊

【西药成分】

格列本脲

【主要成分】

黄芪、天花粉、白芍、丹参、沙苑子、枸杞子、知母、杜仲、五味子、黄连、人参、格列本脲。

【功能主治】

益气养阴，清热泻火，益肾缩尿。用于糖尿病。

【用法用量】

口服，一次3片，一日2次或遵医嘱。

【注意事项】

1. 年龄超过65岁的糖尿病患者对低血糖耐受差，对此类糖尿病患者用药时应密切注意避免低血糖反应。其血糖控制标准略宽于一般人，空腹血糖7.8mmol/L，餐后2小时血糖11.1mmol/L即可。

2. 本品不宜与其他磺脲类药物合用。

3. 用药期间应定期监测血糖、尿糖、尿酮体、尿蛋白和肝肾功能、血象，并进行眼科检查。

4. 出现低血糖症状时，可采用以下措施：

（1）补充葡萄糖：轻者立即口服葡萄糖，如无葡萄糖，可予口服甜果汁、糖水；重者静脉注射葡萄糖。要观察到患者意识恢复。

（2）胰升糖素治疗：胰升糖素皮下、肌肉或静脉注射，由于其作用时间较短，且会再次出现低血糖，因此在注射后仍要补充葡萄糖或进食，需继续观察，以保证患者安全脱离危险期。

5. 因本品含有格列本脲，故应注意以下方面：

（1）青年、儿童病人和妊娠者、哺乳期妇女不宜应用。

（2）此药有轻度利尿作用。

（3）妊娠及肝肾功能不全者禁用。

（4）用药期，应查期测血糖、尿糖、尿酮体、尿蛋白和肝肾功能，并进行眼科检查等。

（5）哺乳期妇女不宜服用，以免婴儿发生低血糖。

（6）老年病人及有肾功能不全者，不宜用该品。

【相互作用】

1. 本品与下列药物合用，可增加低血糖的发生：

（1）抑制磺脲类药物由尿中排泄，如治疗痛风的丙磺舒、别嘌醇。

（2）延迟磺脲类药物的代谢，如酒精，H_2受体阻滞剂（西咪替丁、雷尼替丁)、氯霉素、抗真菌药咪康唑、抗凝药。磺脲类与酒精同服可引起腹痛、恶心、呕吐、头痛以及面部潮红(尤以使用氯磺丙脲时)，与香豆素类抗凝剂合用时，开始二者血浆浓度皆升高，以后二者血浆浓度皆降低，故应按情况调整两药的用量。

(3) 促使与血浆白蛋白结合的磺脲类药物分离出来，如水杨酸盐、贝特类降血脂药。

(4) 药物本身具有致低血糖作用：酒精、水杨酸类、胍乙啶、单胺氧化酶抑制剂、奎尼丁。

(5) 合用其他降糖药物：胰岛素、二甲双胍、阿卡波糖、胰岛素增敏剂。

2. 本品与下列药物合用，可增加高血糖的发生：

(1) 糖皮质激素、雌激素、噻嗪类利尿剂、苯妥英钠、利福平。

(2) β 肾上腺受体阻滞剂可拮抗磺脲类药物的促胰岛素分泌作用，故也可致高血糖。

【不良反应】

1. 低血糖反应，其诱因为进餐延迟、剧烈体力活动，或药物剂量过大，以及合用一些可增加低血糖发生的药物。发生低血糖反应后，进食、饮糖水通常均可缓解。在肝肾功能不全，年老、体弱者，若剂量偏大（对成年患者的一般剂量对年老、体弱者即可能过量)，则可引起严重低血糖。

2. 罕见脱发。

3. 偶见腹部或胃部不适、发热、皮肤过敏、血象改变等。应减量或停药。

4. 血小板减少性紫癜，过敏性血管炎。

5. 该品有肝脏毒性，并且是与用药剂量相关的。

6. 无黄疸性或细胞溶解性肝炎、胆汁郁积型黄疸，其症状易与病毒性肝炎混淆。

【病/证禁忌】

1. 严重代偿失调性酸中毒、糖尿病性昏迷、糖尿病酮症者不宜应用。

2. 体质虚弱、高热、恶心和呕吐、甲状腺功能亢进、肾上腺皮质功能减退或垂体前叶功能减退者慎用。

3. 胰岛素依赖型糖尿病合并急性并发症者禁用。

第三章　骨伤科用药

安阳精制膏

【西药成分】

水杨酸甲酯

【主要成分】

生川乌、生草乌、乌药、白蔹、白芷、白及、木鳖子、关木通、木瓜、三棱、莪术、当归、赤芍、肉桂、大黄、连翘、血竭、阿魏、乳香、没药、儿茶、薄荷脑、水杨酸甲酯、冰片。

【功能主治】

消积化块，逐瘀止痛，舒筋活血，追风散寒。用于男子气块，妇女血块，腹内积聚，风寒湿痹，腰腿、筋骨、胳膊、关节诸痛，胃寒疼痛，手足麻木。

【用法用量】

贴患处。

【注意事项】

1. 贴积聚块者，忌食不易消化的食物。

2. 用药部位如有烧灼感、瘙痒、红肿等情况应停药，必要时向医师咨询。

3. 不得用于皮肤破溃处。

4. 婴幼儿禁用。

【相互作用】

尚不明确。

【不良反应】

偶见皮肤刺激如烧灼感，或过敏反应如皮疹、瘙痒等。

【病/证禁忌】

尚不明确。

按 摩 乳

【西药成分】

水杨酸甲酯

【主要成分】

乳香、没药、川芎、芸香、薄荷油、郁金、乌药、桂皮油、丁香油、樟脑、颠茄流浸膏、水杨酸甲酯、单硬脂酸甘油酯、硬脂酸。辅料为甘油、十二烷基硫酸钠、纯化水。

【功能主治】

活血化瘀，散热止痛。适用于运动劳损，肌肉酸痛，跌打扭伤，无名肿痛。

【用法用量】

外用。按摩时涂擦患处。

【注意事项】

1. 本品为外用药，禁止内服。

2. 孕妇忌用；婴幼儿禁用。

3. 皮肤破伤处不宜使用。

4. 青光眼、前列腺肥大患者应在医师指导下使用。

5. 避免接触眼睛和其他黏膜（如口、鼻等）。

6. 用药部位如有烧灼感、瘙痒、红肿等情况应停药，并将局部药物洗净，必要时向医师咨询。

【相互作用】

尚不明确。

【不良反应】

偶见皮肤刺激如烧灼感，或过敏反应如皮疹、瘙痒等。

【病/证禁忌】

尚不明确。

跌打镇痛膏

【西药成分】

水杨酸甲酯

【主要成分】

土鳖虫、草乌、马钱、大黄、降香、两面针、黄芩、黄柏、虎杖、冰片、薄荷油、樟脑、水杨酸甲酯、薄荷脑。

【功能主治】

活血止痛，散瘀消肿，祛风胜湿。用于急、慢性扭挫伤，慢性腰腿痛，风湿关节痛。

【用法用量】

外用。按需要面积剪下药膏，顺着隔粘纸纵纹撕开，贴于洗净揩干之患处，用手按压贴牢；如气温较低时使用，药膏黏性可能降低，应稍加温，使之易于贴牢。

【注意事项】

1. 皮肤破溃或感染处禁用。

2. 孕妇及皮肤过敏者慎用；婴幼儿禁用；儿童、经期及哺乳期妇女、年老体弱者应在医师指导下使用。

3. 本品不宜长期或大面积使用，用药后皮肤过敏如出现瘙痒、皮疹等现象时，应停止使用，症状严重者应去医院就诊。

4. 用药 3 天症状无缓解，应去医院就诊。

【相互作用】

尚不明确。

【不良反应】

偶见皮肤刺激如烧灼感，或过敏反应如皮疹、瘙痒等。

【病/证禁忌】

尚不明确。

风痛灵

【西药成分】

水杨酸甲酯

【主要成分】

乳香、没药、血竭、樟脑、冰片、丁香罗勒油、麝香草脑、薄荷脑、水杨酸甲酯。

【功能主治】

活血散瘀，消肿止痛。用于扭挫伤痛，风湿痹痛，冻疮红肿。

【用法用量】

外用，适量涂擦于患处，一日数次。或均匀喷涂于所备敷贴的吸附层上，再贴于患处。必要时用湿毛巾热敷后，随即涂擦，以增强疗效，但以患者皮肤能耐受为度。

【注意事项】

1. 三岁以下儿童慎用；婴幼儿禁用。

2. 使用时皮肤如有烧灼感、瘙痒、红肿、皮疹等情况应停药，并将局部药物洗净，必要时向医师咨询。

3. 避免接触眼睛和其他黏膜（如口、鼻等）。

4. 瓶盖应拧紧，防止药物挥发。

5. 症状一周内无明显改善，或有加重趋势者，应去医院就诊。

【相互作用】

尚不明确。

【不良反应】

偶见皮肤刺激如烧灼感，或过敏反应，如皮疹、瘙痒等。

【病/证禁忌】

尚不明确。

附桂风湿膏

【西药成分】

水杨酸甲酯

【主要成分】

生姜、鲜葱、生附子、当归、地黄、乳香、肉桂、苍术、没药、杜仲、川牛膝、独活、千年健、川芎、干姜、厚朴、羌活、骨碎补、桂枝、防风、甘草、生南星、木香、地枫皮、白芷、丁香、锁阳、韭菜子、陈皮、麻黄、北细辛、生草乌、淫羊藿、吴茱萸、生白附子、山柰、薄荷脑、冰片、肉桂油、水杨酸甲酯。

【功能主治】

祛风除湿，散寒止痛。用于四肢麻木，腰腿疼痛，跌打损伤等症。

【用法用量】

贴患处。

【注意事项】

1. 用药部位如有烧灼感、瘙痒、红肿等情况应停药，必要时向医师咨询。

2. 皮肤破溃处禁用，对橡胶过敏者慎用。

3. 婴幼儿禁用。

【相互作用】

尚不明确。

【不良反应】

偶见皮肤刺激如烧灼感，或过敏反应，如皮疹、瘙痒等。

【病/证禁忌】

尚不明确。

骨健灵膏

【西药成分】

苯海拉明、水杨酸甲酯。

【主要成分】

红花、颠茄流浸膏、延胡索、薄荷脑、防风、续断、苯海拉明、蝉蜕、鸡血藤、威灵仙、樟脑、生川乌、冰片、水杨酸甲酯、二甲基亚砜、陈醋、何首乌。

【功能主治】

活血化瘀，消肿止痛。用于骨质增生引起的功能性障碍，软组织损伤及大骨节病引起的肿胀疼痛。

【用法用量】

外用，贴敷患处。

【注意事项】

1. 凡对橡胶囊过敏，皮肤糜烂有渗出液或外伤化脓者不宜贴敷。

2. 孕妇慎用。

【相互作用】

尚不明确。

【不良反应】

偶见皮肤刺激如烧灼感，或过敏反应如皮疹、瘙痒。

【病/证禁忌】

尚不明确。

骨友灵巴布膏

【西药成分】

马来酸氯苯那敏、水杨酸甲酯。

【主要成分】

红花、威灵仙、防风、延胡索、续断、鸡血藤、蝉蜕、何首乌、川乌、樟脑、薄荷脑、马来酸氯苯那敏、冰片、水杨酸甲酯、颠茄流浸膏。

【功能主治】

活血化瘀，消肿止痛。用于骨质增生引起的功能性障碍，软组织损伤及大骨节病所引起的肿胀疼痛。

【用法用量】

外用，将皮肤洗净揩干，贴于患处，每片可贴1~2天。

【注意事项】

凡对橡皮膏过敏，皮肤糜烂，有渗出液，外出血及化脓者，均不宜贴用。

【相互作用】

尚不明确。

【不良反应】

尚不明确。

【病/证禁忌】

尚不明确。

骨友灵贴膏

【西药成分】

马来酸氯苯那敏、水杨酸甲酯。

【主要成分】

红花、延胡索、川乌、威灵仙、防风、续断、鸡血藤、蝉蜕、何首乌、冰片、樟脑、薄荷脑、马来酸氯苯那敏、水杨酸甲酯、颠茄流浸膏。

【功能主治】

活血化瘀，消肿止痛。用于骨质增生引起的功能性障碍，软组织损伤及大骨节病引起的肿胀，疼痛。

【注意事项】

1. 皮肤破溃或感染处禁用。

2. 本品不宜长期或大面积使用，用药后皮肤过敏者应停止使用，症状严重者应去医院就诊。

3. 用药 3 天症状无缓解，应去医院就诊。

4. 经期妇女慎用。孕妇禁用。儿童、年老体弱者应在药师指导下使用。

5. 青光眼、前列腺肥大患者应在药师指导下使用。

【相互作用】

尚不明确。

【不良反应】

偶见皮肤刺激如烧灼感，或过敏反应如皮疹、瘙痒等。

【病/证禁忌】

有出血倾向者慎用。

关节止痛膏

【西药成分】

盐酸苯海拉明、水杨酸甲酯、碘、碘化钾。

【主要成分】

辣椒流浸膏、颠茄流浸膏、薄荷油、水杨酸甲酯、樟脑、碘、碘化钾、盐酸苯海拉明。

【功能主治】

活血，消炎，镇痛，对局部血管有扩张作用。用于关节扭伤及寒湿引起的关节疼痛。

【用法用量】

贴患处。

【注意事项】

1. 本品含有刺激性药物，忌贴于创伤处，有皮肤病者慎用，皮肤过敏者停用。

2. 本品含盐酸苯海拉明、碘、碘化钾，孕妇及哺乳期妇女慎用。

3. 本品不宜长期或大面积使用，用药后皮肤过敏如出现瘙痒、皮疹等现象时，应停止使用，症状严重者应去医院就诊。

4. 青光眼、前列腺患者应在药师指导下使用。

5. 儿童、老年患者应在药师指导下使用。

【相互作用】

尚不明确。

【不良反应】

偶见皮肤刺激如烧灼感，或过敏反应如皮疹、瘙痒等。

【病/证禁忌】

对碘过敏者禁用。

红药贴膏

【西药成分】

硫酸软骨素、盐酸苯海拉明。

【主要成分】

三七、白芷、土鳖虫、川芎、当归、红花、冰片、樟脑、水杨酸甲酯、薄荷脑、颠茄流浸膏、硫酸软骨素、盐酸苯海拉明。辅料为橡胶、氧化锌、松香、凡士林、羊毛脂。

【功能主治】

祛瘀生新，活血止痛。用于跌打损伤，筋骨瘀痛。

【用法用量】

外用，洗净患处，贴敷，1～2日更换一次。

【注意事项】

1. 凡对橡皮膏过敏及皮肤有破伤出血者不宜贴敷。

2. 本品含苯海拉明，孕妇及哺乳期妇女慎用。

3. 儿童、经期妇女、年老体弱者应在药师指导下使用。

4. 青光眼、前列腺肥大患者应在医师指导下使用。

5. 本品不宜长期或大面积使用，用药后皮肤过敏者应停用，症状严重者应去医院就诊。

6. 用药3天症状无缓解，或出现局部红肿、疼痛、活动受限等不适症状时应去医院就诊。

【相互作用】

尚不明确。

【不良反应】

尚不明确。

【病/证禁忌】

尚不明确。

活血止痛膏

【西药成分】

水杨酸甲酯

【主要成分】

白芷、牡丹皮、荆芥、干姜、细辛、山柰、生天南星、辣椒、川芎、独活、没药、香加皮、丁香、生半夏、甘松、当归、冰片、乳香、桂枝、胡椒、苍术、陈皮、辛夷、薄荷脑、大黄、樟脑、颠茄、流浸膏、水杨酸、甲酯。

【功能主治】

活血止痛，舒筋通络。用于筋骨疼痛，肌肉麻痹，痰核流注，关节酸痛。

【用法用量】

贴患处。

【注意事项】

1. 皮肤破溃或感染处禁用。

2. 青光眼、前列腺肥大患者应在医师指导下使用。

3. 经期及哺乳期妇女慎用。儿童、年老体弱者应在医师指导下使用。

4. 本品不宜长期或大面积使用，用药后皮肤过敏如出现瘙痒、皮疹等现象时，应停止使用，症状严重者应去医院就诊。

5. 用药 3 天症状无缓解，应去医院就诊。

【相互作用】

尚不明确。

【不良反应】

偶见局部皮肤潮红、瘙痒或丘疹。

【病/证禁忌】

尚不明确。

筋骨宁膏

【西药成分】

水杨酸甲酯、盐酸苯海拉明。

【主要成分】

骨碎补、凤仙透骨草、五加皮、生天南星、续断、蒲公英、当归、羌活、红花、土鳖虫、桃仁、乳香、没药、樟脑、冰片、桉叶油、水杨酸甲酯、盐酸苯海拉明。

【功效主治】

活血化瘀，消肿止痛，舒筋活络。用于闭合性骨折及跌打损伤。

【用法用量】

1. 软组织损伤，贴患处，2~3 天更换一次。

2. 骨折应在常规复位固定等处理下作局部间隔贴敷，间距需在 2cm 左右，3~5 天更换一次。

【注意事项】

1. 皮肤破溃或感染处禁用。

2. 对橡胶膏过敏者慎用。

3. 孕妇忌用。

【相互作用】

尚不明确。

【不良反应】

偶见皮肤刺激如烧灼感，或过敏反应如皮疹、瘙痒等。

【病/证禁忌】

尚不明确。

扭 伤 膏

【西药成分】

盐酸苯海拉明

【主要成分】

草乌、麻黄、白芷、盐酸苯海拉明、荜茇、川乌、马钱子、橡胶、凡士林、羊毛脂、甘油、松香。

【功能主治】

温经散寒，通络止痛，用于关节扭挫伤。

【用法用量】

外用，贴于扭伤处。

【注意事项】

尚不明确。

【相互作用】

尚不明确。

【不良反应】

本品含有苯海拉明和硫酸软骨素，故可能发生以下不良反应：

1. 中枢抑制作用，如嗜睡、头晕、头痛、口干、恶心、呕吐及腹上区不适等。

2. 少见的不良反应有气急、胸闷、咳嗽、肌张力障碍等。

【病/证禁忌】

尚不明确。

伤 疖 膏

【西药成分】

水杨酸甲酯

【主要成分】

黄芩、连翘、生天南星、白芷、冰片、薄荷脑、水杨酸甲酯。

【功能主治】

清热，解毒，消肿，镇痛。用于各种疖痛脓肿，乳腺炎，静脉炎及其他皮肤创伤。

【用法用量】

贴于患处，每日更换一次。

【注意事项】

1. 皮肤破溃或感染处禁用。

2. 皮肤如有过敏现象应停用。

【相互作用】

尚不明确。

【不良反应】

偶见皮肤刺激如烧灼感，或过敏反应如皮疹、瘙痒等。

【病/证禁忌】

尚不明确。

伤湿止痛膏

【主要成分】

水杨酸甲酯

【主要成分】

生草乌、生川乌、乳香、没药、生马钱子、肉桂、水杨酸甲酯、薄荷脑、冰片、樟脑、芸香、颠茄流浸膏等。

【功能主治】

祛风湿，活血止痛。用于风湿性关节炎，肌肉疼痛，关节肿痛。

【用法用量】

外用，贴于患处。

【注意事项】

1. 皮肤破溃或感染处禁用。

2. 孕妇慎用；婴幼儿禁用；儿童、经期及哺乳期妇女、年老体弱者应在医师指导下使用。

3. 本品为局部疼痛的对症用药，治疗风湿性关节炎应去医院就诊。

4. 本品不宜长期或大面积使用，用药后皮肤过敏如出现瘙痒、皮疹等现象时，应停止使用，症状严重者应去医院就诊。

5. 用药3天症状无缓解，应去医院就诊。

6. 青光眼、前列腺肥大患者应在医师指导下使用。

【相互作用】

尚不明确。

【不良反应】

偶见皮肤刺激如烧灼感，或过敏反应如皮疹、瘙痒等。

【病/证禁忌】

尚不明确。

少林风湿跌打膏

【西药成分】

水杨酸甲酯

【主要成分】

生川乌、生草乌、乌药、白及、白芷、白蔹、土鳖虫、木瓜、三棱、莪术、当归、赤芍、肉桂、大黄、连翘、血竭、乳香、没药、三七、儿茶、薄荷脑、水杨酸甲酯、冰片。

【用法用量】

贴患处。

【注意事项】

1. 孕妇慎用或遵医嘱，婴幼儿禁用。

2. 皮肤溃破处禁用。

3. 避免接触眼睛和其他黏膜（如口、鼻等）。

4. 用药部位如有烧灼感、瘙痒、红肿等情况应停药，并将局部药物洗净，必要时向医师咨询。

【相互作用】

尚不明确。

【不良反应】

偶见皮肤刺激如烧灼感，或过敏反应如皮疹、瘙痒等。

【病/证禁忌】

尚不明确。

麝香跌打风湿膏

【西药成分】

水杨酸甲酯

【主要成分】

跌打风湿流浸膏、颠茄流浸膏、白胶香、冰片、薄荷油、丁香罗勒油、樟脑、肉桂油、水杨酸甲酯、人工麝香。辅料为橡胶、立德粉、松香、凡士林、羊毛脂。

【功能主治】

祛风去湿，化瘀止痛。用于风湿痛，跌打损伤，肿痛。

【用法用量】

外用，洗净后贴敷患处。

【注意事项】

1. 皮肤破溃或感染处禁用。

2. 经期及哺乳期妇女慎用；儿童、年老体弱者应在医师指导下使用。

3. 孕妇禁用。

4. 不宜长期或大面积使用，用药后皮肤过敏如出现瘙痒、皮疹等现象时，应停止使用，症状严重者应去医院就诊。

5. 用药 3 天症状无缓解，应去医院就诊。

6. 青光眼、前列腺肥大患者应在医师指导下使用。

【相互作用】

尚不明确。

【不良反应】

偶见皮肤刺激如烧灼感，或过敏反应如皮疹、瘙痒等。

【病/证禁忌】

尚不明确。

麝香活血化瘀膏

【西药成分】

盐酸苯海拉明、盐酸普鲁卡因。

【主要成分】

麝香、三七、红花、丹参、硼酸、樟脑、血竭、尿素、颠茄流浸膏、盐酸苯海拉明、盐酸普鲁卡因。

【功能主治】

活血化瘀，消炎止痛。用于关节扭伤，软组织挫伤，急性腰扭伤，腰肌劳损，肩周炎，未溃冻疮，结节性红斑。

【用法用量】

贴患处。2 日更换 1 次。

【注意事项】

1. 皮肤破溃或感染者禁用。

2. 孕妇忌用。

3. 对橡皮膏过敏者慎用。

【相互作用】

尚不明确。

【不良反应】

本品含有苯海拉明和硫酸软骨素，故可能发生以下不良反应：

1. 中枢抑制作用，如嗜睡、头晕、头痛、口干、恶心、呕吐及腹上区不适等。

2. 少见的不良反应有气急、胸闷、咳嗽、肌张力障碍等。

【病/证禁忌】

尚不明确。

麝香镇痛膏

【西药成分】

水杨酸甲酯

【主要成分】

人工麝香、生川乌、水杨酸甲酯、颠茄流浸膏、辣椒、红茴香根、樟脑。

【功能主治】

散寒，活血，镇痛。用于风湿性关节痛，关节扭伤。

【用法用量】

贴患处。

【注意事项】

1. 皮肤破溃处禁用，有出血倾向者慎用。

2. 孕妇、婴幼儿禁用。经期及哺乳期妇女慎用。儿童、年老体弱者应在医师指导下使用。

3. 有皮肤病者慎用。

4. 青光眼、前列腺肥大患者应在医师指导下使用。

5. 本品不宜长期或大面积使用，如有皮肤发痒、变红或其他不适等过敏现象时，应立即取下。症状严重者应去医院就诊。

6. 用药 3 天症状无缓解，应去医院就诊。

【相互作用】

尚不明确。

【不良反应】

偶见局部皮肤潮红、瘙痒或丘疹。

【病/证禁忌】

尚不明确。

麝香壮骨巴布膏

【西药成分】

硫酸软骨素、水杨酸甲酯、盐酸苯海拉明。

【主要成分】

人工麝香、豹骨、川乌、草乌、麻黄、当归、山柰、白芷、苍术、八角茴香、干姜、冰片、薄荷脑、硫酸软骨素、水杨酸甲酯、樟脑、盐酸苯海拉明。

【功能主治】

祛风散寒，活血止痛。用于风湿痛，关节痛。

【用法用量】

外用，一次1贴，一日1次；贴于患处。

【注意事项】

1. 皮肤破溃或感染处禁用。

2. 孕妇忌用。

【相互作用】

尚不明确。

【不良反应】

尚不明确。

【病/证禁忌】

尚不明确。

麝香壮骨膏

【西药成分】

水杨酸甲酯、硫酸软骨素、盐酸苯海拉明。

【主要成分】

药材浸膏（八角茴香、山柰、生川乌、生草乌、麻黄、白芷、苍术、当归、干姜）、人工麝香、豹骨、薄荷脑、水杨酸甲酯、硫酸软骨素、冰片、盐酸苯海拉明、樟脑。辅料为橡胶、松香、凡士林、羊毛脂、氧化锌。

【功能主治】

镇痛，消炎。用于风湿痛，关节痛，腰痛，神经痛，肌肉酸痛，扭伤，挫伤。

【用法用量】

外用，贴患处。将患处皮肤表面洗净，擦干，撕去覆盖在膏布上的隔离层，将膏面贴于患处的皮肤上。天冷时，可辅以按摩与热敷。

【注意事项】

1. 皮肤破溃或感染处禁用。

2. 哺乳期妇女慎用。

3. 本品不宜长期大面积使用，如有皮肤发痒、变红等过敏反应时，就立即取下，症状严重者应去医院就诊。

4. 用药 3 天症状无缓解，应去医院就诊。

【相互作用】

尚不明确。

【不良反应】

偶见皮肤刺激如烧灼感，或过敏反应如皮疹、瘙痒等。

【病/证禁忌】

有皮肤病者慎用。

神农镇痛膏

【西药成分】

水杨酸甲酯

【主要成分】

三七、胆南星、白芷、狗脊、羌活、石菖蒲、防风、升麻、红花、土鳖虫、川芎、当归、血竭、马钱子、没药、樟脑、重楼、薄荷脑、乳香、水杨酸甲酯、冰片、丁香罗勒油、人工麝香、颠茄流浸膏、熊胆粉。

辅料为：橡胶、松香、氧化锌、凡士林、羊毛脂。

【功能主治】

活血散瘀，消肿止痛。用于跌打损伤，风湿关节痛，腰背酸痛。

【用法用量】

外用，贴患处。

【注意事项】

1. 皮肤破溃或感染处禁用。有出血倾向者慎用。

2. 青光眼、前列腺肥大患者应在医师指导下使用。

3. 孕妇禁用；经期及哺乳期妇女慎用。

4. 不宜长期或大面积使用，用药后皮肤过敏者应停止使用，症状严重者应去医院就诊。

5. 用药3天症状无缓解，应去医院就诊。

【相互作用】

尚不明确。

【不良反应】

偶见皮肤瘙痒、皮疹等过敏反应。

【病/证禁忌】

尚不明确。

天和追风膏

【西药成分】

水杨酸甲酯

【主要成分】

生草乌、麻黄、细辛、羌活、乌药、白芷、高良姜、独活、威灵仙、生川乌、肉桂、红花、桃仁、苏木、赤芍、乳香、没药、当归、蜈蚣、蛇蜕、海风藤、牛膝、续断、香加皮、红大戟、麝香酮、龙血竭、肉桂油、冰片、薄荷脑、辣椒流浸膏、丁香罗勒油、月桂氮酮、樟脑、水杨酸甲酯。

【功能主治】

温经通络，祛风除湿，活血止痛。用于风湿痹痛，腰背酸痛，四肢麻木，经脉拘挛等症。

【用法用量】

外用，贴患处。

【注意事项】

1. 运动员慎用。

2. 孕妇禁用。

3. 对橡胶膏过敏、皮肤溃烂有渗液者及外伤合并感染化脓者不宜贴用。

4. 本品不宜长期或大面积使用，用药后皮肤过敏如出现瘙痒、皮疹等现象时，应停止使用，症状严重者应去医院就诊。

5. 每次贴用时间不宜超过 12 小时。

【不良反应】

偶见皮肤刺激如烧灼感，或过敏反应如皮疹、瘙痒等。

【病/证禁忌】

尚不明确。

香药风湿止痛膏

【西药成分】

苯海拉明、水杨酸甲酯。

【主要成分】

乳香、没药、丁香、肉桂、红花、川乌、草乌、荆芥、防风、干姜、金银花、白芷、三棱、莪术、冰片、当归、薄荷脑、樟脑、苯海拉明、水杨酸甲酯。

【功能主治】

祛风除湿，化瘀止痛。用于风寒湿痹引起的腰、肩、四肢、关节、肌肉诸痛。

【用法用量】

外用，贴患处。

【注意事项】

1. 孕妇禁用。

2. 对橡皮膏过敏者慎用。

【相互作用】

尚不明确。

【不良反应】

尚不明确。

【病/证禁忌】

尚不明确。

消炎解痛巴布膏

【西药成分】

盐酸苯海拉明、水杨酸甲酯。

【主要成分】

水杨酸甲酯、桉叶油、薄荷脑、樟脑、冰片、麝香草酚、颠茄流浸膏、盐酸苯海拉明、聚丙烯酸钠、甘油。

【功能主治】

用于风寒湿痹，关节、肌肉酸痛。

【用法用量】

贴患处，一日 1 次。

【注意事项】

1. 皮肤破溃处禁用。

2. 孕妇禁用。

3. 青光眼、前列腺肥大患者应在医师指导下使用。

4. 哺乳期妇女慎用。

5. 本品不宜长期或大面积使用，用药后若出现皮肤发红、瘙痒或其他不适等过敏反应时应停用，症状严重者应去医院就诊。

6. 用药 7 天症状无缓解，应去医院就诊。

【相互作用】

尚不明确。

【不良反应】

偶见皮肤刺激如烧灼感，或过敏反应如皮疹、瘙痒等。

【病/证禁忌】

尚不明确。

腰息痛胶囊

【西药成分】

对乙酰氨基酚

【主要成分】

白芷、草乌、独活、续断、牛膝、三七、防风、威灵仙、秦艽、川加皮、防己、海风藤、杜仲、土萆薢、何首乌、桑寄生、当归、骨碎补、红花、千年健、赤芍、桂枝、对乙酰氨基酚。

【功能主治】

舒筋活络，祛瘀止痛。用于风湿性关节炎、肥大性腰椎炎、胸椎炎、颈椎炎、坐骨神经痛、腰肌劳损。

【用法用量】

口服，一次2粒，一日3次，饭后服。

【注意事项】

本品含有对乙酰氨基酚成分，应注意以下方面：

1. 服药期间不得饮酒或含有酒精的饮料。

2. 孕妇及哺乳期妇女慎用。

3. 老年患者由于肝肾功能发生减退，应慎用或减量使用。

4. 在3岁以下儿童及新生儿因肝、肾功能发育不全，应避免使用。

5. 肝肾功能不良者慎用，严重者禁用。

6. 如服用本品过量或出现严重不良反应请立即就医。

7. 服药期间不应同时服用其他含有解热镇痛成分的药品。

【相互作用】

本品含有对乙酰氨基酚成分，故可能与以下药物发生作用：

1. 长期饮酒或正在应用其他肝酶诱导剂时，尤其是巴比妥类或其他抗痉挛药的患者，连续使用本品，有发生肝脏毒性的危险。

2. 与抗凝血药合用，可增加抗凝血作用，故应调整抗凝血药的用量。

3. 长期大量与阿司匹林、其他水杨酸盐制剂或其他非甾体抗炎药合用时，可明显增加肾毒性的危险。

4. 与抗病毒药齐多夫定合用时，会增加毒性，应避免同时使用。

5. 本品与氯霉素同服，可增强后者的毒性。

【不良反应】

1. 偶见皮疹、荨麻疹、药热、血小板减少症及白细胞减少症（如粒细胞减少）。

2. 可引起恶心、厌食、呕吐、出汗、腹痛及面色苍白等不良反应。

3. 孕妇服用过量可能会提高胎儿患哮喘的几率。

4. 过量服用导致体内生成毒性代谢产物，当积存达到一定量时，会造成肝脏谷胱甘肽耗竭，使肝脏解毒能力下降，毒性代谢产物破坏肝细胞，产生细胞变性和坏死。

5. 过量服用所生成的毒性代谢产物同样可损害肾脏，造成肾细胞坏死。肾细胞坏死部位以肾乳头为主，其次为近曲小管的急性变性、肾小管充血、水肿和上皮退化。

6. 长期过量应用，所生成的毒性代谢产物可直接破坏骨髓造血系统，有可能诱发血小板减少性紫癜或白血病。

7. 小儿过量服用可引起中枢神经系统的中毒，主要表现为大脑损害、神经功能减退、患儿陷入昏迷。

【病/证禁忌】

胃肠不适者慎服。

祖师麻关节止痛膏

【西药成分】

水杨酸甲酯、苯海拉明。

【主要成分】

祖师麻、樟脑、冰片、薄荷脑、水杨酸甲酯、苯海拉明、二甲苯麝香。

【功能主治】

祛风除湿，活血止痛。用于风寒湿痹、瘀血痹阻经脉。症见肢体关节肿痛、畏寒肢冷、局部肿胀有硬结或瘀斑。

【用法用量】

贴患处。12～24 小时更换一次。

【注意事项】

1. 皮肤破溃或感染处禁用。

2. 孕妇禁用；哺乳期妇女慎用。

3. 若出现水泡则应停用，必要时应去医院就诊，愈后酌情使用。

4. 本品不宜长期或大面积使用。

5. 用药 7 天症状无缓解，应去医院就诊。

【不良反应】

少数患者用药后可能出现轻度的皮肤红肿、瘙痒。

【病/证禁忌】

尚不明确。

第四章 五官科用药

鼻舒适片

【西药成分】

马来酸氯苯那敏

【主要成分】

苍耳子、野菊花、鹅不食草、白芷、防风、墨旱莲、白芍、胆南星、甘草、蒺藜、马来酸氯苯那敏。

【功能主治】

清热消炎，通窍。用于治疗慢性鼻炎引起的喷嚏、流涕、鼻塞、头痛以及过敏性鼻炎、慢性鼻窦炎见上述症状者。

【用法用量】

口服，一次4~5片，一日3次。

【注意事项】

1. 胃溃疡患者宜饭后服用。

2. 交叉过敏：对其他抗组织胺药或下列药过敏者，也可能对本药过敏。如麻黄碱、肾上腺素、异丙肾上腺素、间羟异丙肾上腺素、去甲肾上腺素等拟交感神经药。对碘过敏者对本品也可能有过敏。

3. 小量可由乳汁排出，本品的抗M－胆碱受体作用可使泌乳受到抑制，哺乳期妇女应慎用。新生儿、早产儿不宜用本品。另外，孕期妇女可经脐血影响胎儿，故孕期妇女应慎用。

4. 老人对常用剂量的反应较敏感，应注意减量。

5. 驾驶员、高空作业人员、机械操作者及参赛前的运动员不宜服用该药。

6. 肝功能不良者不宜长期使用本药。

7. 如服用本品过量或出现严重不良反应请立即就医。

8. 与食物、水或奶同服，可以减少对胃的刺激。

9. 中毒时表现为：瞳孔散大，面色潮红，幻觉，兴奋，共济失调，惊厥，最后出现昏迷、心脏及呼吸衰竭而死亡。解救时应采取对症治疗和支持疗法。出现惊厥时，可酌情给予硫喷妥钠予以控制。切不可将组织胺作为解毒剂。

【相互作用】

因本品含有马来酸氯苯那敏成分，故可能与下列成分发生作用：

1. 与其他解热镇痛药物同用，可增强其解热镇痛的作用。

2. 与中枢镇静药、催眠药或乙醇同用，可增加对中枢神经的抑制作用。

3. 与奎尼丁同用，可增强其抗胆碱的作用。

4. 本品不应与含抗组胺药（如马来酸氯苯那敏、苯海拉明等）的复方抗感冒药同服。

5. 本品不应与含抗胆碱药（如颠茄制剂、阿托品等）、哌替啶等药品同服。

6. 可增强金刚烷胺、氟哌啶醇、抗胆碱药、三环类抗抑郁药、吩噻嗪类以及拟交感神经药的药效。

7. 本品可抑制代谢苯妥英的肝微粒体酶的活性，合用时可引起苯妥英蓄积中毒，应注意监测苯妥英的浓度。

8. 本品与普萘洛尔有拮抗作用。

【不良反应】

因本品含有马来酸氯苯那敏成分，故可能发生以下不良反应：

1. 消化系统：服药后可出现食欲减退、恶心、上腹不适感或胃痛等不良反应。

2. 泌尿系统：多尿。过量服用时可出现排尿困难、尿痛等症状。

3. 精神症状：过量时可出现先中枢抑制，表现为嗜睡、虚弱、疲劳感，后中枢兴奋症状，表现为烦躁，甚至可导致抽搐、惊厥等表现。儿童易发生焦虑、入睡困难和神经过敏。

4. 有些人服药后还可出现胸闷、口鼻黏膜干燥、痰黏稠、咽喉痛、疲劳、虚弱感、心悸或皮肤瘀斑、出血倾向。

【病/证禁忌】

1. 癫痫患者、接受单胺氧化酶抑制剂治疗者禁用。

2. 因本品含有马来酸氯苯那敏成分，故下列情况应慎用：膀胱颈部梗阻、幽门及十二指肠梗阻、消化性溃疡所致幽门狭窄、心血管疾病、青光眼（或有青光眼倾向）、高血压及其危象、甲状腺功能亢进、前列腺肥大症状明显者。

鼻炎滴剂（喷雾型）

【西药成分】

盐酸麻黄碱

【主要成分】

盐酸麻黄碱、黄芩苷、金银花、辛夷油、冰片。辅料为亚硫酸氢钠、苯甲醇、聚山梨酯80。

【功能主治】

散风，清热，通窍。用于风热蕴肺型急慢性鼻炎。

【用法用量】

喷入鼻腔内，一次1~2揿，一日2-4次。

【注意事项】

1. 孕妇和哺乳期妇女禁用。

2. 青光眼、前列腺肥大及老年患者应在医师指导下使用。

3. 本品含盐酸麻黄碱成分，运动员慎用。

4. 急性鼻炎使用3天后症状无改善，或服用后如有头晕、头痛、心动过速、多汗等症状，应去医院就诊。

【相互作用】

因本品含有盐酸麻黄碱成分，故可能发生以下作用：

1. 与肾上腺皮质激素合用，本品可增加它们的代谢清除率，需调整皮质激素的剂量。

2. 尿碱化剂，如制酸药、钙或镁的碳酸盐、枸橼酸盐、碳酸氢钠等，影响本品在尿中的排泄，增加本品的半衰期，延长作用时间，特别是当尿保持碱性几日或更长，患者大多致麻黄碱中毒，本品用量应调整。

3. 与α受体阻滞药如酚妥拉明、哌唑嗪、妥拉唑林以及酚噻嗪类药合用时，可对抗本品的加压作用。

4. 与全麻药如氯仿、氟烷、异氟烷等同用，可使心肌对拟交感胺类药反应更敏感，有发生室性心律失常危险，必须同用时，本品用量应减小。

5. 与三环类抗抑郁药如马普替林同用时，降低本品的升压作用。

6. 与洋地黄苷类合用，可致心律失常。

7. 与麦角新碱、麦角胺或缩宫素同用，可加剧血管收缩，导致严重高血压或外围组织缺血。

8. 与多沙普仑同用，两者的升压作用均可增强。

【不良反应】

因本品含有盐酸麻黄碱成分，故可能发生以下不良反应：

1. 短期内反复使用可见药效逐渐减弱，此谓药物快速耐受现象，但只要停药数小时或3~4日即可以恢复原来对药物正常敏感的状态。由此可见，每日用药次数以不超过3次为宜，这样可使上述药物耐受现象减少到最低程度。

2. 大量与长期使用，可产生震颤、焦虑、失眠、头痛、心悸、心动过速、出汗以及有发热感，故应注意防止大量与长期使用该药。

3. 老年人、前列腺肥大病人服药过多和时间过久则可引起排尿困难，故应注意避免过量和长久使用。

4. 晚间服用该药可引起中枢神经兴奋和心悸等，故应加用适量镇静药用以防止失眠。

5. 服用麻黄碱后可以明显增加运动员的兴奋程度，使运动员不知疲倦，能超水平发挥，但对运动员本人有极大的副作用。因此，这类药品属于国际奥委会严格禁止的兴奋剂。

【病/证禁忌】

1. 高血压、动脉硬化、心绞痛、甲状腺功能亢进等患者禁用。

2. 本品不宜与优降宁等单胺氧化酶抑制剂、磺胺嘧啶、呋喃妥因、洋地黄类药物同用。

3. 过敏性鼻炎属虚寒证者慎用。

鼻炎康片

【西药成分】

马来酸氯苯那敏

【主要成分】

广藿香、苍耳子、鹅不食草、野菊花、黄芩、麻黄、当归、猪胆粉、薄荷油、马来酸氯苯那敏。辅料为硬脂酸镁、二氧化硅、氢氧化铝、淀粉、滑石粉、麦芽糊精、薄膜包衣预混剂。

【功能主治】

清热解毒，宣肺通窍，消肿止痛。用于急慢性鼻炎，过敏性鼻炎等。

【用法用量】

口服，一次 4 片，一日 3 次。

【注意事项】

1. 孕妇、哺乳期妇女及新生儿慎用。

2. 个别患者服药后偶有胃部不适，停药后可消失，建议饭后服用。

3. 急性鼻炎服药 3 天后症状无改善，或出现其他症状，应去医院就诊。

4. 驾驶员、高空作业人员、机械操作者及参赛前的运动员不宜服用该药。

5. 因本品含有马来酸氯苯那敏成分，故应注意以下方面：

（1）交叉过敏：对其他抗组织胺药或下列药过敏者，也可能对本药过敏。如麻黄碱、肾上腺素、异丙肾上腺素、间羟异丙肾上腺素、去甲肾上腺素等拟交感神经药。对碘过敏者对本品也可能有过敏。

（2）小量可由乳汁排出，本品的抗 M-胆碱受体作用可使泌乳受到抑制，哺乳期妇女慎用。孕期妇女可经脐血影响胎儿，故孕期妇女不宜服用。

（3）严格按照用法用量服用，儿童、老年体弱者应在医师指导下服用。

（4）肝功能不良者不宜长期使用本药。

（5）中毒时表现为：瞳孔散大，面色潮红，幻觉，兴奋，共济失调，惊厥，最后出现昏迷、心脏及呼吸衰竭而死亡。解救时应采取对症治疗和支持疗法。出现惊厥时，可酌情给予硫喷妥钠予以控制。切不可将组织胺作为解毒剂。

【相互作用】

因本品含有马来酸氯苯那敏成分，故可能与下列成分发生作用：

1. 与其他解热镇痛药物同用，可增强其解热镇痛的作用。

2. 与中枢镇静药、催眠药或乙醇同用，可增加对中枢神经的抑制作用。

3. 与奎尼丁同用，可增强其抗胆碱的作用。

4. 本品不应与含抗组胺药（如马来酸氯苯那敏、苯海拉明等）的复方抗感冒药同服。

5. 本品不应与含抗胆碱药（如颠茄制剂、阿托品等）、哌替啶等药品同服。

6. 可增强金刚烷胺、氟哌啶醇、抗胆碱药、三环类抗抑郁药、吩噻嗪类以及拟交感神经药的药效。

7. 本品可抑制代谢苯妥英的肝微粒体酶的活性，合用时可引起苯妥英蓄积中毒，应注意监测苯妥英的浓度。

8. 本品与普萘洛尔有拮抗作用。

【不良反应】

因本品含有马来酸氯苯那敏成分，故可能发生以下不良反应：

1. 消化系统：服药后可出现食欲减退、恶心、口渴、上腹不适感或胃痛等不良反应。

2. 泌尿系统：过量服用时可出现排尿困难、尿痛等症状。

3. 精神症状：过量时可出现先中枢抑制，后中枢兴奋症状，甚至可导致抽搐、惊厥等表现。儿童易发生焦虑、入睡困难和神经过敏。

4. 有些人服药后还可出现胸闷、口鼻黏膜干燥、痰黏稠、咽喉痛、疲劳、虚弱感、心悸或皮肤瘀斑、出血倾向。

【病/证禁忌】

1. 癫痫患者、接受单胺氧化酶抑制剂治疗者禁用。

2. 过敏鼻炎属虚寒证者慎用。

3. 因本品含有马来酸氯苯那敏成分，故下列情况应慎用：膀胱颈部梗阻、幽门及十二指肠梗阻、消化性溃疡所致幽门狭窄、心血管疾病、青光眼（或有青光眼倾向）、高血压及其危象、甲状腺功能亢进、前列腺肥大症状明显者。

苍鹅鼻炎片

【西药成分】

马来酸氯苯那敏、鱼腥草素钠。

【主要成分】

苍耳子、白芷、黄芩、鹅不食草、菊花、野菊花、荆芥、广藿香、猪胆膏、薄荷油、鱼腥草素钠、马来酸氯苯那敏。

【功能主治】

清热解毒，疏风通窍。用于风热蕴毒而致的过敏性鼻炎，慢性单纯性鼻炎及鼻窦炎引起的头痛，鼻塞，流涕等。

【用法用量】

口服，一次3～4片，一日3次，饭后服。

【注意事项】

1. 儿童、孕妇及哺乳期妇女禁用。肝肾功能不全者禁用。

2. 不宜在服药期间同时服用温补性中药。

3. 服药 3 天症状无缓解，应去医院就诊。本品不宜长期服用。

4. 因本品含有马来酸氯苯那敏、鱼腥草素钠成分，故应注意以下方面：

（1）交叉过敏：对其他抗组织胺药或下列药过敏者，也可能对本药过敏。如麻黄碱、肾上腺素、异丙肾上腺素、间羟异丙肾上腺素、去甲肾上腺素等拟交感神经药。对碘过敏者对本品也可能有过敏。

（2）小量可由乳汁排出，本品的抗 M－胆碱受体作用可使泌乳受到抑制，哺乳期妇女慎用。孕期妇女可经脐血影响胎儿，故孕期妇女不宜服用。

（3）老人对常用剂量的反应较敏感，应注意减量。

（4）驾驶员、高空作业人员、机械操作者及参赛前的运动员不宜服用该药。

（5）本品中毒时表现为：瞳孔散大，面色潮红，幻觉，兴奋，共济失调，惊厥，最后出现昏迷、心脏及呼吸衰竭而死亡。解救时应采取对症治疗和支持疗法。出现惊厥时，可酌情给予硫喷妥钠予以控制。切不可将组织胺作为解毒剂。

【相互作用】

因本品含有马来酸氯苯那敏成分，故可能与下列成分发生作用：

1. 与其他解热镇痛药物同用，可增强其解热镇痛的作用。

2. 与中枢镇静药、催眠药或乙醇同用，可增加对中枢神经的抑制作用。

3. 与奎尼丁同用，可增强其抗胆碱的作用。

4. 本品不应与含抗组胺药（如马来酸氯苯那敏、苯海拉明等）的复方抗感冒药同服。

5. 本品不应与含抗胆碱药（如颠茄制剂、阿托品等）、哌替啶等药品同服。

6. 可增强金刚烷胺、氟哌啶醇、抗胆碱药、三环类抗抑郁药、吩噻嗪类以及拟交感神经药的药效。

7. 本品可抑制代谢苯妥英的肝微粒体酶的活性，合用时可引起苯妥英蓄积中毒，应注意监测苯妥英的浓度。

8. 本品与普萘洛尔有拮抗作用。

【不良反应】

可能发生以下不良反应：

1. 消化系统：服药后可出现食欲减退、恶心、口渴、上腹不适感或胃痛等不良反应。

2. 泌尿系统：过量服用时可出现排尿困难、尿痛等症状。

3. 精神症状：过量时可出现中枢先抑制后兴奋症状，甚至可导致抽搐、惊厥等表现。儿童易发生焦虑、入睡困难和神经过敏。

4. 有些人服药后还可出现胸闷、口鼻黏膜干燥、痰黏稠、咽喉痛、疲劳、虚弱感、心悸或皮肤瘀斑、出血倾向。

【病/证禁忌】

1. 慢性鼻炎等属虚寒证者慎用。

2. 脾虚大便溏者慎用。

3. 癫痫患者、接受单胺氧化酶抑制剂治疗者禁用。

4. 因含有马来酸氯苯那敏，故下列情况应慎用：膀胱颈部梗阻、幽门及十二指肠梗阻、消化性溃疡所致幽门狭窄、心血管疾病、青光眼（或有青光眼倾向）、高血压及其危象、甲状腺功能亢进、前列腺肥大症状明显者。

蜂胶牙痛酊

【西药成分】

甲硝唑

【主要成分】

蜂胶、丁香油、甲硝唑。

【功能主治】

止痛，止血。用于牙周炎症的辅助治疗。

【用法用量】

将本品滴于患处1～2滴；或用药棉少许蘸药液置于患处，适时取出，一日2~3次。

【注意事项】

1. 不宜在用药期间同时服用温补性中药。

2. 用药3天症状无缓解，应去医院就诊。本品不宜长期使用。

3. 对本品及酒精过敏者禁用，过敏体质者慎用。

4. 孕妇、哺乳期妇女及儿童禁用。

5. 因本品含有甲硝唑成分，故应注意以下方面：

(1) 本品经肝代谢，肝功能不全者药物可蓄积，应酌情减量。

(2) 应用期间应减少钠盐摄入量，如食盐过多可引起钠滞留。

(3) 可诱发白色念珠菌病，必要时可并用抗念珠菌药。

(4) 可引起周围神经炎和惊厥，遇此情况应考虑停药（或减量）。

(5) 可致血象改变，白细胞减少等，应予注意。

(6) 老年人和肝功能严重损害者，需监测血药浓度。

(7) 出现运动失调或其他中枢神经系统症状时应停药。

(8) 本品对某些动物有致癌作用，曾发现接受本品治疗患者的尿液对细菌有诱发作用。

(9) 服药后尿液可呈深红色，此系本品代谢产物所致。

【相互作用】

尚不明确。

【不良反应】

因本品含有甲硝唑成分，故可能发生以下不良反应：

1. 胃肠道症状，如恶心、厌食、呕吐、腹泻、中上腹不适、腹部痉挛、便秘。

2. 口腔：偶有口腔明显金属异味、舌苔厚、舌炎和胃炎，可能与念珠菌急剧增长有关。

3. 血液系统：可逆性粒细胞和红细胞减少。

4. 心血管系统：心电图 T 波平坦。

5. 中枢神经系统：癫痫、周围神经病变、眩晕、共济失调、精神错乱、兴奋、抑郁、乏力和失眠。

6. 泌尿系统：排尿困难、膀胱炎、多尿、尿失禁、黑尿。

7. 其他：过敏、荨麻疹、红斑疹、潮红、鼻充血、阴道或外阴干燥、发热、阴道霉菌、性欲减退、直肠炎、关节痛似血清病。【病/证禁忌】

1. 本品为硝咪唑类药物，血液恶病质者应慎用。

2. 有中枢神经系统病变和血液病患者禁用。

复方鼻炎膏

【西药成分】

盐酸麻黄碱、盐酸苯海拉明。

【主要成分】

穿心莲、鹅不食草、薄荷油、桉油、盐酸麻黄碱、盐酸苯海拉明。

【功能主治】

消炎，通窍。用于过敏性鼻炎，急慢性鼻炎及鼻窦炎。

【用法用量】

将软膏尖端插入鼻腔挤入油膏，一日 3 次，或遵医嘱。

【注意事项】

1. 本品不宜长期使用。连续使用时间过长，可产生“反跳”现象，出现更为严重的鼻塞。

2. 不宜在用药期间同时服用温补性中药。

3. 孕妇和哺乳期妇女禁用。新生儿、早产儿慎用。

4. 肾功能衰竭时，给药的间隔时间应延长。

5. 用药3天症状无缓解，应去医院就诊。

6. 使用后拧紧瓶盖，以防污染。

7. 因本品含有苯海拉明成分、盐酸麻黄碱，故应注意以下方面：

(1) 运动员慎用。

(2) 对其他乙醇胺类高度过敏者，对本品也可能过敏。

(3) 驾驶员、高空作业人员、机械操作者及参赛前的运动员不宜使用该药。

(4) 服用后如有头晕、头痛、心动过速、多汗等症状应咨询医师或药师。

(5) 切勿接触眼睛。鼻黏膜损伤慎用。

【相互作用】

1. 因本品含有盐酸麻黄碱成分，故可能发生以下作用：

(1) 与肾上腺皮质激素合用，本品可增加它们的代谢清除率，需调整皮质激素的剂量。

(2) 尿碱化剂，如制酸药、钙或镁的碳酸盐、枸橼酸盐、碳酸氢钠等，会影响本品在尿中的排泄，增加本品的半衰期，延长作用时间，特别是当尿持续碱性几日或更长时间时，表明患者大多已致麻黄碱中毒，故本品用量应调整。

(3) 与α受体阻滞药如酚妥拉明、哌唑嗪、妥拉唑林以及酚噻嗪类药合用时，可对抗本品的升压作用。

(4) 与全麻药如氯仿、氟烷、异氟烷等同用，可使心肌对拟交感胺类药反应更敏感，有发生室性心律失常危险，必须同用时，本品用量应减小。

(5) 与洋地黄苷类合用，可致心律失常。

(6) 与麦角新碱、麦角胺或缩宫素同用，可加剧血管收缩，导致严重高血压或外围组织缺血。

2. 因本品含有苯海拉明成分，故可能与下列药物发生作用：

(1) 本品可短暂影响巴比妥类药和磺胺醋酰钠等的吸收。

(2) 和对氨基水杨酸钠同用可降低后者血药浓度。

（3）可增强中枢神经抑制药的作用。

【不良反应】

因本品含有盐酸麻黄碱、苯海拉明成分，故可能发生以下不良反应：

1. 常见中枢抑制作用，如嗜睡、头晕、头痛、口干、恶心、呕吐及腹上区不适等。

2. 少见的不良反应有气急、胸闷、咳嗽、肌张力障碍等。有报道，在给药后可发生牙关紧闭并伴喉痉挛。

3. 老年人用药后容易发生长时间的呆滞或头晕等。

4. 短期内反复使用可见药效逐渐减弱，此谓药物快速耐受现象，但只要停药数小时或3~4日即可以恢复原来对药物正常敏感的状态。由此可见，每日用药次数以不超过3次为宜，这样可使上述药物耐受现象减少到最低程度。

5. 大量与长期使用，可产生震颤、焦虑、失眠、头痛、心悸、心动过速、出汗以及有发热感，故应注意防止大量与长期使用该药。

6. 老年人、前列腺肥大病人服药过多和时间过久则可引起排尿困难，故应注意避免过量和长期使用。

7. 晚间服用该药，可引起中枢神经兴奋和心悸等，故应加用适量镇静药用以防止失眠。

8. 麻黄碱可以明显增加运动员的兴奋程度，使运动员不知疲倦，能超水平发挥，但对运动员本人有极大的副作用。因此，这类药品属于国际奥委会严格禁止的兴奋剂。

【病/证禁忌】

1. 高血压、动脉硬化、心绞痛、甲状腺功能亢进等患者禁用。

2. 鼻腔干燥、萎缩性鼻炎禁用。

3. 重症肌无力、闭角型青光眼、前列腺肥大者禁用。

4. 因本品含有苯海拉明成分，故应注意以下方面慎用。幽门及十二指肠梗阻、消化性溃疡所致幽门狭窄、膀胱颈狭窄、心血管病、心脏病以及下呼吸道感染（包括哮喘）。

康乐鼻炎片

【西药成分】

马来酸氯苯那敏

【主要成分】

苍耳子、辛夷、白芷、麻黄、穿心莲、黄芩、防风、广藿香、牡丹皮、薄荷脑、马来酸氯苯那敏。

【功能主治】

疏风清热，活血祛瘀，祛湿通窍。用于外感风邪、胆经郁热、脾胃湿热而致的伤风鼻塞、鼻窒、鼻鼽、鼻渊（急、慢性鼻炎，过敏性鼻炎、鼻窦炎）。

【用法用量】

口服。一次4片，一日3次。

【注意事项】

1. 个别患者服药后有轻度嗜睡现象。

2. 驾驶员、高空作业人员、机械操作者及参赛前的运动员不宜服用该药。

3. 在3岁以下儿童及新生儿，因肝、肾功能发育不全，应避免使用。

4. 孕妇及哺乳期妇女慎用。

5. 服药期间不得饮酒或含有酒精的饮料。

6. 因本品含有马来酸氯苯那敏成分，故应注意以下方面：

（1）交叉过敏：对其他抗组织胺药或下列药过敏者，也可能对本药过敏。如麻黄碱、肾上腺素、异丙肾上腺素、间羟异丙肾上腺素、去甲肾上腺素等拟交感神经药。对碘过敏者对本品也可能有过敏。

（2）老人对常用剂量的反应较敏感，应注意减量。

（3）肝功能不良者不宜长期使用本药。严重肝肾功能不全者禁用。

(4) 与食物、水或奶同服，可以减少对胃的刺激。

(5) 本品中毒时表现为：瞳孔散大，面色潮红，幻觉，兴奋，共济失调，惊厥，最后出现昏迷、心脏及呼吸衰竭而死亡。解救时应采取对症治疗和支持疗法。出现惊厥时，可酌情给予硫喷妥钠予以控制。切不可将组织胺作为解毒剂。

【相互作用】

因本品含有马来酸氯苯那敏成分，故可能与下列成分发生作用：

1. 与其他解热镇痛药物同用，可增强其解热镇痛的作用。

2. 与中枢镇静药、催眠药或乙醇同用，可增加对中枢神经的抑制作用。

3. 与奎尼丁同用，可增强其抗胆碱的作用。

4. 本品不应与含抗组胺药（如马来酸氯苯那敏、苯海拉明等）的复方抗感冒药同服。

5. 本品不应与含抗胆碱药（如颠茄制剂、阿托品等）、哌替啶等药品同服。

6. 可增强金刚烷胺、氟哌啶醇、抗胆碱药、三环类抗抑郁药、吩噻嗪类以及拟交感神经药的药效。

7. 本品可抑制代谢苯妥英的肝微粒体酶的活性，合用时可引起苯妥英蓄积中毒，应注意监测苯妥英的浓度。

8. 本品与普萘洛尔有拮抗作用。

【不良反应】

1. 消化系统：服药后可出现食欲减退、恶心、上腹不适感或胃痛等不良反应。

2. 泌尿系统：尿多。过量服用时可出现排尿困难、尿痛等症状。

3. 精神症状：过量时可出现中枢先抑制表现为嗜睡、疲劳，后兴奋症状，表现为烦躁，甚至可导致抽搐、惊厥等表现。儿童易发生焦虑、入睡困难和神经过敏。

4. 有些人服药后还可出现胸闷、口鼻黏膜干燥、痰黏稠、咽喉痛、心悸或皮肤瘀斑、出血倾向。

【病/证禁忌】

1. 癫痫患者、接受单胺氧化酶抑制剂治疗者禁用。

2. 因本品含有马来酸氯苯那敏，故下列情况应慎用：膀胱颈部梗阻、幽门及十二指肠梗阻、消化性溃疡所致幽门狭窄、心血管疾病、青光眼（或有青光眼倾向）、高血压及其危象、甲状腺功能亢进、前列腺肥大症状明显者。

海呋龙散

【西药成分】

呋喃西林

【主要成分】

海螵蛸粉、呋喃西林、冰片。

【功能主治】

杀菌，消炎，收敛止痛。用于耳郭湿疹，外耳道炎及创伤出血。

【用法用量】

外用。将患部洗净，撒于患处。

【注意事项】

因本品含有呋喃西林成分，对呋喃类药物过敏者忌用。

【相互作用】

尚不明确。

【不良反应】

局部应用偶尔引起皮肤过敏反应。

【病/证禁忌】

尚不明确。

烂耳散

【西药成分】

氧化锌、磺胺二甲嘧啶、硼酸。

【主要成分】

硼酸、枯矾、氧化锌、白矾、磺胺二甲嘧啶。

【功能主治】

杀菌，消炎，防腐。用于耳肿，流脓，烂耳边，耳底溃疡及烂头烂肉。

【用法用量】

外用，清洗患处，将药粉喷撒耳内或溃烂处，一日1~2次。

【注意事项】

因本品含有磺胺二甲嘧啶成分，故应注意：对呋塞米、砜类、噻嗪类利尿药、磺脲类、碳酸酐酶抑制药呈现过敏的患者，对该药亦可过敏。

【相互作用】

因本品含有磺胺二甲嘧啶成分，故可能与以下药物发生作用：

1. 合用尿碱化药可增强该品在碱性尿中的溶解度，使排泄增多。

2. 不能与对氨基苯甲酸（PABA）合用，PABA可代替该品被细菌摄取，两者相互拮抗。

3. 与口服抗凝药、口服降血糖药、甲氨蝶呤、苯妥英钠和硫喷妥钠同用时，该品可取代这些药物的蛋白结合部位，或抑制其代谢，以致药物作用时间延长或发生毒性，因此该药物与磺胺药同时应用，或在应用该品之后使用时需调整其剂量。

4. 与骨髓抑制药合用时可能增强此类药物对造血系统的不良反应。如需两类药物同用时，应严密观察可能发生的毒性反应。

5. 与避孕药（雌激素类）长时间合用可导致避孕的可靠性减小，并增加经期外出血的机会。

6. 与溶栓药物合用时，可能增大其潜在的毒性作用。

7. 与肝毒性药物合用时，可能引起肝毒性发生率的增高。

对此类患者尤其是用药时间较长及以往有肝病史者应监测肝功能。

8. 与光敏感药物合用时，可能发生光敏感的相加作用。

9. 接受该品治疗者对维生素 K 的需要量增加。

10. 不宜与乌洛托品合用，因乌洛托品在酸性尿中可分解产生甲醛，后者可与该品形成不溶性沉淀物，使发生结晶尿的危险性增加。

11. 该品可取代保泰松的血浆蛋白结合部位，当两者同用时可增强保泰松的作用。

12. 磺吡酮与该品合用时可减少后者自肾小管的分泌，导致血药浓度升高且持久，从而产生毒性，因此在应用磺吡酮期间或在用后可能需要调整该品的剂量。当磺吡酮疗程较长时，对磺胺药的血药浓度宜进行监测，有助于剂量的调整，保证安全用药。

【不良反应】

因本品含有磺胺二甲嘧啶成分，故可能发生以下不良反应：

1.过敏反应较为常见，可表现为药疹，严重者可发生渗出性多形红斑、剥脱性皮炎和大疱表皮松解、萎缩性皮炎等；也有表现为光敏反应、药物热、关节及肌肉疼痛、发热等血清病样反应。

2. 中性粒细胞减少或缺乏症、血小板减少症及再生障碍性贫血。患者可表现为咽痛、发热、面色苍白和出血倾向。

3. 溶血性贫血及血红蛋白尿。新生儿和小儿较成人为多见。

4. 高胆红素血症和新生儿核黄疸。由于磺胺药与胆红素竞争蛋白结合部位，可致游离胆红素增高。新生儿肝功能不完善，故较易发生高胆红素血症和新生儿黄疸，偶可发生核黄疸。

5. 肝脏损害。可发生黄疸、肝功能减退，严重者可发生急性肝坏死。

6. 肾脏损害。可发生结晶尿、血尿和管型尿，偶有患者发生间质性肾炎或肾小管坏死等严重不良反应。

7. 恶心、呕吐、胃纳减退、腹泻、头痛、乏力等。一般症状轻微，不影响继续用药。偶有患者发生艰难梭菌肠炎，此时需停药。

8. 甲状腺肿大及功能减退偶有发生。

9. 中枢神经系统毒性反应偶可发生，表现为精神错乱、定向力障碍、幻觉、欣快感或抑郁感。

【病/证禁忌】

1. 缺乏葡萄糖-6-磷酸脱氢酶、血卟啉症患者慎用。

2. 由于该品阻止叶酸的代谢，加重巨幼红细胞性贫血患者叶酸盐的缺乏，所以该病患者禁用。

珍视明滴眼液（四味珍层冰硼滴眼液）

【西药成分】

硼酸

【主要成分】

珍珠层粉、天然冰片、硼砂、硼酸。辅料：氯化钠、乙醇、注射用水、苯氧乙醇。

【功能主治】

清热解痉，去翳明目。用于肝阴不足，肝气偏盛所致的不能久视、青少年远视力下降、假性近视、视力疲劳。

【用法用量】

滴于眼睑内。一次1~2滴，一日3~5次；必要时可酌情增加。

【注意事项】

1. 本品为外用滴眼液，禁止内服。

2. 忌烟、酒、辛辣刺激性食物。

3. 眼部有炎症者应去医院就诊。

4. 用药后有沙涩磨痛、流泪频频、眼痒、眼睑皮肤潮红、眼胀者应停用，并到医院就诊。

5. 用药后如视力下降明显者应到医院就诊。

6. 滴眼时瓶口勿接触眼睛，使用后应将瓶盖拧紧，以免污染药液。打开瓶盖后，15 天内用完。

7. 用药 7 天症状无缓解，应去医院就诊。

【相互作用】

尚不明确。

【不良反应】

尚不明确。

【病/证禁忌】

尚不明确。

障 翳 散

【西药成分】

无水硫酸钙

【主要成分】

荸荠粉、蝉衣、茺蔚子、丹参、关木通、海螵蛸、海藻、核黄素、红花、琥珀、黄连素、黄芪、决明子、昆布、炉甘石、没药、牛胆干膏、硼砂、青葙子、山药、麝香、天然冰片、无水硫酸钙、羊胆干膏、珍珠。

【功能主治】

行滞祛痰，退障消翳。用于老年性白内障及角膜翳。

【用法用量】

外用，临用时，将本品倒入滴眼用溶剂瓶中，摇匀后滴入眼睑内，一次 2 ~3 滴，一日 3 ~4 次。或遵医嘱。

【注意事项】

忌用量过多，且不可点于下睑穹隆部，否则有损黑睛。

【相互作用】

尚不明确。

【不良反应】

尚不明确。

【病/证禁忌】

尚不明确。

第五章　儿科用药

儿咳糖浆

【西药成分】

氯化铵

【主要成分】

枇杷叶、甘草、橙皮酊、桔梗、薄荷脑、氯化铵。辅料为：蔗糖、苯甲酸钠、香精。

【功能主治】

止咳祛痰。用于感冒引起的咳嗽。

【用法用量】

口服，2～5 岁一次 3～5mL，5 岁以上一次 5～10mL，一日 3～4 次。

【注意事项】

1. 该药品适用于咳嗽痰多，寒热症状不明显者。若出现高热或喘促气急者，应到医院就诊。

2. 该药品含氯化铵成分，故肝肾功能异常者慎用。严重肝肾功能不全者禁用。

3. 孕妇及哺乳期妇女应在医师指导下使用。老年患者慎用。

4. 服药 3 天症状无缓解，应去医院就诊。

5. 因本品含有氯化铵成分，故应注意：

（1）随访检查：①酸碱平衡分析指标；②血氯、钾、钠浓度测定。

（2）应用过量可导致高氯性酸血症，故应注意使用适量为妥。

（3）凡右心衰竭和肝硬化伴有代谢性碱血症的病人，均应禁用该药，以免加重原来病情。

【相互作用】

1. 不能与磺胺嘧啶、呋喃妥因同用。

2. 因本品含有氯化铵成分，故该药可能与下列药物发生作用：

（1）不宜与对氨基水杨酸钠、阿司匹林及安体舒通合用，以免使后者的毒性增加。

（2）不宜与苯丙胺、丙咪嗪、阿米替林或多虑平合用，以免造成后者疗效减弱。

【不良反应】

因本品含有氯化铵成分，故可能发生以下不良反应：

1. 服用后有恶心，偶出现呕吐，胃肠道刺激或不适。过量或长期服用可造成酸中毒和低钾血症。

2. 肝功能不全时，因肝脏不能将铵离子转化为尿素而发生氨中毒。

【病/证禁忌】

1. 镰状细胞贫血患者，可引起缺氧或（和）酸中毒应慎用。

2. 糖尿病、溃疡病、代谢性酸血症患者忌用。

复方小儿退热栓

【西药成分】

对乙酰氨基酚

【主要成分】

对乙酰氨基酚、人工牛黄、南板蓝根浸膏粉。辅料为吐温、尼泊金乙酯、半合成脂肪酸甘油酯。

【功能主治】

解热镇痛，利咽解毒，祛痰定惊。用于小儿发热，惊悸不安，咽喉肿痛及肺热痰多咳嗽。

【用法用量】

直肠给药。将药栓单个撕开，再从塑料片分离处撕开取出药栓，患者取侧卧位，将药栓塞入肛门深约 2 厘米处。1～3 岁小儿一次 1 粒，一日 1 次，3～6 岁一次 1 粒，一日 2 次。

【注意事项】

1. 肝、肾功能不全者慎用。严重肝肾功能不全者禁用。

2. 本品含对乙酰氨基酚，服用本品期间不得饮酒或含有酒精的饮料。

3. 不能同时服用与本品成分相似的其他抗感冒药。

4. 本品以清热为主，连续使用不得超过 3 天。发热持续未缓解，或出现皮疹、荨麻疹等过敏反应时，应立即停止使用，并及时就诊。

5. 老年患者由于肝、肾功能发生减退导致半衰期有所延长，易发生不良反应，应慎用或减量使用。

【相互作用】

因本品含有对乙酰氨基酚成分，故本药可能与以下药物发生作用：

1. 长期饮酒或正在应用其他肝酶诱导剂时，尤其是巴比妥类或其他抗痉挛药的患者，连续使用本品，有发生肝脏毒性的危险。

2. 与抗凝血药合用，可增加抗凝血作用，故应调整抗凝血药的用量。

3. 长期大量与阿司匹林、其他水杨酸盐制剂或其他非甾体抗炎药合用时，可明显增加肾毒性的危险。

4. 与抗病毒药齐多夫定合用时，会增加毒性，应避免同时使用。

5. 本品与氯霉素同服，可增强后者的毒性。

【不良反应】

因含有对乙酰氨基酚成分，故可能发生：

1. 偶见皮疹、荨麻疹、药热、血小板减少症及白细胞减少

症（如粒细胞减少）。

2. 可引起恶心、厌食、呕吐、出汗、腹痛及面色苍白等不良反应。

3. 孕妇服用过量可能会提高胎儿患哮喘的几率。

4. 过量服用导致体内生成毒性代谢产物，当积存达到一定量时，会造成肝脏谷胱甘肽耗竭，使肝脏解毒能力下降，毒性代谢产物破坏肝细胞，产生细胞变性和坏死。

5. 过量服用所生成的毒性代谢产物同样可损害肾脏，造成肾细胞坏死。肾细胞坏死部位以肾乳头为主，其次为近曲小管的急性变性、肾小管充血、水肿和上皮退化。

6. 长期过量应用，所生成的毒性代谢产物可直接破坏骨髓造血系统，有可能诱发血小板减少性紫癜或白血病。

7. 小儿过量服用可引起中枢神经系统的中毒，主要表现为大脑损害、神经功能减退、患儿陷入昏迷。

【病/证禁忌】

尚不明确。

复方鹧鸪菜散

【西药成分】

盐酸左旋咪唑

【主要成分】

鹧鸪菜、盐酸左旋咪唑。

【功能主治】

驱虫消积。用于小儿蛔虫病。

【用法用量】

口服，早晨空腹时用温开水或糖水调服。1 岁一次 0.3g，2 ~ 3 岁一次 0.45g，4 ~6 岁一次 0.6g，7 ~9 岁一次 0.9g，10 ~14 岁一次 1.2g，14 岁以上一次 1.5g，一日 1 次，连服 3 日。

【注意事项】

因本品含有盐酸左旋咪唑成分，故应注意以下方面：

1. 类风湿性关节炎患者服用本品后易诱发粒细胞缺乏症。

2. 妊娠早期患者慎用。

3. 肝肾功能异常禁用。

【相互作用】

尚不明确。

【不良反应】

因本品含有盐酸左旋咪唑成分，故可能发生以下不良反应：

1. 有恶心、呕吐、腹痛等，少数可出现味觉障碍、疲惫、头晕、头痛、关节酸痛、神志混乱、失眠、发热、流感样症候群、血压降低、脉管炎、皮疹、光敏性皮炎等，偶见蛋白尿。

2. 个别可见粒细胞减少、血小板减少，少数甚至发生粒细胞缺乏症（常为可逆性），常发生于风湿病或肿瘤患者。

3. 可引起即发型和 Arthus 氏过敏反应，可能系通过刺激 T 细胞而引起的特应性反应。

4. 有研究显示：个体病例可出现共济失调，感觉异常或视力模糊。

【病/证禁忌】

1. 低血压慎用。

2. 干燥综合征患者慎用。

3. 肝炎活动期、原有血吸虫病者禁用。

临江风药

【西药成分】

对乙酰氨基酚

【主要成分】

1. 临江风药散剂：全蝎（去钩）、僵蚕（炒）、琥珀、天麻、人工牛黄、青黛、地龙、薄荷叶、石膏、白附子、大黄。

2. 临江风药增效退热片：临江风药粉、对乙酰氨基酚。

【功能主治】

疏风清热，开窍豁痰，平肝息风，镇惊止抽。用于小儿急慢惊风，痰热壅盛，四肢抽搐等表里实热证。

【用法用量】

初生及3个月内婴儿，每袋分8～12次服用，袋内药片用于婴儿有热形发烧，每片分4～6次与袋内药面混合服用。4～6个月婴儿，每袋分4～6次服用，有热形者可加服药片1/2或1/3片；7个月至周岁小儿每袋分两次服，有热形者可加服药片1片；周岁以上小儿酌情增服或遵医嘱。袋内药片专供有热形患者加服，一日3次，温开水或乳汁调服，热退停服药片。

【注意事项】

1. 对外伤引起的抽搐和对缺钙抽搐的患儿无效，表里无热，腹痛腹泻者停服。高烧退后停服。

2. 因含对乙酰氨基酚，故应注意：

（1）本品可透过胎盘并且可在乳汁中分泌，故孕妇及哺乳期妇女不推荐使用。

（2）肝肾功能不全者慎用。3岁以下儿童及新生儿因肝、肾功能发育不全，也应避免使用。

（3）老年患者由于肝、肾功能发生减退，可导致本品半衰期延长，应慎用或减量使用。

（4）服用本品期间不得饮酒或含有酒精的饮料。

（5）对本品过敏者禁用，过敏体质者慎用。

（6）服药期间不应同时服用其他含有解热镇痛成分的药品。

【相互作用】

因本品含有对乙酰氨基酚成分，故本药可能与以下药物发生作用：

1. 长期饮酒或正在应用其他肝酶诱导剂时，尤其是巴比妥类或其他抗痉挛药的患者，连续使用本品，有发生肝脏毒性的危险。

2. 与抗凝血药合用，可增加抗凝血作用，故应调整抗凝血药的用量。

3. 长期大量与阿司匹林、其他水杨酸盐制剂或其他非甾体抗炎药合用时，可明显增加肾毒性的危险。

4. 与抗病毒药齐多夫定合用时，会增加毒性，应避免同时使用。

5. 本品与氯霉素同服，可增强后者的毒性。

【不良反应】

不良反应较少，但因含有对乙酰氨基酚成分，故可能发生：

1. 偶见皮疹、荨麻疹、药热、血小板减少症及白细胞减少症（如粒细胞减少）。

2. 可引起恶心、厌食、呕吐、出汗、腹痛及面色苍白等不良反应。

3. 孕妇服用过量可能会提高胎儿患哮喘的几率。

4. 过量服用导致体内生成毒性代谢产物，当积存达到一定量时，会造成肝脏谷胱甘肽耗竭，使肝脏解毒能力下降，毒性代谢产物破坏肝细胞，产生细胞变性和坏死。

5. 过量服用所生成的毒性代谢产物同样可损害肾脏，造成肾细胞坏死。肾细胞坏死部位以肾乳头为主，其次为近曲小管的急性变性、肾小管充血、水肿和上皮退化。

6. 长期过量应用，所生成的毒性代谢产物可直接破坏骨髓造血系统，有可能诱发血小板减少性紫癜或白血病。

7. 小儿过量服用可引起中枢神经系统的中毒，主要表现为大脑损害、神经功能减退、患儿陷入昏迷。

【病/证禁忌】

患儿面青肢冷，自汗虚脱忌服。

龙牡壮骨颗粒

【西药成分】

维生素 D_2、葡萄糖酸钙、乳酸钙。

【主要成分】

党参、黄芪、山麦冬、醋龟甲、炒白术、山药、醋南五味子、龙骨、煅牡蛎、茯苓、大枣、甘草、乳酸钙、炒鸡内金、

维生素 D_2、葡萄糖酸钙。辅料为蔗糖、菠萝萃取液。

【功能主治】

强筋壮骨，和胃健脾。用于治疗和预防小儿佝偻病，软骨病；对小儿多汗、夜惊、食欲不振、消化不良、发育迟缓等症也有治疗作用。

【用法用量】

开水冲服，2 岁以下一次 5g，2 ~ 7 岁一次 7g，7 岁以上一次 10g，一日 3 次。

【注意事项】

1. 婴儿应在医师指导下服用。

2. 服药期间应多晒太阳，多食含钙及易消化的食品。

3. 本品含维生素 D_2、葡萄糖酸钙。应按规定剂量服用，不可超量服用。

4. 服药 4 周症状无缓解，应去医院就诊。

5. 因含有维生素 D_2 成分，故应注意：

（1）短期内摄入大剂量或长期服用超剂量，可导致严重中毒反应。

（2）治疗低钙血症前，应先控制血清磷的浓度，并定期复查血钙等有关指标；避免同时应用钙、磷和维生素 D 制剂或遵医嘱。

（3）对诊断的干扰：维生素 D_2 可促使血清磷酸酶浓度降低，血清钙、胆固醇、磷酸盐和镁的浓度可能升高，尿液内钙和磷酸盐的浓度亦增高。

（4）儿童用药：婴儿对维生素 D_2 敏感性个体间差异大，用量应慎重决定，血清钙和磷浓度的乘积［Ca］×［P］（mg/dL）不得大于 58。

【相互作用】

1. 因本品含有葡萄糖酸钙成分，故可能发生以下反应：

（1）与雌激素同用，增加钙的吸收；

（2）与苯妥英钠同用，产生不吸收的化合物，影响二者的吸收和利用；

（3）与四环素同时口服，影响四环素的吸收。

2. 因本品含有维生素 D_2 成分，故长期大量应用时应注意以下方面：

（1）制酸药中的镁剂与维生素 D_2 同用，特别对慢性肾功能衰竭病人可引起高镁血症。

（2）降钙素与维生素 D 同用可抵消前者对高钙血症的疗效。

（3）大剂量钙剂或利尿药与常用量维生素 D 同用，有发生高钙血症的危险。

（4）考来烯胺、考来替泊、矿物油、硫糖铝等均能减少小肠对维生素 D 的吸收。

（5）洋地黄类与维生素 D_2 同用时应谨慎，因维生素 D_2 引起高钙血症，容易诱发心律失常。

（6）大量的含磷药物与维生素 D 同用，可诱发高磷血症。

【不良反应】

因含有维生素 D_2 成分，故可能发生以下不良反应：

1. 便秘、腹泻、持续性头痛、食欲减退、口内有金属味、恶心呕吐、口渴、疲乏、无力。

2. 骨痛、尿混浊、惊厥、高血压、眼对光刺激敏感度增加、心律失常，偶有精神异常、皮肤瘙痒、肌痛、严重腹痛（有时误诊为胰腺炎）、夜间多尿、体重下降。

【病/证禁忌】

1. 感冒发热病人不宜服用。

2. 高钙血症、维生素 D 增多症、高磷血症伴肾性佝偻病患者禁用。

3. 因本品含有维生素 D_2 成分，故下列情况应慎用：心功能不全、高磷血症；对维生素 D 高度敏感及肾功能不全。

小儿解热栓

【西药成分】

安乃近

【主要成分】

黄芩提取物（以黄芩苷计）、金银花提取物（以绿原酸计）、安乃近。

【功能主治】

解热，消炎。用于小儿感冒和上呼吸道感染等小儿发烧。

【用法用量】

本品分大、中、小号；6～11岁用大号，2～5岁用中号，8个月～2岁用小号，1次1粒，将栓剂塞入距肛门口约2cm处。每日2～3次或遵医嘱。

【注意事项】

1. 本药含有安乃近成分，仅限于其他解热镇痛药无效的患者短期应用。

2. 必须连续一周以上应用时，务必加强血象监护。

【相互作用】

因本品含有安乃近成分，故可能与下列药物发生反应：

1. 本品与阿司匹林有交叉过敏反应。

2. 与香豆素类抗凝药合用，可增加出血倾向。

【不良反应】

因本品含有安乃近成分，故可能发生的不良反应有：

1. 血液方面，可引起粒细胞缺乏症、免疫性溶血性贫血、血小板减少性紫癜及再生障碍性贫血等。

2. 皮肤方面，可引起荨麻疹、渗出性红斑。

3. 呼吸心跳停止、大小便失禁等严重反应。

4. 过敏性休克。

【病/证禁忌】

尚不明确。

小儿止咳糖浆

【西药成分】

氯化铵

【主要成分】

甘草流浸膏、桔梗、橙皮酊、氯化铵。

【功能主治】

祛痰，镇咳。用于小儿感冒引起的咳嗽。

【用法用量】

口服，2~5岁一次5mL，2岁以下酌情递减，5岁以上一次5~10mL，一日3~4次。

【注意事项】

1. 本品不宜久服。

2. 肝肾功能异常者慎用。

3. 2岁以下及糖尿病患儿应在医师指导下服用。

4. 服药3天症状无改善者，应及时就医。

5. 该品与碱、金霉素、新霉素、呋喃妥因、磺胺嘧啶、华法林有配伍禁忌。

6. 随访检查：①酸碱平衡分析指标；②血氯、钾、钠浓度测定。

7. 轻、中度代谢性碱中毒，仅需给予足量氯化钠注射液或同时给予氯化钾即可纠正。该品仅用于重度代谢性碱中毒。

【相互作用】

因本品含有氯化铵成分，故该药不宜与对氨基水杨酸钠、阿司匹林及安体舒通合用，以免使后者的毒性增加。也不宜与苯丙胺、丙咪嗪、阿米替林或多虑平合用，以免造成后者疗效减弱。

【不良反应】

因本品含有氯化铵成分，故可能发生以下不良反应：

1. 服用后有恶心，偶出现呕吐、胃肠道刺激或不适。过量或长期服用可造成酸中毒和低钾血症。

2. 肝功能不全时，因肝脏不能将铵离子转化为尿素而发生氨中毒。

【病/证禁忌】

因本品含有氯化铵成分，故应注意：

1. 镰状细胞贫血患者慎用。

2. 溃疡病、代谢性酸血症患者忌用。

3. 患有心脏病等慢性病者慎用。

4. 肝硬化伴有代谢性碱血症的病人禁用该药，以免加重原来病情。

婴儿健脾颗粒

【西药成分】

碳酸氢钠

【主要成分】

白扁豆（炒）、山药（炒）、鸡内金（炒）、白术（炒）、川贝母、木香、碳酸氢钠、人工牛黄。

【功能主治】

健脾，消食，止泻。用于婴儿非感染性腹泻属脾虚夹滞证候者，症见：大便次数增多，粪质稀，气臭，含有未化之物，面色不华，乳食少进，腹胀腹痛，睡眠不宁。

【用法用量】

口服。1 岁以下每次 1g，1～3 岁每次 4g，4～7 岁每次 8g，每日 2 次。

【注意事项】

1. 婴儿应在医师指导下服用。

2. 感染性腹泻如肠炎、痢疾等疾病应立即去医院就诊。

3. 对大便次数增多导致水分丢失明显，或有脱水表现的应去医院就诊。

4. 风寒袭肺咳嗽不适用，症见发热恶寒、鼻流清涕、咳嗽痰白等。

5. 服药3天症状无缓解，应去医院就诊。

6. 长期服用时，可导致周身性碱中毒，钠负荷过高，并引起水肿。

7. 与大量牛奶或奶制品同时服用时，可产生乳-碱综合征。

8. 肾功能不全者慎用。

【相互作用】

因本品含有碳酸氢钠成分，故可能与下列药物发生作用：

1. 可加速酸性药物的排泄（如阿司匹林）。

2. 可降低胃蛋白酶、维生素E的疗效。

3. 与口服四环素同用时，可因胃液pH值升高，致使其吸收减少。

【不良反应】

因本品含有碳酸氢钠成分，故可能发生以下不良反应：

1. 肾功能不全患者用量偏大时，可出现精神症状，肌肉疼痛或抽搐，口内异味，呼吸缓慢等。

2. 长期应用可出现尿频、尿急、头痛、食欲不振以及恶心呕吐等碱中毒症状。

3. 可有呃逆，胃胀，较少见的有胃痉挛，口渴（细胞外钠浓度过高时引起细胞脱水）。

【病/证禁忌】

1. 糖尿病患儿禁服。

2. 因本品含有碳酸氢钠成分，故：

（1）下列情况应禁用：①服用其他药物在1~2小时内；②属限钠疾病；③阑尾炎早期，胃区痛尚未明确诊断时。

（2）下列情况慎用：①少尿或无尿时；②钠潴留合并水肿；③肝硬化；④充血性心力衰竭。

婴儿散胶囊

【西药成分】

碳酸氢钠

【主要成分】

白扁豆、鸡内金、川贝母、山药、木香、白术、碳酸氢钠、牛黄。

【功能主治】

健脾，消食，止泻。用于消化不良，乳食不进，腹痛腹泻。

【用法用量】

口服，1岁以内一次1粒，1～3岁一次2～4粒，一日2次。

【注意事项】

1. 长期服用时，可导致周身性碱中毒，钠负荷过高，并引起水肿。

2. 与大量牛奶或奶制品同时服用时，可产生乳－碱综合征。

3. 肾功能不全者慎用。

【相互作用】

因本品含有碳酸氢钠成分，故可能与下列药物发生作用：

1. 可加速酸性药物的排泄（如阿司匹林）。

2. 可降低胃蛋白酶、维生素E的疗效。

3. 与口服四环素同用时，可因胃液pH值升高，致使其吸收减少。

【不良反应】

因本品含有碳酸氢钠成分，故可能发生以下不良反应：

1. 肾功能不全患者用量偏大时，可出现精神症状，肌肉疼痛或抽搐，口内异味，呼吸缓慢等。

2. 长期应用可出现尿频、尿急、头痛、食欲不振以及恶心呕吐等碱中毒症状。

3. 可有呃逆，胃胀，较少见的有胃痉挛，口渴（细胞外钠浓度过高时引起细胞脱水）。

【病/证禁忌】

因本品含有碳酸氢钠成分，故：

1. 下列情况应禁用：①服用其他药物在 1 ~ 2 小时内；②属限钠疾病；③阑尾炎早期，胃区痛尚未明确诊断时。

2. 下列情况慎用：①少尿或无尿时；②钠潴留合并水肿；③肝硬化；④充血性心力衰竭；⑤肾功能不全。

3. 妊娠毒血症患者慎用。

第六章 神经科用药

安神补脑液

【西药成分】

维生素 B_1

【主要成分】

鹿茸、制何首乌、淫羊藿、干姜、甘草、大枣、维生素 B_1。

【功能主治】

生精补髓，益气养血，强脑安神。用于肾精不足、气血两亏所致的头晕、乏力、健忘、失眠；神经衰弱症见上述证候者。

【用法用量】

口服，一次 10mL，一日 2 次。

【注意事项】

1. 服药期间要保持情绪乐观，切忌生气恼怒。

2. 有高血压、心脏病、肝病、糖尿病、肾病等慢性病严重者应在医师指导下服用。

4. 儿童、孕妇、哺乳期妇女、年老体弱者应在医师指导下服用。

5. 饭后服用胃酸抑制剂会影响维生素 B_1 的吸收。

6. 服药 7 天症状无缓解，应去医院就诊。

【相互作用】

因本品含有维生素 B_1 成分，故可能与下列药物发生反应：

1. 维生素 B_1 在碱性溶液中容易分解，与碱性药物如苯巴比妥纳、碳酸氢钠、枸橼酸钠等合用，易引起变质。

2. 含鞣质类的中药与维生素 B_1 合用后，可在体内产生永久性的结合，使其排出体外而失去作用。若需长期服用含鞣质类中药，应适当补充维生素 B_1。

【不良反应】

因本品含有维生素 B_1，故可能发生以下不良反应：大剂量用药时，可干扰血清茶碱浓度测定，尿酸浓度测定可呈假性增高，尿胆原可产生假阳性。

【病/证禁忌】

感冒发热者不宜服用。

复方枣仁胶囊

【西药成分】

左旋延胡索乙素

【主要成分】

酸枣仁（制）、左旋延胡索乙素。

【用法用量】

口服，一次1粒，睡前服。

【功能主治】

养心安神。用于心神不安，失眠，多梦，惊悸。

【注意事项】

1. 本品宜餐后睡前服。

2. 孕妇及哺乳期妇女慎用。

3. 锥体外系疾病（如震颤、多动、肌张力不全等）患者应在医师指导下使用。

4. 服药1周症状未见改善，或症状加重者，应立即停药并去医院就诊。

5. 本品虽为非成瘾性镇痛药，但具有一定的耐受性。

6. 驾驶员、机械操作者、运动员等应慎重。

【相互作用】

本品与中枢神经系统抑制药合用时，可引起嗜睡，严重者可致呼吸抑制。

【不良反应】

1. 偶见眩晕、恶心、乏力等反应。剂量过大可致嗜睡与锥体外系症状。

2. 据报道本类药物曾发生过敏性休克与急性中毒的反应，故应引起重视。

【病/证禁忌】

尚不明确。

参乌健脑胶囊（抗脑衰胶囊）

【西药成分】

维生素 E

【主要成分】

人参、制何首乌、党参、黄芪、熟地黄、山药、丹参、枸杞子、白芍、远志、茯神、石菖蒲、葛根、粉葛、酸枣仁、麦冬、龙骨（粉）、香附、菊花、黄芩、卵磷脂、维生素 E。

【功能主治】

补肾填精，益气养血，强身健脑。用于因肾精不足，肝气血亏所引起的精神疲惫，失眠多梦，头晕目眩，体乏无力，记忆力减退等。

【用法用量】

口服，一次 5～6 粒，一日 3 次，儿童酌减或遵医嘱。

【注意事项】

1. 本品宜饭前服用。

2. 孕妇、哺乳期妇女禁用。

3. 高血压、心脏病、肝病、糖尿病、肾病等慢性病患者应在医师指导下服用。

4. 本品不能长期或反复服用，服药 2 周症状无缓解，应去医院就诊。

5. 因本品含有维生素 E 成分，故应注意下列方面：

（1）每日服用维生素 E400mg 以上，会发生头痛、眩晕、恶心、视力模糊以及月经过多或闭经，甚至因血小板聚集而引起血栓性静脉炎与肺栓塞。

（2）每日服用维生素 E800mg 以上并连续使用3周后。会出现肌酸尿和血清肌酸激酶活性升高，可使高血压、心绞痛、糖尿病等疾病病情加重。

（3）每日服用维生素 E2000～12000mg 时，会发生生殖功能障碍。

【相互作用】

本品含有维生素 E，故与下列药物同用可能发生以下反应：

1. 阿司匹林：维生素 E 与阿司匹林都能降低血液黏稠度，所以当维生素 E 与阿司匹林同时服用时，医生应根据具体情况调整病人的服用剂量。

2. 维生素 K：维生素 E 对维生素 K 有拮抗作用，并且能够抑制血小板的凝聚，降低血液凝固性。因此，在做外科手术之前或是在服用抗凝血药物时，请不要与维生素 E 同时服用。

3. 洋地黄：维生素 E 可增强洋地黄的强心作用，使用此类药物的病人请慎用维生素 E，以免发生洋地黄中毒。

4. 新霉素：会影响人体对维生素 E 的吸收，因此同时服用可能会降低两者的药物作用。

5. 雌激素：长期大剂量（每天用量超过 400mg）服用维生素 E，特别是与雌激素合用，可以诱发血栓性静脉炎，应给予警惕。

6. 与过氧化物和金属离子（尤其是铁、铜和银离子）有配伍禁忌。

【不良反应】

因含有维生素 E 成分，在服用高剂量时，它可引起反胃，胃肠胀气，腹泻和心脏急速跳动等不良反应。

【病/证禁忌】

感冒发热者不宜服用。

力加寿片

【西药成分】

维生素 E

【主要成分】

刺五加浸膏、黄芪、淫羊藿、灵芝、白芍、人参总皂苷、维生素 E。辅料为蔗糖、淀粉、羟丙基纤维素、硬脂酸镁。

【功能主治】

补脾益肾，滋阴养血，益智安神。适用于因年老体衰出现的疲乏、心悸、失眠、健忘、尿频，并可用于慢性病恢复期增强体质。

【用法用量】

口服，一次 3 片，一日 2 次。

【注意事项】

1. 本品宜饭前服用。

2. 服本药时不宜同时服用藜芦、五灵脂、皂荚或其制剂；不宜喝茶和吃萝卜，以免影响药效。

3. 按照用法用量服用，孕妇、高血压、糖尿病患者应在医师指导下服用。

4. 服药 2 周或服药期间症状无改善，或症状加重，或出现新的严重症状，应立即停药并去医院就诊。

5. 因本品含有维生素 E 成分，故应注意下列方面：

（1）每日服用维生素 E400mg 以上，会发生头痛、眩晕、恶心、视力模糊以及月经过多或闭经，甚至因血小板聚集而引起血栓性静脉炎与肺栓塞。

（2）每日服用维生素 E800mg 以上并连续使用 3 周后。会出现肌酸尿和血清肌酸激酶活性升高，可使高血压、心绞痛、糖尿病等疾病病情加重。

（3）每日服用维生素 E2000 ~ 12000mg 时，会发生生殖功能障碍。

【相互作用】

本品含有维生素E，故与下列药物同用可能发生以下反应：

1. 阿司匹林：维生素E与阿司匹林都能降低血液黏稠度，所以当维生素E与阿司匹林同时服用时，医生应根据具体情况调整病人的服用剂量。

2. 维生素K：维生素E对维生素K有拮抗作用，并且能够抑制血小板的凝聚，降低血液凝固性。因此，在做外科手术之前或是在服用抗凝血药物时，请不要与维生素E同时服用。

3. 洋地黄：维生素E可增强洋地黄的强心作用，使用此类药物的病人请慎用维生素E，以免发生洋地黄中毒。

4. 新霉素：会影响人体对维生素E的吸收，因此同时服用可能会降低两者的药物作用。

5. 雌激素：长期大剂量（每天用量超过400mg）服用维生素E，特别是与雌激素合用，可以诱发血栓性静脉炎，应给予警惕。

6. 与过氧化物和金属离子（尤其是铁、铜和银离子）有配伍禁忌。

【不良反应】

因含有维生素E成分，在服用高剂量时，它可引起反胃，胃肠胀气，腹泻和心脏急速跳动等不良反应。

【病/证禁忌】

外感或实热内盛者不宜服用。

脑力宝丸

【西药成分】

维生素E、维生素B_1。

【主要成分】

地黄、五味子、菟丝子、远志、石菖蒲、茯苓、地骨皮、川芎、维生素E、维生素B_1。

【功能主治】

滋补肝肾，养心安神。用于肝肾不足，心神失养所致的健忘失眠，烦躁梦多，潮热盗汗，神疲体倦；神经衰弱见上述证候者。

【用法用量】

口服，一次4丸，一日3次。

【注意事项】

1. 本品宜饭前服用。

2. 孕妇、哺乳期妇女禁用。

3. 高血压、心脏病、肝病、糖尿病、肾病等慢性病患者应在医师指导下服用。

4. 本品不宜长期服用，服药2周症状无缓解，应去医院就诊。

5. 抽烟、喝酒，常摄取砂糖的人要增加维生素 B_1 的摄取量。

6. 因本品含有维生素E成分，故应注意下列方面：

（1）每日服用维生素E400mg以上，会发生头痛、眩晕、恶心、视力模糊以及月经过多或闭经，甚至因血小板聚集而引起血栓性静脉炎与肺栓塞。

（2）每日服用维生素E800mg以上并连续使用3周后，会出现肌酸尿和血清肌酸激酶活性升高，可使高血压、心绞痛、糖尿病等疾病病情加重。

（3）每日服用维生素E2000～12000mg时，会发生生殖功能障碍。

【相互作用】

1. 因本品含有维生素 B_1 成分，故可能与下列药物发生反应：

（1）维生素 B_1 在碱性溶液中容易分解，与碱性药物如苯巴比妥钠、碳酸氢钠、枸橼酸钠等合用，易引起变质。

（2）含鞣质类的中药与维生素 B_1 合用后，可在体内产生永久性的结合，使其排出体外而失去作用。若需长期服用含鞣质类中药，应适当补充维生素 B_1。

2. 本品含有维生素 E，故与下列药物同用可能发生下列反应：

（1）阿司匹林：维生素 E 与阿司匹林都能降低血液黏稠度，所以当维生素 E 与阿司匹林同时服用时，医生应根据具体情况调整病人的服用剂量。

（2）维生素 K：维生素 E 对维生素 K 有拮抗作用，并且能够抑制血小板的凝聚，降低血液凝固性。因此，在做外科手术之前或是在服用抗凝血药物时，请不要与维 E 同时服用。

（3）与过氧化物和金属离子（尤其是铁、铜和银离子）有配伍禁忌。

（4）洋地黄：维生素 E 可增强洋地黄的强心作用，使用此类药物的病人请慎用维生素 E，以免发生洋地黄中毒。

（5）新霉素：会影响人体对维生素 E 的吸收，因此同时服用可能会降低两者的药物作用。

（6）雌激素：长期大剂量（每天用量超过 400mg）服用维生素 E，特别是与雌激素合用，可以诱发血栓性静脉炎，应给予警惕。

3. 不宜与胃酸抑制剂合用。

【不良反应】

1. 因含有维生素 E 成分，在服用高剂量时，它可引起反胃，胃肠胀气，腹泻和心脏急速跳动等不良反应。

2. 因本品含有维生素 B_1，大剂量用药时，可干扰血清茶碱浓度测定，尿酸浓度测定可呈假性增高，尿胆原可产生假阳性。

【病/证禁忌】

感冒发热病人不宜服用。

脑力静糖浆

【西药成分】

维生素 B_1、维生素 B_2、维生素 B_6。

【主要成分】

大枣、小麦、甘草流浸膏、甘油磷酸钠、维生素 B_1、维生素 B_2、维生素 B_6。

【功能主治】

养心安神，和中缓急，补脾益气。用于心气不足引起的神经衰弱，头晕目眩，身体虚弱，失眠健忘，精神忧郁，烦躁及小儿夜不安寐。

【用法用量】

口服，一次 10～20mL，一日 3 次。宜餐后服用。

【注意事项】

1. 服本药一周后症状未见改善，或症状加重者，应立即停药并去医院就诊。

2. 不宜与胃酸抑制剂合用。

3. 因本品含有维生素 B_1，喝酒、常摄取砂糖的人要增加维生素 B_1 的摄取量。

4. 因本品含有维生素 B_2 成分，故应注意以下方面：

（1）不宜与甲氧氯普胺合用。

（2）服后尿呈黄绿色。

（3）摄取过多可能引起瘙痒、麻痹、灼热感、刺痛等。同时，过量的 B_2 会减低抗癌剂如氨甲蝶呤的效用。

（4）某些药物，如治疗精神病的普吗嗪、丙咪嗪，抗癌药阿霉素，抗疟药阿的平等，因会抑制维生素 B_2 转化为活性辅酶形式，故长期服用这些药物时会引发维生素 B_2 的缺乏症。

5. 本品含有维生素 B_6，在肾功能正常时几乎不产生毒性，但长期、过量应用本药品可致严重的周围神经炎，出现神经感觉异常、步态不稳、手足麻木。

【相互作用】

1. 因本品含有维生素 B_1 成分，故可能与下列药物发生反应：

（1）维生素 B_1 在碱性溶液中容易分解，与碱性药物如苯巴比妥、碳酸氢钠、枸橼酸钠等合用，易引起变质。

（2）含鞣质类的中药与维生素 B_1 合用后，可在体内产生永久性的结合，使其排出体外而失去作用。若需长期服用含鞣质类中药，应适当补充维生素 B_1。

2. 因本药含有维生素 B_6 成分，故可能与以下药物发生反应：

（1）小剂量维生素 B_6（一日 5mg）与左旋多巴合用，可降低后者治疗帕金森病的疗效。但制剂中若含有脱羧酶抑制剂如卡比多巴时，对左旋多巴无影响。

（2）氯霉素、盐酸肼屈嗪、异烟肼、青霉胺及免疫抑制剂包括糖皮质激素、环磷酰胺、环孢素等药物，可拮抗维生素 B_6 或增强维生素 B_6 经肾排泄，甚至可引起贫血或周围神经炎。

（3）服用雌激素时应增加维生素 B_6 的用量，因为雌激素可使维生素 B_6 在体内的活性降低。

【不良反应】

因本品含有维生素 B_1，故可能发生以下不良反应：

1. 正常剂量对正常肾功能者几无毒性。大剂量静脉注射时，可能发生过敏性休克。

2. 大剂量用药时，可干扰血清茶碱浓度测定，尿酸浓度测定可呈假性增高，尿胆原可产生假阳性。

【病/证禁忌】

1. 外感发热患者忌服。

2. 糖尿病患者慎用。

维尔康胶囊

【西药成分】

维生素 A、维生素 E、维生素 C、维生素 B_1。

【主要成分】

人参、灵芝、黄芪、维生素 A、维生素 E、维生素 C、维生素 B_1、甲基橙皮苷。

【功能主治】

健脾固本，益气扶正。用于年老体虚，健忘。

【用法用量】

口服，一次2粒，一日2次。

【注意事项】

1. 不宜与胃酸抑制剂合用。

2. 服用本品同时不宜服用藜芦、五灵脂、皂荚或其制剂；不宜喝茶和吃萝卜，以免影响药效。

3. 本品宜饭前服用。足量的膳食脂肪可促进本药的吸收。

4. 按照用法用量服用，小儿、孕妇、高血压、糖尿病患者应在医师指导下服用。

5. 服药2周或服药期间症状无改善，或症状加重，或出现新的严重症状，应立即停药并去医院就诊。

6. 因本品含有维生素A、维生素B_1、维生素C成分，故应注意以下方面：

（1）足量的膳食脂肪可促进本药的吸收。

（2）抗氧化剂有利于其吸收，如维生素E和卵磷脂等。

（3）矿物油及肠道寄生虫，不利于本药吸收。

（4）正在服用口服避孕药时，必须减少本药的用量。

（5）抽烟、喝酒、常摄取砂糖的人要增加维生素B_1的摄取量。

（6）每日服用维生素E400mg以上，会发生头痛、眩晕、恶心、视力模糊以及月经过多或闭经，甚至因血小板聚集而引起血栓性静脉炎与肺栓塞。

（7）每日服用维生素E800mg以上并连续使用3周后，会出现肌酸尿和血清肌酸激酶活性升高，可使高血压、心绞痛、糖尿病等疾病病情加重。

（8）每日服用维生素E2000～12000mg时，会发生生殖功能障碍。

（9）与过氧化物和金属离子（尤其是铁、铜和银离子）有配伍禁忌。

（10）有报告指出，成人维生素 C 的摄入量超过 2g，可引起渗透性腹泻，此时维生素加速小肠蠕动，导致出现腹痛、腹泻等症状。

（11）有研究发现，过量使用维生素 C，极易形成泌尿结石。

（12）有研究表明：长期过量服用维生素 C，可减少肠道对维生素 B_{12} 的吸收，导致巨幼红细胞性贫血的病情加剧恶化。若病人先天性缺乏 6 – 磷酸葡萄糖脱氢酶，每日服用维生素超过 5g 会促使红细胞破裂，发生溶血现象，从而导致贫血。

（13）不孕症，过量的维生素 C 还可引起子宫颈黏液中糖蛋白二硫键改变，阻止精子的穿透，造成不育。育龄妇女长期过量服用维生素 C（日剂量大于 2g），会使生育能力和免疫力减低。

（14）妊娠期服用过量的维生素 C，可能影响胚胎的发育，导致胎儿出生后对维生素 C 产生依赖作用，若不继续给新生胎儿使用维生素 C，可能出现坏血病。

（15）停药反应：长期过量使用维生素 C，若骤然停止，导致维生素 C 缺乏。

（16）当每日摄入的维生素 C 在 2 ~ 8g 时，可出现恶心、腹部痉挛、铁吸收过度、红细胞破坏及泌尿结石等不良反应。小儿长期过量服用，容易患骨髂疾病。

（17）人体摄入过量的维生素 A 可引起中毒综合征。主要表现为：骨脆性增加、生长受抑，长骨变粗及骨关节疼痛；皮肤干燥、发痒、鳞皮、皮疹、脱皮、脱发、指（趾）甲易脆；易激动、疲乏、头痛、恶心、呕吐、肌肉无力、坐立不安；食欲降低、腹痛、腹泻、肝脾肿大、黄疸；血液中血红蛋白和钾减少，凝血时间延长，易于出血。

（18）大量服用将影响以下诊断性试验的结果：

①大便隐血可致假阳性。

②能干扰血清乳酸脱氢酶和血清转氨酶浓度的自动分析结果。

③尿糖（硫酸铜法）、葡萄糖（氧化酶法）均可致假阳性。

④尿中草酸盐、尿酸盐和半胱氨酸等浓度增高。

⑤血清胆红素浓度上升。

⑥尿 pH 值下降。

（19）该品可通过胎盘并可分泌入乳汁。妊娠妇女每日大量摄入该品可能对胎儿有害，但未经动物实验证实。

（20）维生素 C 过量服用的表现：

①短期内服用维生素 C 补充品过量，会产生多尿、下痢、皮肤发疹等副作用。

②长期服用过量维生素 C 补充品，可能导致草酸及尿酸结石。

③小儿生长时期过量服用，容易产生骨骼疾病。

④一次性摄入维生素 C2500～5000mg 以上时，可能会导致红细胞大量破裂，出现溶血等危重现象。

【相互作用】

1. 因本品含有维生素 B_1 成分，故可能与下列药物发生反应：

（1）维生素 B_1 在碱性溶液中容易分解，与碱性药物如苯巴比妥钠、碳酸氢钠、枸橼酸钠等合用，易引起变质。

（2）含鞣质类的中药与维生素 B_1 合用后，可在体内产生永久性的结合，使其排出体外而失去作用。若需长期服用含鞣质类中药，应适当补充维生素 B_1。

2. 因本品含有维生素 C 成分，故可能与以下药物发生作用：

（1）口服大剂量（一日量大于 10g）维生素 C 可干扰抗凝药的抗凝效果。

（2）与巴比妥或扑米酮等合用，可促使维生素 C 的排泄增加。

（3）纤维素磷酸钠可促使维生素 C 代谢为草酸盐。

（4）长期或大量应用维生素C时，能干扰双硫仑对乙醇的作用。

（5）水杨酸类能增加维生素C的排泄。

（6）与左旋多巴合用，可降低左旋多巴的药效。

（7）与肝素或华法林并用，可引起凝血酶原时间缩短。

（8）不宜和磺胺类药物同时使用，因其可以促使磺胺药在肾脏形成结石。

3. 本品含有维生素E，故与下列药物同时可能发生：

（1）阿司匹林：维生素E与阿司匹林都能降低血液黏稠度，所以当维生素E与阿司匹林同时服用时，医生应根据具体情况调整病人的服用剂量。

（2）维生素K：维生素E对维生素K有拮抗作用，并且能够抑制血小板的凝聚，降低血液凝固性。因此，在做外科手术之前或是在服用抗凝血药物时，请不要与维生素E同时服用。

（3）洋地黄：维生素E可增强洋地黄的强心作用，使用此类药物的病人请慎用维生素E，以免发生洋地黄中毒。

（4）新霉素：会影响人体对维生素E的吸收，因此同时服用可能会降低两者的药物作用。

（5）雌激素：长期大剂量（每天用量超过400mg）服用维生素E，特别是与雌激素合用，可以诱发血栓性静脉炎，应给予警惕。

【不良反应】

1. 因本品含有维生素B_1，故大剂量用药时，可干扰血清茶碱浓度测定，尿酸浓度测定可呈假性增高，尿胆原可产生假阳性。

2. 因含有维生素E成分，在服用高剂量时，它可引起反胃，胃肠胀气、腹泻和心脏急速跳动等不良反应。

3. 因本品含有维生素C成分，故可能发生以下不良反应：

（1）长期服用，每日2～3g可引起停药后坏血病。

（2）长期大量维生素C偶可引起尿酸盐、半胱氨酸盐或草酸盐结石。

（3）大量应用（每日用量1g以上）可引起腹泻、皮肤红而亮、头痛、尿频（每日用量600mg以上时）、恶心呕吐、胃痉挛。

【病/证禁忌】

1. 感冒病人不宜服用。

2. 胃溃疡患者慎用。

3. 凡脾胃虚弱，呕吐泄泻，腹胀便溏，咳嗽痰多者慎用。

4. 因本品含有维生素C成分，故下列情况应慎用：①半胱氨酸尿症。②痛风。③高草酸盐尿症。④草酸盐沉积症。⑤尿酸盐性肾结石。⑥糖尿病（因维生素C可能干扰血糖定量）。⑦葡萄糖－6－磷酸脱氢酶缺乏症（可引起溶血性贫血）。⑧血色病。⑨铁粒幼细胞性贫血或地中海贫血（可致铁吸收增加）。⑩镰形红细胞贫血（可致溶血危象）。

第七章 妇科用药

妇科十味片

【西药成分】

碳酸钙

【主要成分】

香附（醋炙）、当归、熟地黄、川芎、延胡索（醋炙）、白术、赤芍、白芍、大枣、甘草、碳酸钙。

【功能主治】

养血舒肝，调经止痛。用于血虚肝郁所致月经不调、痛经、月经前后诸证，症见行经后错，经水量少、有血块，行经小腹疼痛，血块排出痛减，经前双乳胀痛、烦躁，食欲不振。

【用法用量】

口服，一次 4 片，一日 3 次。

【注意事项】

1. 孕妇忌服。

2. 高血压、心脏病、肝病、糖尿病、肾病等慢性病严重者应在医师指导下服用。

3. 青春期少女及更年期妇女应在医师指导下服用。

4. 平素月经正常，突然出现月经过少，或经期错后，或阴道不规则出血者应去医院就诊。

5. 服药 1 个月症状无缓解，应去医院就诊。

【相互作用】

本药内所含白芍，反藜芦，忌与含藜芦的药物同用。本药内所含甘草，反海藻、大戟、甘遂、芫花，忌与含上述药味的药物同用。

【不良反应】

尚不明确。

【病/证禁忌】

感冒发热患者不宜服用。

妇炎灵胶囊

【西药成分】

苯扎溴铵、硼酸。

【主要成分】

紫珠叶、樟脑、百部、仙鹤草、冰片、苦参、白矾、蛇床子、苯扎溴铵、硼酸。

【功能主治】

清热燥湿，杀虫止痒。用于湿热下注引起的阴部瘙痒、灼痛、赤白带下，或兼见尿频、尿急、尿痛等症，以及霉菌性、滴虫性、细菌性阴道炎见上述证候者。

【用法用量】

外用，一次2粒，一日1次。于睡前洗净双手及阴部，取本品置阴道前后或左右侧穹隆中各一粒。

【注意事项】

1. 本品为外用胶囊，不可内服。

2. 因本品含有苯扎溴铵成分，故应注意禁止与普通肥皂配伍使用。

【相互作用】

尚不明确。

【不良反应】

本品含有苯扎溴铵成分，故可能引起变态反应性结膜炎、视力减退、接触性皮炎。

【病/证禁忌】

尚不明确。

妇炎平胶囊

【西药成分】

盐酸小檗碱、硼酸。

【主要成分】

苦参、蛇床子、苦木、珍珠层粉、冰片、盐酸小檗碱、枯矾、薄荷脑、硼酸。

【功能主治】

清热解毒，燥湿止带，杀虫止痒。用于湿热下注，带脉失约，赤白带下，阴痒阴肿，以及滴虫、霉菌、细菌引起的阴道炎、外阴炎等。

【用法用量】

外用，睡前洗净阴部，置胶囊于阴道内，一次 2 粒，一日 1 次。

【注意事项】

1. 月经期至经净 3 天内停用，切忌内服。
2. 孕妇、哺乳期妇女禁用。
3. 对盐酸小檗碱过敏者禁服。
4. 出现严重不良反应，应立即就医。

【相互作用】

因本品含有盐酸小檗碱成分，故可能与含鞣质的中药发生作用。由于鞣质是生物碱沉淀剂，二者结合，生成难溶性鞣酸盐沉淀，降低疗效。

【不良反应】

因本品含有盐酸小檗碱成分，故可能发生的不良反有：恶心、呕吐、皮疹和药热，停药后即消失。少数人有轻度腹部或胃部不适，便秘或腹泻。

【病/证禁忌】

溶血性贫血患者及葡萄糖 - 6 - 磷酸脱氢酶缺乏患者禁用。

更年灵胶囊

【西药成分】

维生素 B_1、维生素 B_6、谷维素。

【主要成分】

淫羊藿、女贞子、维生素 B_1、维生素 B_6、谷维素。

【功能主治】

温肾益阴，调补阴阳。用于妇女更年期综合征属阴阳两虚者。

【用法用量】

口服，一次1～2粒，一日3次。

【注意事项】

1. 有月经紊乱、高血压、心脏病、糖尿病、肾病等疾病的患者，应在医师指导下服用。

2. 症状严重或服药2周症状无缓解，应去医院就诊。

3. 不宜与胃酸抑制剂合用。

【相互作用】

1. 因本品含有维生素 B_1 成分，故可能与下列药物发生反应：

（1）维生素 B_1 在碱性溶液中容易分解，与碱性药物如苯巴比妥纳、碳酸氢钠、枸橼酸钠等合用，易引起变质。

（2）含鞣质类的中药与维生素 B_1 合用后，可在体内产生永久性的结合，使其排出体外而失去作用。

2. 因本药含有维生素 B_6 成分，故可能与以下药物发生反应：

（1）小剂量维生素 B_6（一日5mg）与左旋多巴合用，可降低后者治疗帕金森病的疗效。但制剂中若含有脱羧酶抑制剂如卡比多巴时，对左旋多巴无影响。

（2）氯霉素、盐酸肼屈嗪、异烟肼、青霉胺及免疫抑制剂包括糖皮质激素、环磷酰胺、环孢素等药物，可拮抗维生素 B_6

或增强维生素 B_6 经肾排泄，甚至可引起贫血或周围神经炎。

（3）雌激素可使维生素 B_6 在体内的活性降低。

【不良反应】

1. 因本品含有谷维素，故可能发生：胃肠不适、恶心、呕吐、口干、皮疹、瘙痒、乳房肿胀、油脂分泌过多、脱发、体重迅速增加等反应，但停药后均可消失。

2. 因本品含有维生素 B_1，故大剂量用药时，可干扰血清茶碱浓度测定，尿酸浓度测定可呈假性增高，尿胆原可产生假阳性。长期、过量应用本药品可致严重的周围神经炎、出现神经感觉异常、步态不稳、手足麻木。

【病/证禁忌】

1. 感冒患者不宜服用。

2. 胃及十二指肠溃疡患者慎用。

更年舒片

【西药成分】

谷维素、维生素 B_6。

【主要成分】

熟地黄、龟甲（炒）、鹿角霜、阿胶、淫羊藿、五味子、当归、益母草（四制）、牡丹皮、艾叶（四制）、茯苓、泽泻、山药、砂仁、谷维素、维生素 B_6。

【用法用量】

口服，一次 5 片，一日 3 次。

【注意事项】

1. 月经过多或淋漓不净者应去医院诊治。

2. 心悸症状明显者，应去医院诊治。

3. 服药 4 周症状无改善，应去医院诊治。

【相互作用】

因本药含有维生素 B_6 成分，故可能与以下药物发生反应：

1. 小剂量维生素 B_6（一日 5mg）与左旋多巴合用，可降低后者治疗帕金森病的疗效。但制剂中若含有脱羧酶抑制剂如卡比多巴时，对左旋多巴无影响。

2. 氯霉素、盐酸肼屈嗪、异烟肼、青霉胺及免疫抑制剂包括糖皮质激素、环磷酰胺、环孢素等药物，可拮抗维生素 B_6 或增强维生素 B_6 经肾排泄，甚至可引起贫血或周围神经炎。

3. 因为雌激素可使维生素 B_6 在体内的活性降低。

【不良反应】

1. 因本品含有谷维素成分，故可能发生以下不良反应：服后偶有胃部不适、恶心、呕吐、口干、疲乏、皮疹、乳房肿胀、油脂分泌过多、脱发、体重增加等不良反应。停药后均可消失。

2. 本品含有维生素 B_6，长期、过量应用本药品可致严重的周围神经炎，出现神经感觉异常、步态不稳、手足麻木。

【病/证禁忌】

1. 感冒患者不宜服用本药。

2. 胃及十二指肠溃疡患者慎用。

坤 净 栓

【西药成分】

呋喃唑酮

【主要成分】

柴胡、火绒草、呋喃唑酮。

【功能主治】

清热燥湿，去腐生肌。治疗阴道病毒性感染引起的慢性宫颈炎、宫颈糜烂、阴道炎。

【用法用量】

阴道给药，一日1次，连用5~7日为一疗程。

【注意事项】

因本品含有呋喃唑酮成分，故应注意：

孕妇及哺乳期妇女、新生儿禁用。

【相互作用】

因本品含有呋喃唑酮成分，可能与下列药物相互作用：

1. 与三环类抗抑郁药合用可引起急性中毒性精神病，应予避免。

2. 本品可增强左旋多巴的作用。

3. 拟交感胺、富含酪胺食物、食欲抑制药、单胺氧化酶抑制剂等可增强本品作用。

【不良反应】

因本品含有呋喃唑酮成分，可能发生：恶心，呕吐、腹泻、头痛、头晕、药物热、皮疹、肛门瘙痒、哮喘、直立性低血压、低血糖、肺浸润等，偶可出现溶血性贫血、黄疸及多发性神经炎。

【病/证禁忌】

1. 溃疡病或支气管哮喘患者禁用。

2. 葡萄糖-6-磷酸脱氢酶（G-6PD）缺乏者禁用。

盆炎清栓

【西药成分】

吲哚美辛

【主要成分】

毛冬青提取物、吲哚美辛。

【用法用量】

肛门用药。一次1粒，一日1次，根据炎症的轻重，盆腔炎一疗程用药12~15粒，附件炎一疗程用药7~10粒。

【注意事项】

因本品含有吲哚美辛成分，故应注意以下方面：

1. 与乙酰水杨酸有交叉过敏性，对后者过敏者本品忌用。

2. 肝肾功能不全者及孕妇禁用；哺乳期妇女慎用。

3. 本品长期应用可导致角膜色素沉着及视网膜改变，遇有视力模糊应立即做眼科检查。

4. 在乳汁中也有排出，每天可达0.5~2.0mg，14岁以下小儿一般不宜应用此药。

5. 有报道，与氨苯喋啶合用可引起肾功能损害。

【相互作用】

因本品含有吲哚美辛成分，故可能与下列药物发生作用：

1. 本品与对乙酰氨基酚长期合用，可增加肾脏毒副作用。与其他非甾体消炎药合用时，消化道溃疡的发病率增高。

2. 与阿司匹林或其他水杨酸盐同时应用，不能增加疗效，而肠胃道副作用明显增多，并可增加出血倾向。

3. 饮酒或与皮质激素、促肾上腺皮质激素同用，可增加胃肠道溃疡或出血倾向。

4. 与肝素、口服抗凝药、溶栓药合用时，有增加出血倾向的潜在危险。

5. 与氨苯蝶啶合用时可致胃功能减退。

6. 与秋水仙碱、磺吡酮合用时可增加胃肠溃疡和出血危险。

【不良反应】

因本品含有吲哚美辛成分，故可能发生下列不良反应：

1. 过敏反应：口周、舌和四肢麻木，头痛恶心、语言不利、全身颤动、不能自控，甚至晕倒。有的发生全身血管性浮肿、皮疹、哮喘样发作。

2. 消化系统：恶心、呕吐、腹痛、腹泻、溃疡，对胃肠道有明显的刺激和诱发溃疡作用，有引起胃肠黏膜糜烂和溃疡出血的危险。

3. 循环系统：能减少速尿及其他利尿剂的降压作用，能抵消心得安的降压效果，从而使血压升高。可显著地抑制前列腺素的合成。

4. 血液系统：对造血系统功能有抑制作用，可诱发粒细胞缺乏和再生障碍性贫血；能引起血小板的减少和影响血小板的功能而导致出血。另外，消炎痛可通过自体免疫而产生溶血性贫血。有出血倾向者禁用。

5. 泌尿系统：治疗慢性肾小球肾炎，结果是尿蛋白增加、面部浮肿加重，停药数天后症状好转。新生儿在接受大剂量消炎痛治疗时可引起轻度肾功能不全，表现为尿量减少，血清肌酐暂时性升高。可出现血尿。老年患者可出现一过性肾功能不全。故大多数学者认为肾功能减退者应慎用。

6. 神经系统：可出现前额头痛、眩晕、个别出现躁动、四肢强直、言语紊乱、哭笑不休、睁眼张口困难等精神障碍。停药后好转。

7. 其他：可有耳鸣、耳聋、角膜混浊、眼运动障碍、复视，停药后消失，并可导致生育妇女不孕或分娩推迟及早产婴儿并发症增加。可引起高血压、脉管炎、轻度水肿、肝功能损害(出现黄疸、转氨酶升高)。

【病/证禁忌】

禁用于溃疡病、震颤麻痹、精神病、癫痫、支气管哮喘病人。

第八章　皮肤科用药

冰黄软膏

【西药成分】

氯霉素

【主要成分】

大黄、硫黄、黄连、冰片、氯霉素。

【功能主治】

清热除湿，解毒化瘀。用于肺热血瘀所致寻常型痤疮，症见：皮疹红肿，或有脓疱结节，用手挤压有小米粒样白色脂栓排出，伴有颜面潮红，皮肤油腻，大便秘结，舌质红，苔薄黄，脉弦数（本品与美诺平颗粒配合使用）。

【用法用量】

温水洗脸后取软膏剂适量涂于面部。

【注意事项】

1. 皮肤过敏及皮肤已破溃者慎用。

2. 对肝肾功能不全、婴儿、孕妇、乳妇应慎用。

3. 对用口服降血糖药的糖尿病患者或服抗凝血药者，尤其是老年人，应分别检测血糖及凝血酶原时间，以防药效及毒性增强。

【相互作用】

因含有氯霉素成分，故可能与下列药物发生反应：

1. 大环内酯类和林可霉素类抗生素的抗菌作用机理与氯霉素相似，可替代或阻止氯霉素与细菌核糖体的50s亚基相结合，故两者同用可发生拮抗而不宜联合应用。

2. 氯霉素是抑制细菌蛋白质合成的抑菌剂，对青霉素类杀菌剂的杀菌效果有干扰作用。应避免两类药物同用。

3. 氯霉素能拮抗维生素 B_6，使机体对 B_6 的需要量增加，亦能拮抗维生素 B_{12} 的造血作用。

4. 氯霉素对肝脏微粒体的药物代谢酶有抑制作用，能影响其他药物的药效，如显著延长动物的戊巴比妥钠麻醉时间等。

5. 与某些抑制骨髓药物如秋水仙碱、保泰松和青霉胺等同用，可增加毒性。

【不良反应】

尚不明确。

【病/证禁忌】

因本品含有氯霉素成分，故应注意：

1. 精神病人禁用。

2. G－6PDH 缺陷者慎用。

肤螨灵软膏

【西药成分】

甲硝唑地塞米松

【主要成分】

轻粉、甲硝唑、地塞米松、薄荷脑、樟脑、冰片。

【功能主治】

清热解毒，杀虫止痒。用于虫毒蕴肤所致的酒渣鼻。

【用法用量】

外用，每晚睡前用温开水和药皂清洗面部，清洗后将药膏搓搽患部（用药期间勿用化妆品）。

【注意事项】

1. 孕妇禁用。

2. 过敏者勿用。

3. 用药期间患处皮肤发生红肿、痒脱屑可暂停使用。

4. 因本品含轻粉不宜长期使用。

【相互作用】

尚不明确。

【不良反应】

少数病例发生荨麻疹、潮红、瘙痒。

【病/证禁忌】

1. 光感性皮炎或过敏性皮炎、面部患湿疹等患者一般不宜使用。

2. 患处皮肤破损者禁用。

克痤隐酮乳膏

【西药成分】

甲氧苄啶、维生素 A、维生素 E。

【主要成分】

丹参酮粉、甲氧苄啶、维生素 A、维生素 E。

【功能主治】

抑制皮脂腺分泌及痤疮杆菌生长。用于黑头、白头粉刺。

【用法用量】

外用，涂敷患处，一日 2 次。

【注意事项】

1. 儿童、孕妇、哺乳期妇女应禁用。

2. 切忌以手挤压患处。

3. 用药期间不宜同时服用温热性药物。

4. 以脓肿、囊肿、硬结为主的痤疮不宜使用。

5. 用药期间不宜同时涂用化妆品或做皮肤美容护理。

6. 用药部位出现灼热感、瘙痒、红肿等表现，应停止使用，用清水洗净，必要时向医师咨询。

7. 肝肾功能损害者慎用，严重者禁用。

【相互作用】

尚不明确。

【不良反应】

尚不明确。

【病/证禁忌】

因为本品含有甲氧苄啶成分，故：

1. 由于叶酸缺乏的巨幼红细胞性贫血慎用。

2. 血液病（如白细胞减少、血小板减少、紫癜等）禁用。

伤 可 贴

【西药成分】

呋喃西林。

【主要成分】

大黄、氧化钙、小蓟、牛西西、黄柏、呋喃西林、对羟基苯甲酸乙酯。

【功能主治】

止血、消炎、愈创。用于小面积外科创伤。

【用法用量】

根据创面积需要，贴于患处。

【注意事项】

因本品含有呋喃西林成分，故

1. 对呋喃类药物过敏者忌用。

2. 局部应用偶尔引起皮肤过敏反应。

【相互作用】

尚不明确。

【不良反应】

局部应用偶尔引起皮肤过敏反应。

【病/证禁忌】

尚不明确。

顽　癣　净

【西药成分】

苯甲酸、水杨酸。

【主要成分】

苯甲酸、紫荆皮酊、水杨酸。

【功能主治】

祛风止痒，保湿杀虫。用于手癣，脚癣，股癣，体癣等各种皮肤癣症。

【用法用量】

外用适量，涂抹患处，一日 1－2 次。

【注意事项】

1. 局部有继发感染、破裂或溃烂者不宜使用。

2. 因本品含有水杨酸成分，故应注意以下方面：

（1）肝肾功能不全患者慎用。

（2）孕妇及哺乳期妇女禁用：水杨酸钠易透过胎盘，可诱发畸胎。

【相互作用】

尚不明确。

【不良反应】

对皮肤有一定的刺激性，长期使用可脱皮。还能刺激眼睛和黏膜。

【病/证禁忌】

尚不明确。

蜈蚣追风膏

【西药成分】

盐酸苯海拉明。

【主要成分】

蜈蚣、黄连、乳香、玄参、大黄、白芷、独活、蓖麻仁、冰片、当归、猪牙皂、防风、密陀僧、五倍子、没药、生草乌、薄荷油、羌活、生川乌、地黄、全蝎、黄柏、地骨皮、穿山甲、冬青油、盐酸苯海拉明。

【功能主治】

拔毒生肌，消肿止痛。用于毒疮恶疮，痈疽发背，鼠疮瘰疬，乳痈乳炎。

【用法用量】

贴患处，每日更换一次。

【注意事项】

1. 本品为外用药，禁止内服。

2. 儿童、孕妇、哺乳期妇女慎用。

【相互作用】

尚不明确。

【不良反应】

尚不明确。

【病/证禁忌】

尚不明确。

紫松皮炎膏

【药品名称】

紫松皮炎膏

【西药成分】

醋酸地塞米松

【主要成分】

紫草、大黄、当归、防风、白芷、徐长卿、麝香草酚、松馏油、薄荷脑、醋酸地塞米松。辅料：橡胶、松香、氧化锌、羊毛脂、凡士林。

【功能主治】

凉血活血，祛风润燥。用于血热血瘀，肌肤失养引起的神经性皮炎、慢性湿疹。

【用法用量】

贴于患处，2~3天更换一次。

【注意事项】

1. 本品为外用药，禁止内服。

2. 儿童、孕妇、哺乳期妇女慎用。

3. 用药期间不宜同时服用温热性药物。

4. 并发细菌及病毒感染时，应与抗菌药物合用。

5. 对橡胶膏过敏者禁用。

6. 用药部位如有烧灼感、瘙痒、红肿等应停止用药，以清水洗净，必要时应向医师咨询。

7. 用药7天症状无缓解，应去医院就诊。本品不宜长期或大面积使用，连续使用不能超过2周。

【相互作用】

尚不明确。

【不良反应】

长期使用可继发细菌、真菌感染，局部可发生痤疮、酒渣样皮炎、皮肤萎缩及毛细血管扩张，并可有瘙痒、色素沉着、颜面红斑、创伤愈合障碍等反应。偶见过敏反应。

【病/证禁忌】

1. 真菌性或病毒性皮肤病禁用，对本药及其他皮质类固醇过敏者禁用。

2. 急性渗出性皮肤病不宜用，皮肤破溃处禁用。

第九章 其他

肛泰

【西药成分】

盐酸小檗碱、盐酸罂粟碱。

【主要成分】

地榆（炭）、五倍子、冰片、盐酸小檗碱、盐酸罂粟碱。

辅料为半合成脂肪酸甘油酯、月桂氮卓酮。

【功能主治】

凉血止血，清热解毒，燥湿敛疮，消肿止痛。主要用于内痔、外痔、混合痔等出现的便血、肿胀、疼痛。

【用法用量】

外用。用温水洗净脐部，擦干，将药片贴敷脐部。一次1片，一日1次。

【注意事项】

1. 青光眼患者应定期检查眼压。

2. 孕妇禁用；儿童、哺乳期妇女、年老体弱者应在医师指导下使用。

3. 需注意检查肝功能，尤其是有胃肠道症状或黄疸时，出现肝功能不全时应立即停药。

4. 本品仅对痔疮合并有少量便血、肿胀及疼痛者有效，如便血量较多或原因不明的便血，或内痔便后脱出不能自行还纳肛内，均需到医院就诊。

5. 本品放置过程中有时会析出白霜，系基质所致，属正常现象，不影响疗效。

6. 30℃以下保存，如超过30℃出现软化，可放入冰箱或浸入冷水中变硬后使用，不影响疗效。

7. 放置时动作宜轻柔，避免出血。置入适当深度以防滑脱。

8. 严格按照用法用量使用，用药3天症状无缓解，应去医院就诊。

9. 由于对脑及冠状血管的作用不及周围血管，可使缺血区的血流进一步减少，出现“窃流现象”，故心绞痛、近期有心肌梗死或卒中者慎用。

10. 心肌抑制时勿大量使用，以免引起进一步抑制。

【相互作用】

1. 因本品含有盐酸小檗碱成分，故与含鞣质的中药合用后，由于鞣质是生物碱沉淀剂，二者结合，可生成难溶性鞣酸盐沉淀，降低疗效。

2. 因本品含有盐酸罂粟碱成分，故可能与下列药物发生作用：

（1）与左旋多巴同用，可减弱后者疗效，本品能阻滞多巴胺受体。

（2）吸烟时因烟碱作用，可降低本品疗效。

【不良反应】

1. 无纺胶布对极少数患者有轻度刺激，贴敷之后脐部周围皮肤出现轻微红、痒，停药后即消失。

2. 因本品含有盐酸小檗碱成分，故可能发生以下不良反应：

（1）轻度腹部不适和腹泻。

（2）偶有恶心、呕吐、皮疹和药热，停药后消失。可出现黄疸，眼及皮肤黄染，肝功能受损。

【病/证禁忌】

1. 完全性房室传导阻滞时禁用。

2. 溶血性贫血患者及葡萄糖-6-磷酸脱氢酶缺乏患者禁用。

3. 震颤性麻痹时禁用。

化 痔 栓

【西药成分】

次没食子酸铋

【主要成分】

次没食子酸铋、苦参、黄柏、洋金花、冰片。辅料为混合脂肪酸甘油酯、蜂蜡。

【功能主治】

清热燥湿，收涩止血。用于大肠湿热所致的内外痔、混合痔疮。

【用法用量】

将药栓单个撕开，再从塑料片分离处撕开取出药栓，患者取侧卧位，置入肛门 2 ~ 2.5 厘米深处。一次 1 粒，一日 1 ~ 2 次。

【注意事项】

1. 本品为直肠给药，禁止内服。保持大便通畅，尽可能在排便后使用。

2. 内痔出血过多或原因不明的便血，或内痔脱出不能自行还纳，均应去医院就诊。

3. 药品宜存放在阴凉干燥处，防止受热变形。若因温度过高等原因致使药栓变软、熔化，但稍有变形、变软并不影响疗效，仍可将药栓冷冻后再撕开使用。

4. 用药 3 天症状无缓解，应去医院就诊。

5. 儿童、孕妇、哺乳期妇女及年老体弱者应在医师指导下使用。

【相互作用】

尚不明确。

【不良反应】

偶见局部刺激。

【病/证禁忌】

1. 肛裂患者不宜使用。

2. 有严重肝肾疾患及高血压、心脏病、糖尿病或血液病者应在医师指导下使用。

消痔灵注射液

【西药成分】

枸橼酸钠、亚硫酸氢钠。

【主要成分】

明矾、三氯叔丁醇、枸橼酸钠、甘油、鞣酸、低分子右旋糖苷注射液、亚硫酸氢钠。

【功能主治】

收敛，止血。用于内痔出血，各期内痔，静脉曲张性混合痔。

【用法用量】

肛门镜下内痔局部注射。早期内痔出血：用本品原液注射到黏膜下层；用量相当于内痔的体积为宜。中、晚期内痔和静脉曲张性混合痔，按四步注射法进行：第一步注射到内痔上方黏膜下层动脉区；第二步注射到内痔黏膜下层；第三步注射到黏膜固有层；第四步注射到齿线上方痔底部黏膜下层。第一步和第四步用1%普鲁卡因注射液稀释本品原液，使成1∶1。第二步和第三步用1%普鲁卡因注射液稀释本品原液，使成2∶1。根据痔的大小，每个内痔注入6～13mL，总量20～40mL。

【注意事项】

内痔嵌顿发炎、皮赘性外痔忌用。

【相互作用】

尚不明确。

【不良反应】

因本品含有枸橼酸钠成分，故长期应用可能导致低钙血症。偶见出血。

【病/证禁忌】

尚不明确。

复方五仁醇胶囊

【西药成分】

碳酸钙

【主要成分】

五仁醇浸膏、白芍及茵陈（干浸膏）、碳酸钙。

【功能主治】

清热利胆，平肝养血，降低血清谷丙转氨酶。用于治疗迁延性、慢性肝炎。

【用法用量】

口服，一次3粒，一日3次，四周为一疗程。肝功能正常后再服两个疗程，药量可酌减。

【注意事项】

对本品过敏者禁用，过敏体质者慎用。

【相互作用】

不宜与洋地黄类药物合用。

【不良反应】

1. 嗳气、便秘。

2. 偶可发生奶-碱综合征，表现为高血钙、碱中毒及肾功能不全（因服用牛奶及碳酸钙或单用碳酸钙引起）。

3. 过量长期服用可引起胃酸分泌反跳性增高，并可发生高钙血症。

【病/证禁忌】

心肾功能不全者慎用。

连蒲双清片

【西药成分】

盐酸小檗碱

【主要成分】

盐酸小檗碱、蒲公英浸膏。

【功能主治】

清热解毒，燥湿止痢。用于肠炎痢疾，疖肿外伤发炎，乳腺炎，胆囊炎等症。

【用法用量】

口服，一次 2 片，一日 3 次，儿童酌减。

【注意事项】

因本品含有盐酸小檗碱成分，故应注意以下方面：

1. 妊娠期头 3 个月慎用。

2. 如服用过量或出现严重不良反应，应立即就医。

【相互作用】

因本品含有盐酸小檗碱成分，故与含鞣质的中药合用时，由于鞣质是生物碱沉淀剂，生成难溶性鞣酸盐沉淀，降低疗效。

【不良反应】

因本品含有盐酸小檗碱成分，故可能发生的不良反有：恶心、呕吐、皮疹和药热，停药后即消失。少数人有轻度腹部或胃部不适，便秘或腹泻。

【病/证禁忌】

1. 脾胃虚寒者忌用。

2. 溶血性贫血患者及葡萄糖 - 6 - 磷酸脱氢酶缺乏患者禁用。

强力康颗粒

【西药成分】

维生素 E

【主要成分】

灵芝菌浸膏、猴头菌浸膏、银耳菌浸膏、维生素 E。

【功能主治】

扶正固本，滋补强壮。用于各种肿瘤放化疗期、急慢性肝炎、白细胞低下及慢性病患者。

【用法用量】

开水冲服，一次5g，一日3次或遵医嘱。

【功能主治】

扶正固本，滋补强壮。用于各种肿瘤放、化疗期、急慢性肝炎，白细胞低下及慢性病患者。

【注意事项】

因本品含有维生素E成分，故应注意下列方面：

1. 每日服用维生素E400mg以上时，会发生头痛、眩晕、恶心、视力模糊以及月经过多或闭经，甚至因血小板聚集而引起血栓性静脉炎与肺栓塞。

2. 每日服用维生素E800mg以上并连续使用3周后。会出现肌酸尿和血清肌酸激酶活性升高，可使高血压、心绞痛、糖尿病等疾病病情加重。

3. 每日服用维生素E2000～12000mg时，会发生生殖功能障碍。

【相互作用】

本品含有维生素E，故与下列药物同时可能发生：

1. 阿司匹林：维E与阿司匹林都能降低血液黏稠度，所以当维生素E与阿司匹林同时服用时，医生应根据具体情况调整病人的服用剂量。

2. 维生素K：维E对维生素K有拮抗作用，并且能够抑制血小板的凝聚，降低血液凝固性。因此，在做外科手术之前或是在服用抗凝血药物时，请不要与维E同时服用。

3. 洋地黄：维E可增强洋地黄的强心作用，使用此类药物的病人请慎用维生素E，以免发生洋地黄中毒。

4. 新霉素：影响吸收的药物如新霉素，会影响人体对维生素E的吸收，因此同时服用可能会降低两者的药物作用。

5. 雌激素：长期大剂量（每天用量超过400mg）服用维生素E，特别是与雌激素合用，可以诱发血栓性静脉炎，应给予警惕。

6. 与过氧化物和金属离子（尤其是铁、铜和银离子）有配伍禁忌。

【不良反应】

因含有维生素 E 成分，在服用高剂量时，它可引起反胃，胃肠气胀，腹泻和心脏急速跳动等不良反应。

【病/证禁忌】

尚不明确。

三黄胶囊（片）

【西药成分】

盐酸小檗碱

【主要成分】

大黄、黄芩浸膏、盐酸小檗碱。

【功能主治】

清热解毒，泻火通便。用于三焦热盛所致目赤肿痛，口鼻生疮，咽喉肿痛，牙龈出血，心烦口渴，尿黄便秘。

【用法用量】

胶囊剂：口服，一次 2 粒，一日 2 次；片剂：口服。一次 4 片，一日 2 次，小儿酌减。

【注意事项】

1. 孕妇禁用。

2. 本品不宜长期服用。

3. 不宜在服药期间同时服用滋补性中药。

4. 有高血压、心脏病、肝病、糖尿病、肾病等慢性病严重者应在医师指导下服用。

5. 服药后大便次数增多且不成形者，应酌情减量。

6. 服药 3 天症状无缓解，应去医院就诊。

7. 儿童、哺乳期妇女、年老体弱及脾虚便溏者应在医师指导下服用。

8. 如服用过量或出现严重不良反应，应立即就医。

9. 对盐酸小檗碱过敏者禁服。

【相互作用】

因本品含有盐酸小檗碱成分，故与含鞣质的中药合用时，由于鞣质是生物碱沉淀剂，生成难溶性鞣酸盐沉淀，降低疗效。

【不良反应】

因本品含有盐酸小檗碱成分，故可能发生的不良反有：恶心、呕吐、皮疹和药热，停药后即消失。少数人有轻度腹部或胃部不适，便秘或腹泻。

【病/证禁忌】

1. 脾胃虚寒者忌用。

2. 溶血性贫血患者及葡萄糖－6－磷酸脱氢酶缺乏患者禁用。

万宝油

【西药成分】

浓氨溶液

【主要成分】

薄荷脑、樟脑、薄荷油、桉油、丁香酚、肉桂油、广藿香油、甘松油、血竭、浓氨溶液。

【功能主治】

清凉，镇痛，祛风，消炎，抗菌。用于伤风感冒，中暑目眩，头痛牙痛，筋骨疼痛，舟车晕浪，轻度水火烫伤，蚊虫叮咬。

【用法与用量】

外用，擦太阳穴或涂于患处。

【注意事项】

1. 本品供外用涂擦。

2. 孕妇慎用。

3. 涂布部位如有明显灼烧感或瘙痒、局部红肿等情况，应停止用药，洗净，必要时向医师咨询。

【相互作用】

尚不明确。

【不良反应】

因含有氨水成分，故可发生反射性兴奋呼吸，升高血压。

【病/证禁忌】

1. 皮肤破损处忌用。

2. 禁用于Ⅱ°以上烫伤。

新 癀 片

【西药成分】

吲哚美辛

【主要成分】

肿节风、三七、人工牛黄、猪胆汁膏、肖梵天花、珍珠层粉、水牛角浓缩粉、红曲、吲哚美辛。

【功能主治】

清热解毒，活血化瘀，消肿止痛。用于热毒瘀血所致的咽喉肿痛、牙痛、痹痛、胁痛、黄疸、无名肿毒等症。

【用法用量】

口服，一次2～4片，一日3次，小儿酌减。外用，以冷开水调化，敷患处。

【注意事项】

因本品含有吲哚美辛成分，故应注意以下方面：

1. 饭后服用本品胶囊剂，可减少胃肠道反应。

2. 肝肾功能不全者、孕妇及哺乳期妇女禁用。

3. 儿童（对本品较敏感，有用本品后因激发潜在性感染而死亡者）、老年患者（易发生毒性反应）慎用。

4. 本品长期应用可导致角膜色素沉着及视网膜改变，遇有视力模糊应立即做眼科检查。

5. 定期复查血象。

6. 有报道，与氨苯喋啶合用可引起肾功能损害。

【相互作用】

因本品含有吲哚美辛成分，故可能与下列药物发生作用：

1. 本品与对乙酰氨基酚长期合用，可增加肾脏毒副作用。与其他非甾体消炎药合用时，消化道溃疡的发病率增高。

2. 与阿司匹林或其他水杨酸盐、秋水仙碱、磺吡桐同时应用，不能增加疗效，而胃肠道副作用明显增多，并可增加出血倾向。

3. 饮酒或与皮质激素、促肾上腺皮质激素同用，可增加胃肠道溃疡或出血倾向。

4. 与肝素、口服抗凝药、溶栓药合用时，有增加出血倾向的潜在危险。

5. 与氨苯蝶啶合用时可致胃功能减退及肾功能损伤。

【不良反应】

因本品含有吲哚美辛成分，故可能发生下列不良反应：

1. 过敏反应：口周、舌和四肢麻木，头痛恶心、语言不利、全身颤动、不能自控，甚至晕倒。有的发生全身血管性浮肿、皮疹、哮喘样发作。

2. 消化系统：恶心、呕吐、腹痛、腹泻、溃疡，有时可引起胃出血及穿孔。

3. 循环系统：能减少速尿及其他利尿剂的降压作用，能抵消心得安的降压效果，从而使血压升高。可显著抑制前列腺素的合成。

4. 血液系统：对造血系统功能有抑制作用，可诱发粒细胞缺乏和再生障碍性贫血；能引起血小板的减少和影响血小板的功能而导致出血。

5. 泌尿系统：可使尿蛋白增加、面部浮肿加重，停药数天后症状好转。新生儿在接受大剂量消炎痛治疗时可引起轻度肾功能不全，表现为尿量减少，血清肌酐暂时性升高。故大多数学者认为肾功能减退者应慎用。可出现血尿，老年患者可出现一过性肾功能不全。

6. 神经系统：可出现前额头痛、眩晕（发生率不低20%～50%），个别出现躁动、四肢强直、言语紊乱、哭笑不休、睁眼张口困难等精神障碍。停药后好转。

7. 其他：可有耳鸣、耳聋、角膜混浊、眼运动障碍、复视、血尿、脉管炎、轻度水肿、肝功能损害（出现黄疸、转氨酶升高）等，停药后消失，并可导致生育妇女不孕或分娩推迟及早产婴儿并发症增加。

【病/证禁忌】

1. 禁用于溃疡病、震颤麻痹、精神病、癫痫、支气管哮喘病人。

2. 脾胃虚寒者忌用。

雪胆解毒丸

【西药成分】

盐酸小檗碱

【主要成分】

雪胆、大黄（制）、连翘、黄连、黄柏、盐酸小檗碱、甘草、黄芩、栀子、天花粉、玄参、桔梗、青黛。

【功能主治】

清热泻火。用于口燥咽干，咽喉肿痛，大便结燥，小便赤黄。

【用法用量】

口服，一次3g，一日1～2次。

【注意事项】

因本品含有盐酸小檗碱成分，故应注意以下方面：

1. 孕妇忌用。

2. 如服用过量或出现严重不良反应，应立即就医。

3. 定期复查血象。

4. 对盐酸小檗碱过敏者禁服。

【相互作用】

因本品含有盐酸小檗碱成分，故与含鞣质的中药合用时，由于鞣质是生物碱沉淀剂，生成难溶性鞣酸盐沉淀，将降低疗效。

【不良反应】

因本品含有盐酸小檗碱成分，故可能发生的不良反有：恶心、呕吐、皮疹和药热，停药后即消失。少数人有轻度腹部或胃部不适，便秘或腹泻。

【病/证禁忌】

1. 脾胃虚寒者忌用。

2. 溶血性贫血患者及葡萄糖 - 6 - 磷酸脱氢酶缺乏患者禁用。

晕宁软膏

【西药成分】

氢溴酸东莨菪碱

【主要成分】

樟脑、薄荷脑、桉油、氢溴酸东莨菪碱、氮酮、羊毛脂、白凡士林。

【功能主治】

清头目，止眩晕，适用于晕车、晕船及晕动病。

【用法用量】

乘车、船或飞机前10分钟，取本品约0.1g涂在前额及两侧太阳穴周围或两耳后颈部。

【注意事项】

1. 本品为外用药，禁止内服。

2. 本品含氢溴酸东莨菪碱，老年人、孕妇慎用。哺乳期妇女禁用。

3. 使用本品时切勿触及眼睛、口腔等黏膜，皮肤破损处忌用。

4. 用药部位如有明显灼热感或瘙痒、局部红肿等情况，应停止用药，洗净，必要时向医师咨询。

【相互作用】

尚不明确。

【不良反应】

因含有氢溴酸东莨菪碱成分，故可能发生口干、眩晕，严重时瞳孔散大，皮肤潮红，灼热，兴奋，烦躁，谵语，惊厥，心跳加快等不良反应。

【病/证禁忌】

青光眼、前列腺肥大、严重心脏病，器质性幽门狭窄或麻痹性肠梗阻患者禁用。

索 引

A

E

F

G

H

J

N

P

Q

S

Y

Z